Essential Guide to Nursing Practice

Injections and Blood Collection

간호실무
핵심 가이드

장민주 저

주사&채혈

다락원

목차

PART 01 정맥주입 요법
01 정맥주입 요법의 개요 … 06
02 정맥주사의 목적 … 08
03 정맥주입 요법의 종류 … 09

PART 02 말초정맥관 삽입을 위한 준비
01 정맥주입 요법의 준비 … 16
02 약물준비 … 20
03 주사기(syringe) … 22
04 말초정맥 카테터(IV catheter, angio catheter) … 27
05 수액(fluid) 준비와 연결 … 31
06 기타 준비물 … 38

PART 03 말초정맥관의 삽입
01 말초정맥관 삽입 부위 선정 … 44
02 말초정맥관 삽입 순서 및 방법 … 73
03 말초정맥관 삽입 후 관리 … 94
04 말초정맥관 삽입을 성공하는 실무 팁 … 111
05 말초정맥관 삽입의 실패 이유 … 116
06 정맥관 삽입을 위한 최신 장비 … 118

PART 04 소아 및 노인의 말초정맥관 삽입
01 소아 말초정맥관의 삽입 … 120
02 노인 말초정맥관의 삽입 … 131

PART 05 말초정맥관의 수액주입 방법과 관리

01 수액정량조절(dosi-flow) 세트의 사용   134
02 인퓨전 펌프와 시린지 펌프의 사용   136
03 약물 계산   141

PART 06 근육주사

01 근육주사의 특징 및 부위선정   144
02 근육주사의 방법 및 주의사항   151

PART 07 피하주사

01 피하주사의 특징 및 부위 선정   156
02 피하주사의 방법 및 주의사항   158

PART 08 피내주사

01 피내주사의 특징 및 부위 선정   164
02 피내주사의 방법 및 주의사항   165

PART 09 채혈

01 채혈의 목적   168
02 검체 튜브(tube)별 검사 항목   170
03 채혈을 위한 준비물   174
04 채혈부위 선정   177
05 채혈방법   179
06 채혈 시 주의사항   185

간호 실무 준비를 위한 실습 동영상 리스트   190

PART 01

정맥주입 요법

01 정맥주입 요법의 개요

02 정맥주사의 목적

03 정맥주입 요법의 종류

01 | 정맥주입 요법의 개요

1 정맥주사(intravenous injection)

정맥주사는 정맥 내로 약물을 주입하는 방법이다. 정맥주사는 투약 즉시 효과가 나타나므로 투약 경로 중 가장 신속한 작용을 보일 수 있지만 동시에 약물사고에 유의하여야 한다. 금식 대상자, 무의식 환자, 수술 대상자, 탈수 대상자에게 필수적인 치료방법이며 정맥을 통하여 수액, 영양제, 혈액 등을 주입할 수 있다. 정맥 내 주입은 무균법이 지켜져야 하며 투약 중 주사부위를 수시로 관찰하여 약물이 정맥이 아닌 곳으로 유출되는지 확인해야 한다.

1 정맥주입 요법의 적용

① 빠른 약물의 효과가 요구되는 응급상황
② 경구를 통한 수분·전해질·영양분의 공급이 불가능한 상황
③ 대상자의 조직에 자극이 심한 투여 방법(피하주사, 근육주사)이 반복되어 투약경로의 변경이 요구되는 상황
④ 지속적인 정맥 내 주입을 통하여 약물의 치료적 혈중농도를 일정하게 유지해야 하는 상황
⑤ 약물을 희석하여 많은 용량을 서서히 주입해야 하는 상황

2 정맥주입 요법

정맥주입요법은 정맥에 바늘로 구멍을 내어 혈관 내로 직접 약물을 투여하는 방법으로 약제를 혈액 속에 주입하여 빠른 효과를 기대한다. 정맥관의 종류에는 중심정맥관, midline정맥관, 말초정맥관이 있다. 정맥주입의 기간, 정맥의 크기와 상태, 약물의 종류, 연령의 특성, 감염 위험성에 따라 정맥관의 선택이 고려된다.

구분	내용
중심정맥관의 적응증	• 대상자의 상태가 임상적으로 불안정하고 수액주입이 다수일 때 • 항암화학요법이 3개월 이상 예상될 때 • 지속적 주입(예 정맥영양, 수분과 전해질, 약물, 혈액과 혈액제제) • 침습적인 혈류역학적 모니터링 • 장기간의 간헐적 주입 • 초음파 유도를 해도 말초정맥관 삽입이 매우 어렵거나 실패한 과거력이 있는 경우
말초정맥관의 적응증	• 치료 기간이 1주 이내인 경우 • 말초혈관을 이용할 수 있는 경우 • 정맥주입으로 인한 합병증 발생 가능성이 낮은 경우

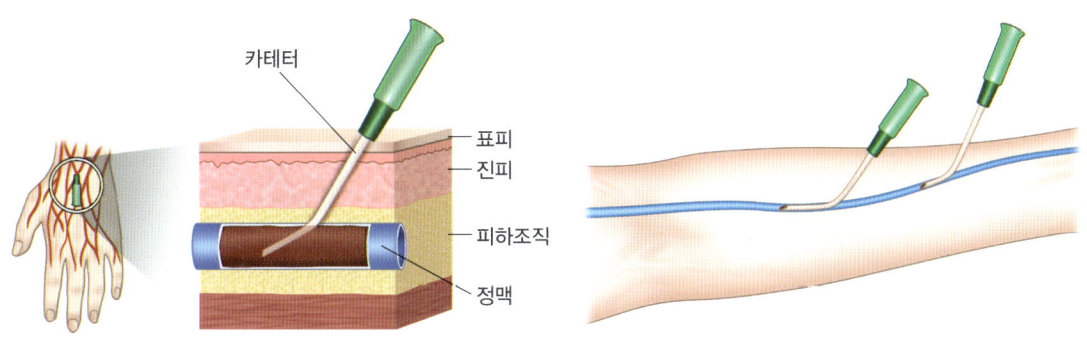

정맥주사

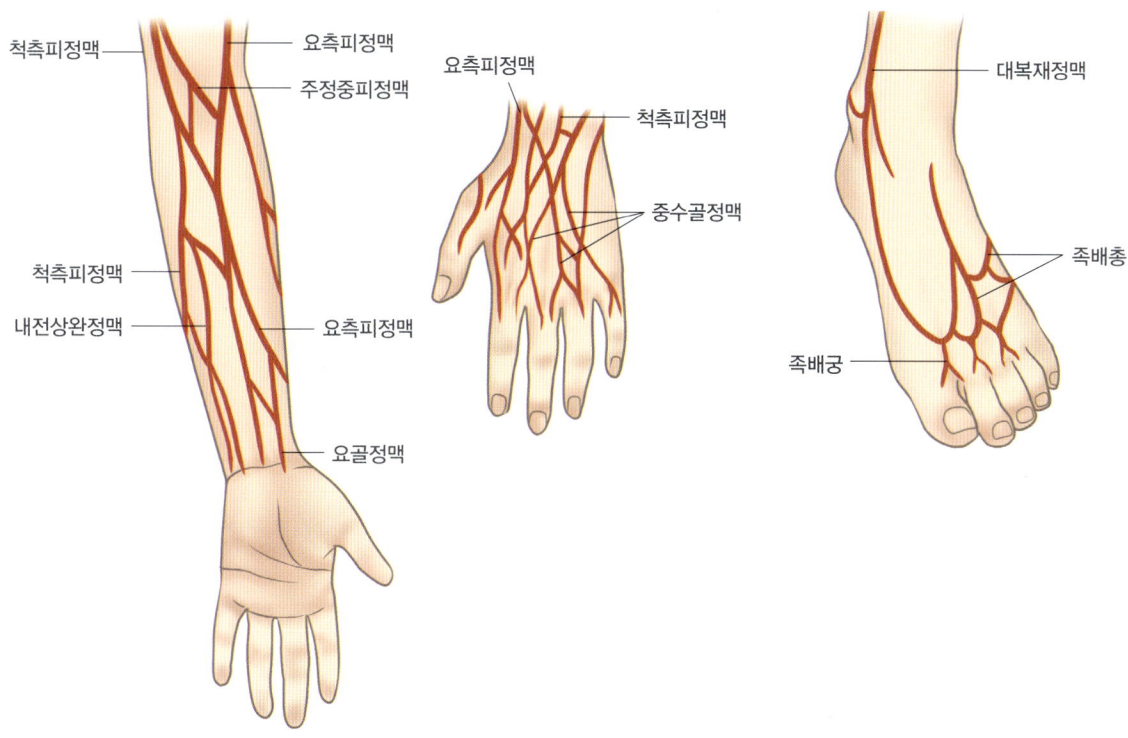

말초정맥관 삽입 부위

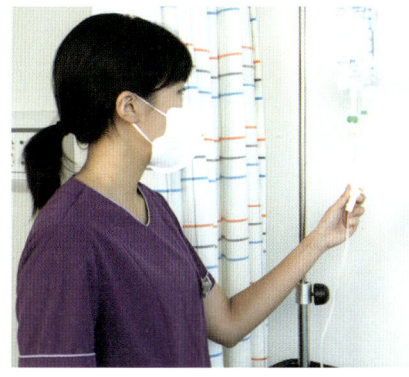

지속적 정맥주입

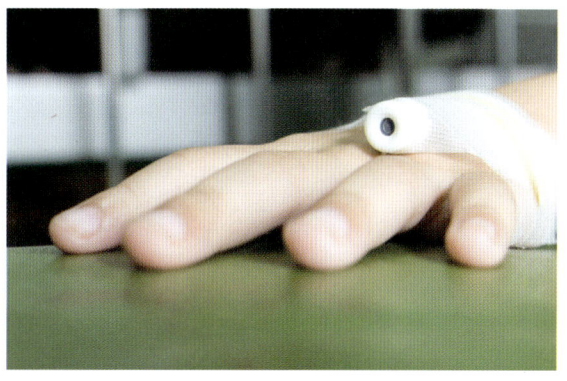

간헐적 정맥주입(heparin lock)

02 | 정맥주사의 목적

1. 정맥주사의 목적

① 수분·전해질·영양의 공급 및 균형 유지
- 음식물 섭취가 제한되거나 불가능한 금식 대상자, 수술 전후 환자, 흡수 장애 또는 소화기계 기능 저하를 가진 환자에게는 경구적 섭취로 필요한 영양과 수분을 공급하기 어렵다.
- 이러한 경우 정맥주사를 통해 수분, 전해질, 그리고 영양소를 직접 혈관 내로 공급함으로써 체내의 항상성을 유지할 수 있다.

② 산·염기 불균형의 교정
- 체내 산·염기 균형이 무너졌을 때, 정맥주사를 통해 필요한 전해질 용액이나 약물을 정확한 농도로 신속하게 투여함으로써 산증 또는 알칼리증과 같은 상태를 효과적으로 교정할 수 있다.

③ 약물 농도의 일정한 유지
- 정맥 수액에 약물을 혼합하여 지속적으로 투여하면, 혈중 약물 농도를 일정한 수준으로 유지할 수 있다.
- 이는 약물의 치료 효과를 극대화하고 부작용 발생 가능성을 줄이는 데에 도움이 된다.

④ 자주 약물을 투여하거나 정맥로 확보가 필요한 경우
- 일회성 정맥주사(IV bolus)나 소량의 약물을 자주 주사해야 하는 경우, 반복적인 주사 대신 지속적인 정맥로를 확보하여 효율적인 약물 투여와 환자 불편 감소를 도모할 수 있다.

⑤ 간헐적 정맥주입 장치의 활용이 필요한 경우
- 정맥주사를 필요할 때만 간헐적으로 투여해야 하는 상황에서는 '헤파린 락(heparin lock)'이나 '셀라인 락(saline lock)'과 같은 장치를 사용하여 정맥로를 유지할 수 있다.
- 이를 통해 반복적인 주사의 고통을 줄이고, 필요 시 신속한 약물 투여가 가능해진다.

⑥ 피하주사나 근육주사로 인한 조직 자극의 대체
- 지속적인 피하주사 또는 근육주사로 인해 환자가 조직 자극이나 통증을 심하게 느끼는 경우, 정맥주사로의 전환을 통해 이러한 부작용을 줄이고 약물 투여를 보다 안전하고 편안하게 수행할 수 있다.

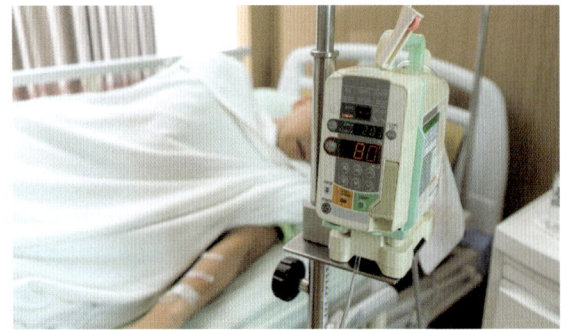

정확한 투여속도 조절 – infusion pump

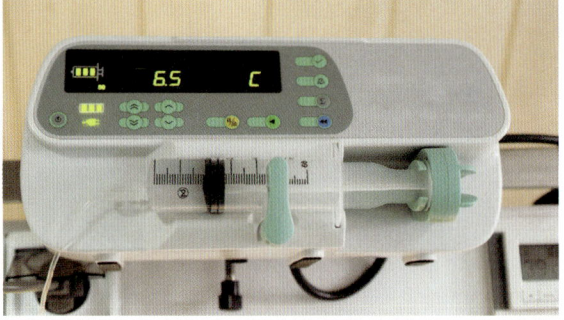

정확한 투여속도 조절 – syringe pump

03 | 정맥주입 요법의 종류

1 중심정맥주사(central venous catheter)

① 중심정맥카테터(central venous catheter, CVC, C-line)는 지속적인 정맥주사 치료를 위해 삽입하는 카테터로, 인체의 중심에 위치한 중심정맥에 삽입하는 정맥주입요법의 한 형태이다.
② 중심정맥카테터(중심정맥관)는 경정맥(목정맥), 쇄골하정맥(빗장밑정맥), 대퇴정맥(넓적다리정맥) 등 큰 정맥혈관을 통해 시작하여 카테터 끝이 상대정맥(위대정맥)이나 상대정맥과 우심방의 연결부위 또는 하대정맥(아래대정맥)에 위치하게 된다.
③ 팔의 정맥으로부터 삽입하는 말초주입 중심정맥 카테터(peripheral inserted central catheter, PICC)도 있다.

2 중심정맥주사의 목적

① 중심정맥압(central venous pressure, CVP)을 측정하기 위함이다.
- 중심정맥압은 심장으로 되돌아오는 혈액의 압력으로, 순환 혈류량과 심장 기능을 평가하는 중요한 지표이다.
- 중심정맥주사를 통해 실시간으로 측정할 수 있어 중환자 치료에 유용하다.

② 장기간 또는 단기간의 항생제, 항암제 치료를 위한 약물을 투여하기 위함이다.
- 자극성이 강하거나 고농도의 약물을 말초정맥 대신 중심정맥을 통해 안전하게 투여할 수 있으며, 장기간 지속적인 약물치료에 적합하다.

③ 완전비경구영양법(total parenteral nutrition, TPN) 등의 영양제를 주입하기 위함이다.
- 고농도의 영양제를 중심정맥을 통해 공급하면 혈관 자극을 줄이면서도 효과적으로 영양을 보충할 수 있다.
- 장기적인 영양 공급이 필요한 환자에게 사용된다.

④ 큰 혈관을 통하여 다량의 수액이나 혈액을 공급하기 위함이다.
- 응급상황에서 빠른 체액 보충이 필요할 때, 중심정맥은 대용량 수액이나 혈액을 신속하게 투여할 수 있는 안정적인 경로를 제공한다.

⑤ 검사를 위해 자주 채혈하기 위함이다.
- 반복적인 채혈이 필요한 경우 중심정맥관을 이용하면 말초정맥 손상이나 통증을 줄일 수 있으며, 보다 정확하고 위생적인 채혈이 가능하다.

3 중심정맥관의 종류

1 비터널형 중심정맥관(arrow catheter)
① 내경정맥(속목정맥, internal jugular vein)과 쇄골하정맥(빗장밑정맥, subclavian vein)에 삽입한다.
② 목의 경정맥보다 쇄골하정맥이 더 추천되는데, 이는 정맥 관련 감염을 감소시키기 위함이다.
③ 주로 집중치료실, 응급실, 병동에서 삽입하며 단기간의 TPN 주입, 항생제 투여, 수혈 등을 위해 삽입한다.
④ 중심정맥관의 정확한 삽입 위치를 확인하기 위하여 삽입 후 흉부 X-선(X-ray) 촬영이 필요하다.
⑤ 상대정맥과 우심방의 연결부에 카테터의 끝이 위치하도록 한다.
⑥ 카테터가 꺾이지 않도록 주의한다.

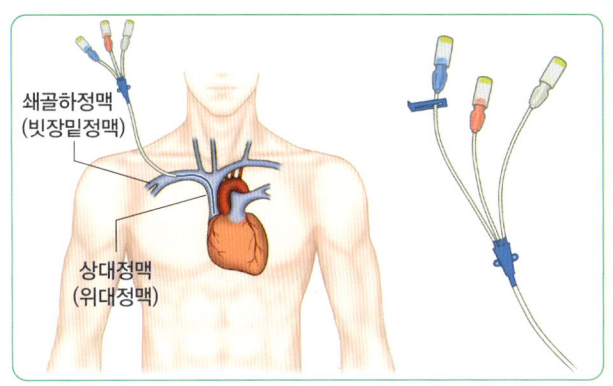

비터널형 중심정맥관

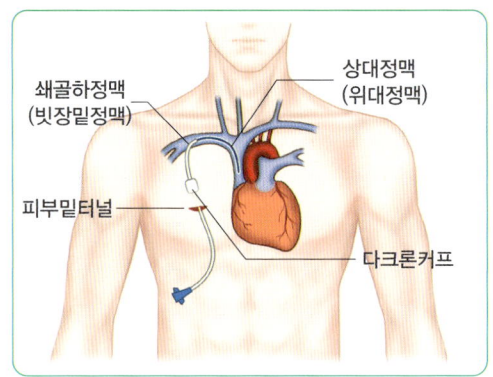

터널형 중심정맥관

2 터널형 중심정맥관(hickman catheter)
① 피하에 터널을 만들어 삽입하는 형태이다.
② 쇄골하정맥(subclavian vein)을 천자하여 쇄골하정맥에서 흉골이나 유두 근처까지 터널을 만든다.
③ 흉벽을 통하여 출구를 만들므로 비터널형 중심정맥관보다 감염의 위험은 적다.
④ 6개월 이상 장기간 유치가 가능하다.
⑤ TPN, 수혈, 항암제 주입, 많은 용량의 수액공급, 채혈 등을 위해 삽입한다.
⑥ 카테터에 다크론 커프(dacron polyester cuff)가 있어 피하조직에 잘 고정되며 상행감염을 줄여준다.
⑦ 일반적으로 국소마취하에 수술장 또는 혈관조영실, 영상의학과 등에서 시술한다.
⑧ 삽입 후 흉부 X-선(X-ray) 촬영을 통해 카테터 끝의 위치를 확인한다.
⑨ 상대정맥과 우심방의 연결부에 카테터의 끝이 위치하도록 한다.
⑩ 봉합부위(suture)는 삽입부위와 다크론 커프 부위이며, 1~3주 후 실밥을 제거한다.

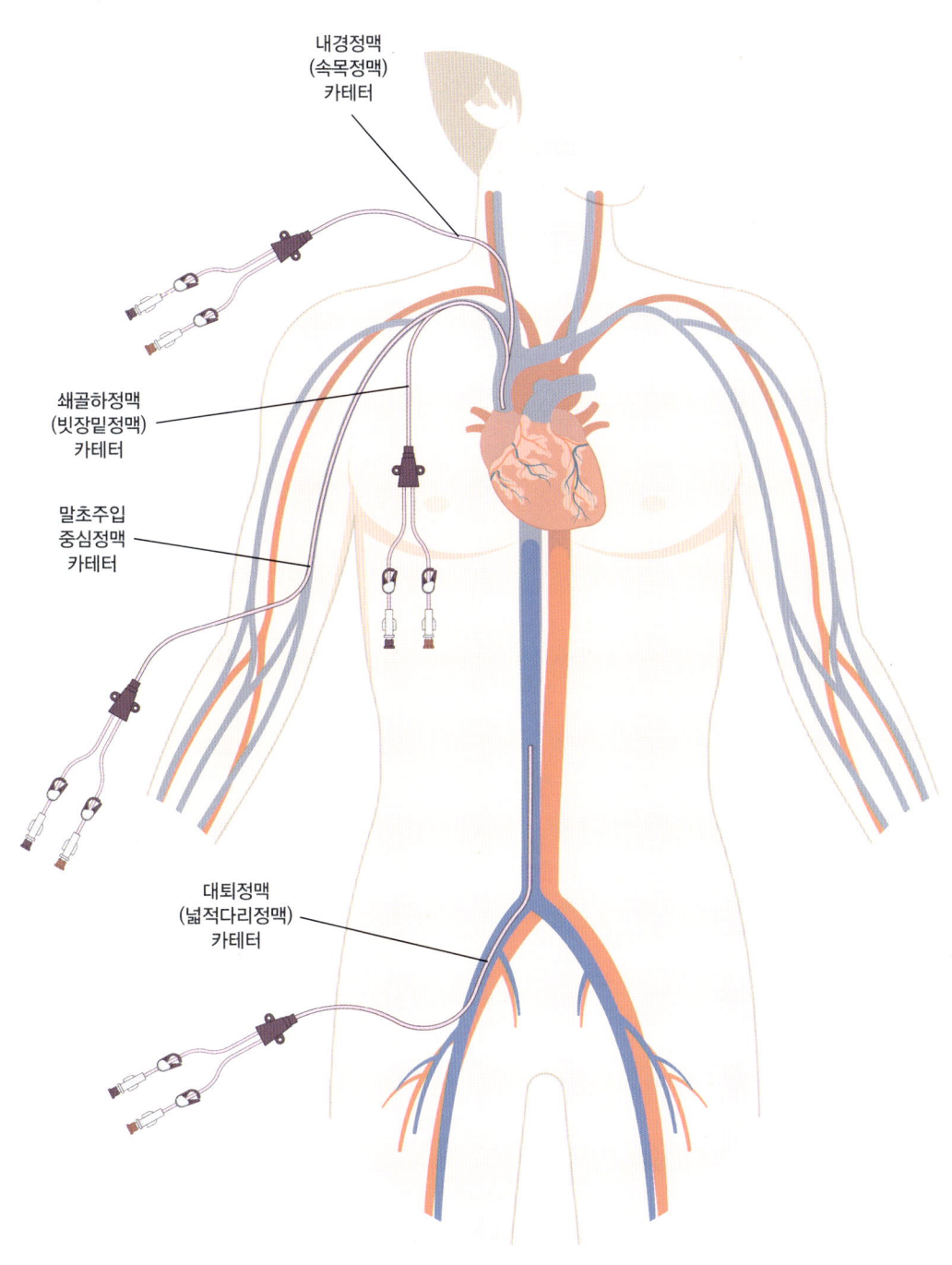

중심정맥관의 삽입부위

3 이식형 포트(chemoport)

① 카테터는 중심정맥에 삽입하고 주입포트는 피하에 심는 장치이다.
② 정맥상태가 좋지 않은 대상자에게 적용한다.
③ 피하에 약물 포트를 이식하기 때문에 감염의 위험이 적으며, 대상자는 포트로 인한 불편감이 없어 일상생활이 가능하다.
④ 일반적으로 카테터의 끝은 상대정맥에 위치하며 약물 포트는 흉벽에, 간동맥에 삽입할 경우에는 약물 포트는 복부에 위치한다.
⑤ 약물포트에 투약하기 위해서는 특수주사침(huber needle)을 사용한다.

※ 이식형포트(chemoport) : 포트는 주사부위와 카테터 연결부위로 되어 있다.

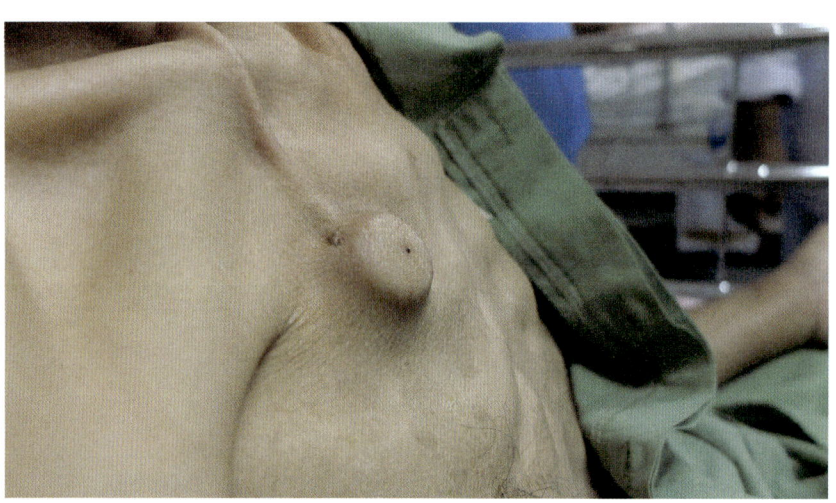

이식형포트

4 말초주입 중심정맥 카테터(peripheral inserted central catheter, PICC)

① PICC는 팔 정맥을 통하여 삽입하여 중심정맥(상대정맥)까지 삽입한다.
② 주정중피정맥, 척측피정맥, 요측피정맥, 상완정맥 등으로 시작하여 상대정맥까지 삽입한다.
③ 암환자 또는 중환자에서 6개월~1년 정도의 중장기적 사용을 위해 삽입한다.
④ 1~2개의 관강(lumen)을 가진 카테터를 주로 사용한다.
⑤ 삽입 후 흉부 X-선(X-ray) 촬영을 통해 카테터 끝의 위치를 확인한다.
⑥ 기관지침에 따라 멸균드레싱과 카테터의 캡을 주기적으로 교환하며, PICC를 삽입한 팔에서는 혈압측정을 하지 않는다.

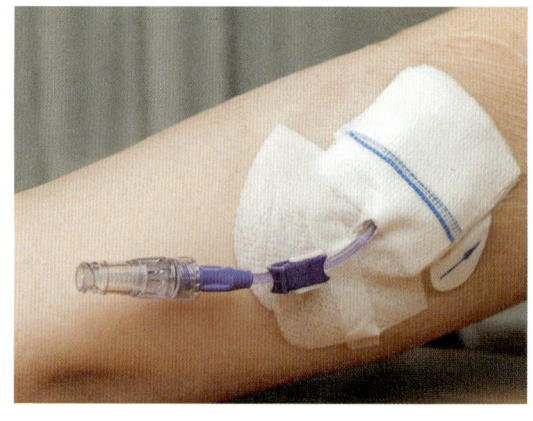

말초주입 중심정맥 카테터
(peripheral inserted central catheter, PICC)

4 말초정맥주사

말초정맥주사 투약법에는 수액을 지속적으로 정맥주입하는 것과 간헐적으로 약물을 주입하는 것으로 나눌 수 있다.

1 지속적 정맥 내 주입 방법

(1) 방법

정맥용 수액을 통한 투약이다. 대상자에게 주입되는 대용량의 정맥용 수액(fluid)에 몇 가지 약물이 첨가될 수 있다. 또한 필요시 주입되고 있는 수액 세트의 Y-포트(투약포트)를 통하여 1회 용량의 약물을 처방된 시기에 맞추어 투약(side shooting)할 수 있다.

(2) 장점

① 약을 천천히 투여하고 싶을 때 유용하다.
② 대상자의 수분·전해질 교정에 적절하다.
③ 혈액순환을 증진시켜 혈역학적 안정을 도모한다.
④ 지속적 약물주입 장치(infusion pump, syringe pump, IV-PCA, 항암제 등)의 사용 시 기본수액과 함께 주입하여 안정적인 농도와 속도를 유지한다.

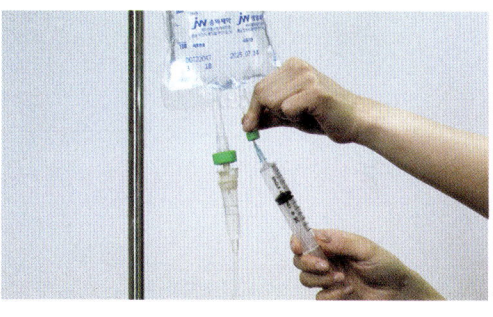

지속적 정맥 내 주입 방법

(3) 단점

① 응급상황 등 대상자에게 빠르게 약을 투여할 필요가 있을 때 부적절하다.
② 순환체액량 과다로 인한 부작용을 일으킬 수 있다.

2 정맥 내 일회용량 주입을 통한 투약 (intravenous bolus or intravenous push)

(1) 방법 : 농축된 용액이나 약물을 정맥주사로 1회 주입하는 것이며, 약물주입은 최소한 1분 이상 천천히 투여한다.

(2) 장점 및 단점

장점	단점
• 불필요한 순환 체액량 증가를 예방한다. • 지속적인 카테터 삽입이 없으므로 카테터 관련 감염이 없다.	• 주입 시마다 조직과 혈관손상을 일으킨다. • 혈관외 주입으로 인한 조직손상 가능성이 있다.

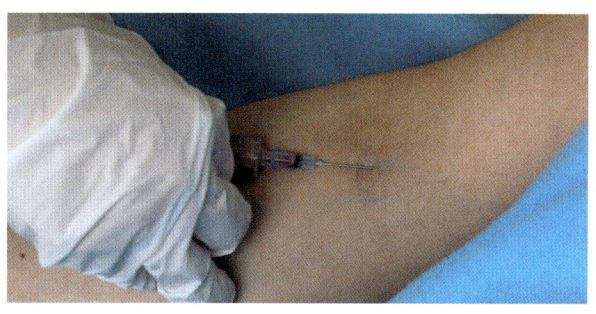

정맥 내 일회용량 주입
(intravenous bolus or intravenous push)

3 간헐적 정맥 내 주입을 통한 투약(intermittent intravenous bolus)

(1) 방법

가) **간헐적 정맥 주입 장치(intermittent infusion devices)** : 정맥카테터(angio catheter)에 주사 멸균캡(injection adapter)을 연결하여 약물을 필요시마다 정맥으로 투여할 수 있게 해준다. 단, 1회성의 정맥주입이 필요한 경우 주사침으로 혈관을 직접 천자하여 주사기의 약물을 투약할 수 있다.

나) **주사 멸균캡(injection adapter)의 종류** : 헤파린 락(heparin lock, heparin cap, Male Luer Lock), saline lock, needless adapter(무침어댑터) 등이 있다.

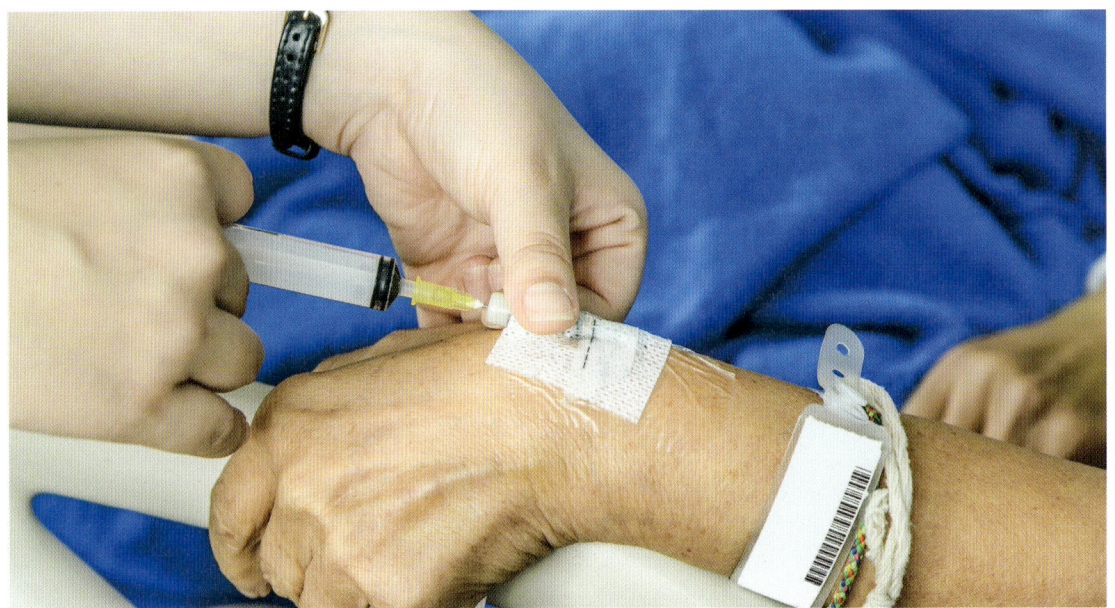

heparin cap에 투약

다) **간헐적 주입장치의 주사 주입구** : 투약하기 전 멸균된 생리식염수로 먼저 세척하고 투약 후 생리식염수나 헤파린이 섞인 생리식염수로 다시 세척하도록 하여 주입구의 개방성을 유지하고, 주입체계 내로 부적절한 약물이 섞이는 것을 방지한다.

(2) 장점

① 투약이나 채혈을 주기적으로 시행하는 경우 혈관손상을 줄일 수 있다.
② 불필요한 순환체액량의 증가 없이 간헐적으로 약물주입을 할 수 있다.

(3) 단점

① 생리식염수 등을 사용하여 관류를 적절히 시행하지 않으면 개방성 유지가 어렵다.
② 혈전, 색전의 위험이 있다.

PART 02

말초정맥관 삽입을 위한 준비

01 정맥주입 요법의 준비

02 약물준비

03 주사기(syringe)

04 말초정맥 카테터(IV catheter, angio catheter)

05 수액(fluid) 준비와 연결

06 기타 준비물

01 정맥주입 요법의 준비

1 정확한 약물투여

투약은 의사처방에 의해서 시작된다. 수기 또는 전산으로 입력된 처방을 정확히 확인하고 간호실무를 수행해야 한다. 과거 제시되었던 투약의 5가지 원칙(정확한 약물, 정확한 용량, 정확한 대상자, 정확한 경로, 정확한 시간)에 정확한 기록과 정확한 교육(목적과 주의사항 교육)을 더하여 투약의 7가지 원칙이 제시되었다. 안전한 투약을 위해서 어떤 경우에서든 투약의 원칙에 따라 수행한다.

2 투약 전 대상자의 사정

구분	내용
대상자의 과거력	질병이나 질환이 있는 대상자에서 특정 약물에 대한 부작용을 예견하고 약물의 대체나 부작용을 고려하여야 한다.
과민반응 과거력	약물과 음식에 과민반응(알레르기) 과거력이 있는지 확인하고 약물의 성분이 대상자에게 미칠 수 있는 영향에 대하여 사정해야 한다.
투약력	대상자가 기존에 복용하고 있는 약물을 확인한다. 약물이 투여된 기간, 현재 복용량, 경험한 약물 부작용 등을 확인한다.
대상자의 인지, 조정상태	자가투약을 해야 하는 경우 대상자의 인지능력 등을 사정하여 가족이나 보호자의 도움이 필요한지 파악한다.

3 투약오류 예방법

① 투약의 7가지 원칙을 따른다.
② 투약 전 적어도 3번 이상 라벨을 확인한다.

- 약물용기를 약장에서 꺼내기 전
- 처방된 용량을 약물용기에서 꺼낼 때
- 용기를 다시 약장에서 보관할 때

③ 투약할 때마다 대상자를 확인한다.
④ 읽기 어렵거나 처방이 이해가 가지 않을 때에는 처방자에게 반드시 확인 후 투약한다.
⑤ 비정상적으로 용량이 많거나 적은 경우에는 처방자에게 확인 후 투약하며 투약 후 즉시 기록한다.
⑥ 투약오류 시에는 관리자에게 즉시 보고하여 대상자가 응급처치를 받을 수 있도록 한다.
⑦ 한 번에 한 대상자의 약물을 준비하여 약물의 종류와 용량의 오류를 최소화해야 한다.

One Point Lesson • 투약과 관련된 약어와 용어

01 투약시간 관련

약어	Full term	뜻
ac	ante cibum, before meals	식전
pc	post cibum, after meals	식후
hs	hora somni, at bed time	취침 전
MD	mid-day	정오
MN	mid-night	자정
PRN	Pro Re Nate, as necessary	필요시
q( )h	quaque( )hora, every ( )hours	매( )시간마다
qd	quaque die, every day	하루 한 번(매일)
bid	bis in die, twice a day	하루 두 번
tid	ter in die, three times a day	하루 세 번
qid	quarter in die, four times a day	하루 네 번
qod, EOD	every other day	이틀에 한 번(격일)
stat	immediately	즉시

02 투약경로 관련

약어	Full term	뜻
PO	per oral cavity	경구로
SC	subcutaneous	피하
ID	intradermal	피내
IM	intramuscular	근육 내
IV	intravenous	정맥 내
SL	sublingual	설하로
IP	intraperitoneal	복강 내
IT	intrathecal	척추강 내
PR	per rectum	직장을 통한
PV	per vaginam	질을 통한
AE	aerosol	분무로

03 신체부위 관련

약어	Full term	뜻
NO	Nose	코
EA	Ear	귀
AD	Auris Dexter	오른쪽 귀
AS	Auris Sinister	왼쪽 귀
AU	Auris Uterque	양쪽 귀
OD	Oculus Dexter	오른쪽 눈
OS	Oculus Sinister	왼쪽 눈
OU	Oculus Uterque	양쪽 눈

04 주사술기 관련

약어	Full term	뜻
inj	injection	주사
AST	After Skin Test	항생제 반응검사
G	Gauge	주사바늘 굵기(게이지)
gtt	guttae	1분당 떨어지는 방울 수(가트)
	puncture	천자(터졌다)

05 투약행위 관련

용어	뜻
bolus	ampule 또는 vial의 양 전체(한 덩어리)를 한 번에 주사한다.
(Side) shooting	주사기(syringe)의 약물을 수액 라인의 주사 포트(port)를 통해 side로 투여한다.
push	약물을 주입한 뒤 생리식염수 등이 담긴 주사기로 밀어 넣어 수액 라인에 약물이 남아있지 않도록 한다.
flushing	혈액이 역류했거나 헤파린 캡을 통한 투약 후 IV의 개방성을 위해 생리식염수를 밀어 넣어주거나 흘려보낸다(씻어내림).
mix	수액에 약물을 혼합한다.
regurgitate	혈액을 일부러 역류시켜 혈관의 개방성을 확인한다. 헤파린 캡에 약물 주입 전 생리식염수가 담긴 주사기로 역류시켜 개방성을 확인한다. 혹은 근육주사 시 혈관을 천자하지 않았는지 확인하기 위해 내관을 당겨 리거지를 실시한다.

용어	뜻
continuous	지속적으로 수액을 주입한다.
loading	약물의 치료적 농도로 빠르게 도달시키기 위해 단시간에 약물의 고용량을 투여한다. 이후 일반적 유지량으로 조절하게 된다.
K.V.O (keep vein open)	정맥주사 라인의 개방성을 유지하기 위해 막히지 않을 정도의 소량의 생리식염수를 천천히 주입한다.
dilution	약물에 용매(생리식염수, 포도당 등)를 넣어 희석한다.
drip(drop)	수액이 떨어지는 것을 의미한다. 예를 들어 수액 세트의 조절기를 완전히 열어서 빠른 수액주입을 하는 것을 'full drip(drop)을 한다.'라고 한다.
tapering	갑작스러운 약물 중단으로 인한 부작용을 최소화하기 위해 약물의 투여량을 점차적으로 줄이며 투여하는 것을 의미한다.

06 약물작용과 관련된 용어

용어	의미
약물작용의 시작(onset)	약물이 투여된 후 반응이 일어나는 데 걸리는 시간
최고 혈중 농도(peak)	약물이 최고의 효과 농도에 도달하는 데 걸리는 시간
최저 혈중 농도(trough)	약물이 다음 투약 전 낮아진 최저 혈중 농도
작용기간(duration)	약물이 효과를 나타내는 총 기간
정체기(plateau)	반복적으로 일정 용량이 투여될 때 약물의 혈중 농도가 유지되는 기간

4 투약 처방의 유형

구분	내용
정규처방	정규처방은 처방의가 그 처방을 취소하고 다른 처방을 낼 때까지 유지되거나 처방된 날짜가 만료될 때까지 지속된다. 예 Tetracycline 500mg PO q6h, Magmil 500mg PO tid
필요시 처방	의사는 대상자가 약물이 필요한 상황이 될 때 투약하도록 처방을 할 수 있다. 이를 필요시 처방(prn 처방)이라고 한다. 간호제공자는 객관적, 주관적 사정을 통하여 대상자에게 약물이 필요한지를 신중하게 결정하여 투약한다. 예 통증 호소 시 tridol 50mg IV q4h prn
일회용 처방	의사는 특별한 경우에 한 번만 투약하도록 처방한다. 보통 수술 전, 검사 전 내리게 되는 처방이다. 예 MRI 검사 갈 때 Ativan 1mg IV
즉시 처방	즉시 처방(STAT)은 처방이 내려진 즉시 1회 투여하는 처방을 말한다. 대상자의 상태에 따라 응급으로 주어지는 경우가 많다. 예 Hydralazine 10mg IV STAT

02 약물준비

1 앰플(ampule)

1 앰플의 구조

앰플은 보통 일회 용량의 약물이 유리용기에 담겨 있다. 유리용기로 만들어져 있고 가운데가 잘록하게 되어 있는 모양을 하고 있다. 잘록한 부분에 착색이 되어 있거나 금이 새겨져 있어 쉽게 자를 수 있도록 되어 있다.

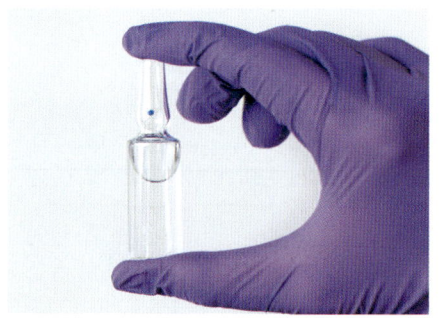

앰플(ampule)

2 앰플(ampule)에서 주사약물 준비

① 앰플을 자르기 전 앰플 윗부분의 약물을 손끝으로 톡톡 쳐서 아래로 완전히 모이게 한다.
② 앰플의 목 부분을 알코올 솜으로 소독한 후, 소독솜으로 잘록한 부위에서 절단선 표시가 있는 곳을 감싸고 뒤로 꺾어 자르면 다치지 않고 개봉할 수 있다.
③ 주사바늘을 앰플 속으로 넣어 필요한 양만큼 약물을 뽑아내고, 일회 용량의 앰플은 약간 기울여 약물을 전부 뽑아낸다.
④ 앰플은 개봉 후 원칙적으로 일회만 사용하고, 남은 약물은 공기오염이 되므로 버린다.

앰플에서 주사약물 준비

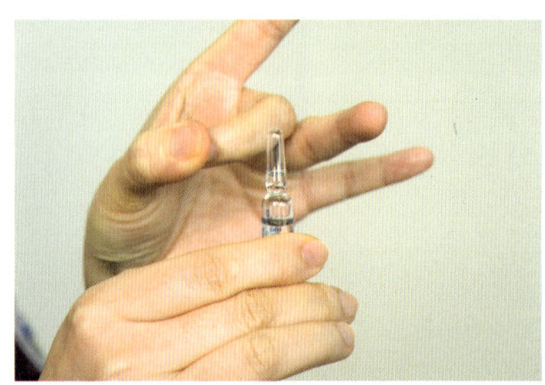 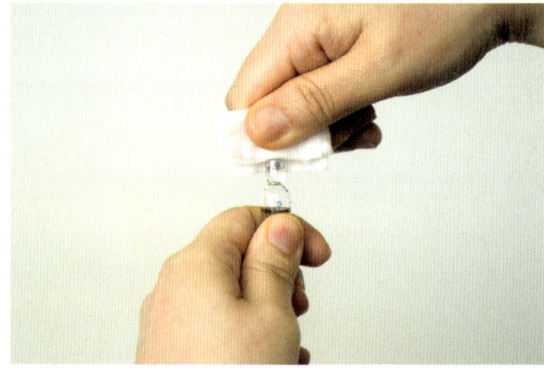
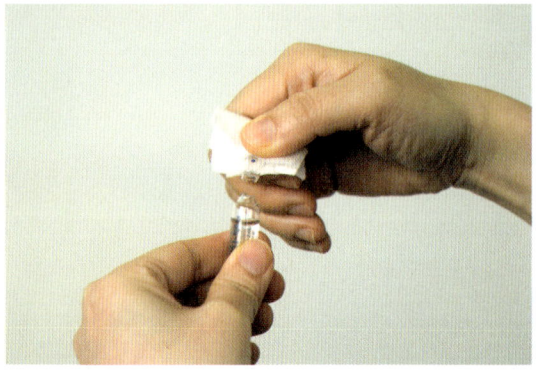 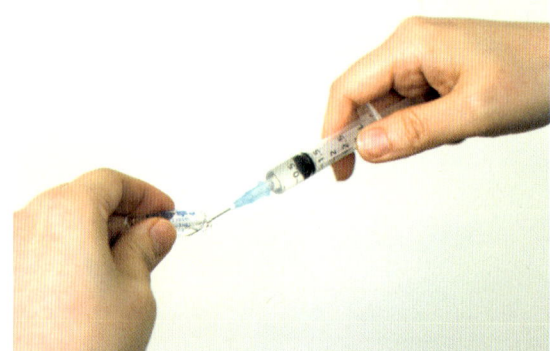

앰플(ampule)에서 주사약물 준비

2 바이알(vial)

1 바이알(vial)에서 주사약물 준비

(1) 바이알(vial)의 구조

바이알은 약물이 들어있는 작은 유리병에 고무마개로 덮여 금속으로 봉해져 있다.

바이알에서
주사약물 준비

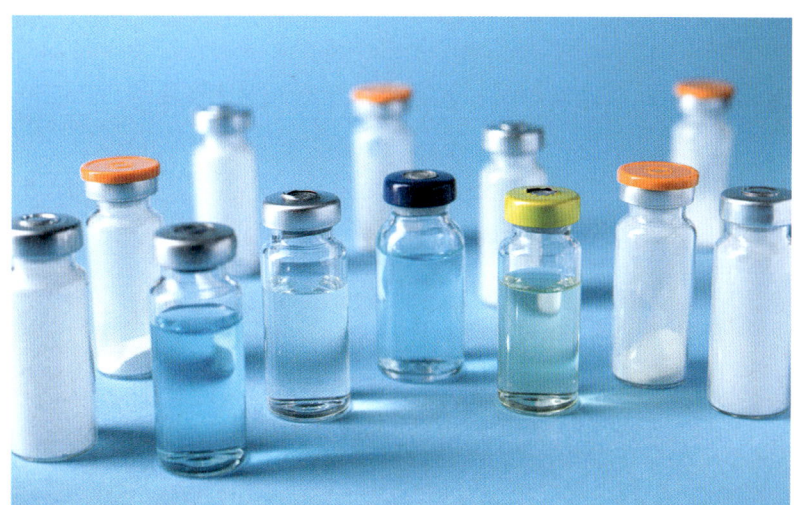

바이알(vial)

구분	내용
분말로 된 약물의 경우	• 바이알의 뚜껑을 열고 소독솜으로 고무마개를 잘 닦는다. • 필요량의 용해제(주사용수)를 주사기에 무균적으로 뽑아 놓는다. • 바이알에 용해제를 서서히 밀어 넣는다. 이때 바늘의 사면이 바이알의 내벽에 닿도록 하여 용해제가 약물분말에 서서히 스며들도록 한다. • 분말이 완전히 용해되도록 가볍게 손바닥으로 굴려서 혼합한다.
액체로 된 약물의 경우	• 바이알의 뚜껑을 열고 소독솜으로 고무마개를 잘 닦는다. • 뽑을 용량만큼 주사기에 공기를 넣는다. • 한 손으로 약병을 잡고 다른 손으로 바이알의 중앙에 바늘을 꽂아 약물과 닿지 않는 곳에 공기를 주입한다. 약병의 음압을 방지하여 약물이 주사기로 쉽게 나오게 한다. • 약병을 거꾸로 들어 눈높이에 맞추고, 주사바늘이 용액 속에 잠기게 하고 처방된 용량을 뽑는다. 주사기 내에 공기가 들어가지 않게 하기 위해서 약물 속에 바늘이 계속 잠기도록 바늘은 서서히 빼내면서 약물을 뽑는다. • 약물을 모두 뽑으면 바이알에서 바늘을 빼고 수직으로 세워 주사기 내에 있는 공기를 제거한다. • 바늘 뚜껑을 씌우거나 새로운 바늘로 교체하고 투약카드와 함께 트레이에 준비한다.

03 | 주사기(syringe)

1 주사기의 구조

주사기는 바늘과 연결되는 부위(tip)와 눈금이 있는 외관(barrel), 안쪽 부분인 내관(plunger)으로 구성되어 있다. 주사기의 종류는 0.5~60mL까지 다양하다. 주사기는 다양한 크기로 공급되는데, 대부분의 주사기는 플라스틱이며 일회용이다. 일부 주사기는 바늘이 부착된 채로 포장된다.

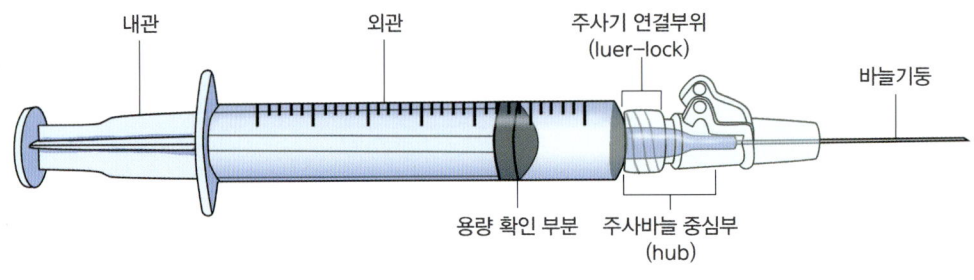

투어락 주사기

일반 주사기

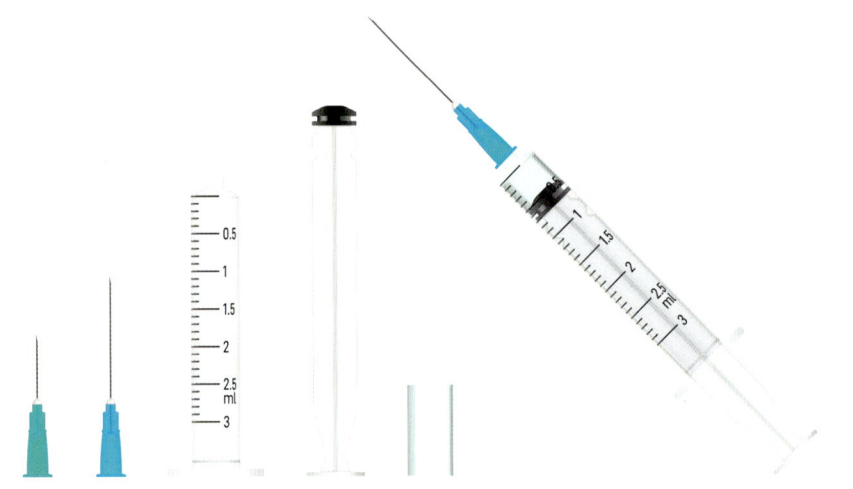

주사기의 구성[바늘(needle), 외관(barrel), 내관(plunger)]

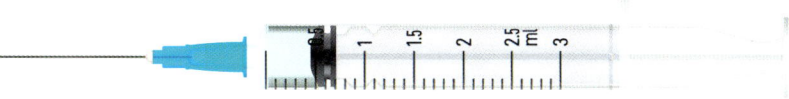

주사기(syringe)

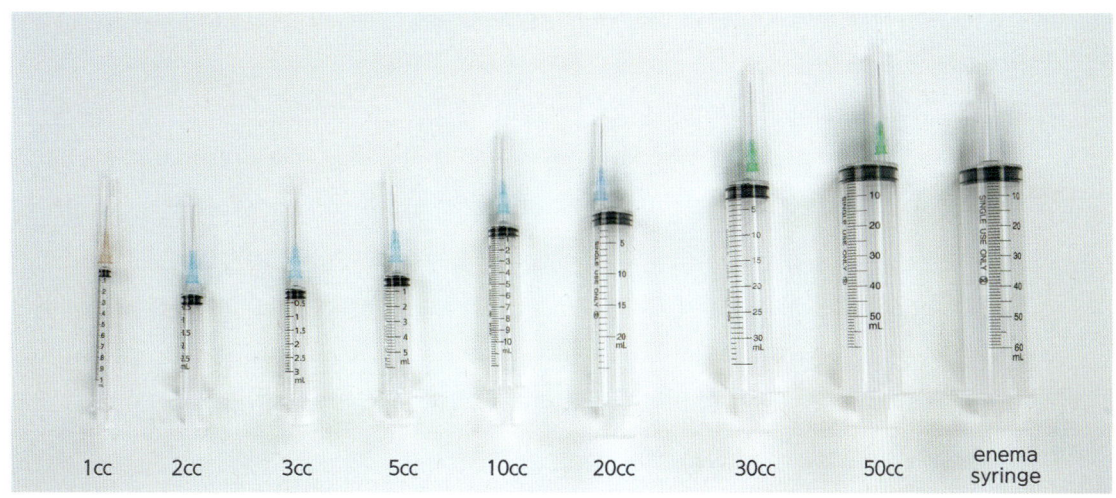

주사기의 종류

[주사기 용량별 일반적인 사용용도]

주사기 용량	일반적인 용도
1cc	인슐린 주사, AST(after skin test), 알레르기 검사
3cc	근육주사, 1cc 이상의 약물을 투여할 때
5cc	3cc 이상의 약물을 투여할 때, 5cc의 항생제를 주사할 때
10cc	가루로 된 항생제를 혼합하거나 5cc 이상의 약물을 투여할 때
20cc	20cc의 약물을 주사기에 잴 때(주로 전해질 용액), 전해질을 수액에 혼합할 때
50cc	전해질 용액의 용량이 20cc 이상인 경우
enema syringe	관장 시, 위관영양(유동식) 공급 시, 방광세척 시

One Point Lesson • 주사기 내의 공기 제거 방법

주사기를 수직으로 하여 외관을 톡톡쳐서 공기를 위로 모여지게 든 뒤 주사기의 내관을 뒤로 살짝 뺐다가 공기만 나갈 때까지 내관을 천천히 밀어 넣는다.

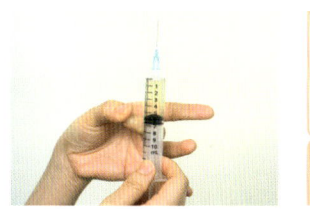

주사기 내의 공기 제거 방법

2 바늘(needle)

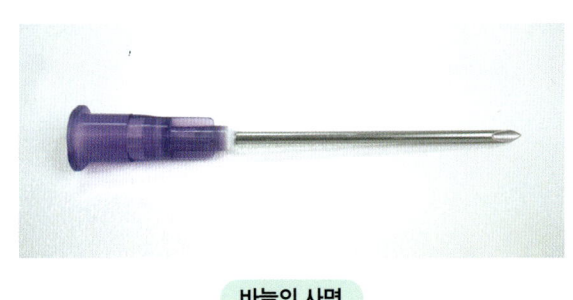

바늘의 사면

① 대상자에게 적합한 주사바늘을 사용하도록 개별 포장되거나 주사기와 함께 포장되어 나온다.
② 바늘은 대부분 스테인리스 스틸로 만들어져 있으며 일회용이다.
③ 바늘에는 기둥과 사면이 있는데 항상 무균상태로 유지되도록 해야 한다.
④ 바늘의 사면은 조직에 주사될 때 작은 상처를 내는 역할을 하며, 바늘을 뺄 때 약물, 혈액, 혈장이 새지 않도록 빠르게 막는 작용을 한다.
⑤ 대상자의 신장, 몸무게, 약물이 주입될 조직의 유형에 따라 바늘의 길이를 선택해야 한다. 근육주사 시 긴 바늘(2.5~3.8cm), 피하주사 시에는 짧은 바늘(0.9~1.5cm)을 사용한다.
⑥ 게이지(gauge[G])는 바늘의 지름을 뜻하며 18~30으로 번호를 붙인다. 바늘의 지름이 커질수록 게이지의 번호는 작아진다. 바늘의 사면은 바늘 끝 비스듬한 면에 구멍이 좁고 길게 되어 있어 바늘을 빼면 바늘이 뚫렸던 통로는 빠르게 막히게 된다.

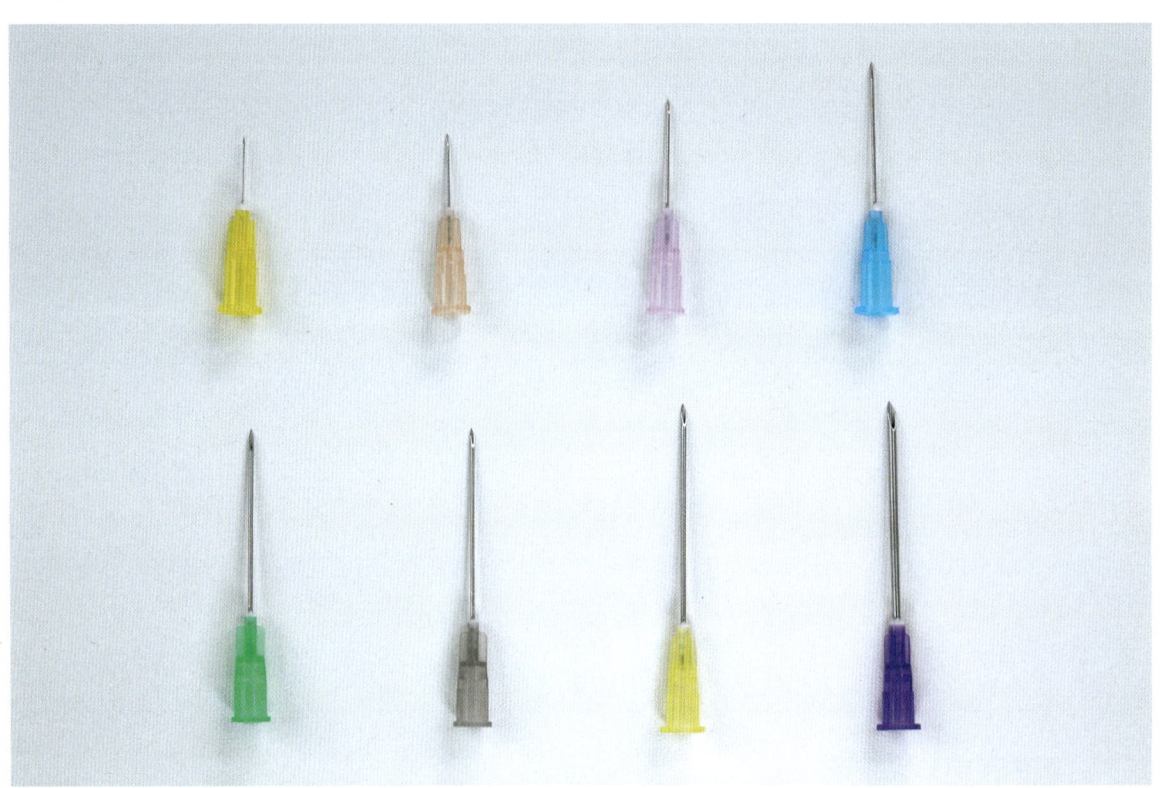

바늘의 종류

[투여경로에 따른 주사기와 바늘의 선택]

구분	근육주사	피하주사	피내주사	정맥주사
주사기	2,3,5mL	1,2mL	1mL	-
바늘길이	2.5~3.8cm	0.9~1.5cm	1~2cm	혈관카테터2.5~4cm (1~1.5inch)
바늘번호	20~23G	25~27G	26~27G	16~24G angiocatheter
주사한도 용량	1회 5mL 이하 (삼각근 1mL, 대퇴 3~5mL)	1.5mL	0.02~0.5mL	주입용량에 제한 없음

One Point Lesson · 주사바늘에 의한 바늘찔림(자상) 예방법

1. 대부분의 바늘찔림 사고는 뚜껑을 다시 덮으려고 할 때 발생한다.
2. 바늘은 일단 사용 후 바늘에 뚜껑을 다시 씌우려고 하지 말고 즉시 손상성 폐기물 전용용기에 버린다.
3. 바늘로 인한 우연한 상해를 막기 위해서 주사바늘을 분리할 필요가 없는 주사기(안전주사기구)나 자상방지용 바늘을 사용하기도 한다.

- 사용한 바늘을 구부리거나 직접 손으로 만지지 않고 뚜껑캡을 절대로 다시 씌우지 않는다.
- 사용한 바늘은 즉시 손상성폐기물 전용용기에 버린다.
- 주사를 하기 전 주사바늘을 안전하게 다루는 방법과 폐기 처리에 관한 계획을 세워 손상을 예방한다.
- 아동이나 혼돈한 대상자의 경우 도움을 요청하여 대상자가 움직이지 않게 하고 대책을 마련한다.
- 불가피하게 바늘 뚜껑을 닫아야 하는 경우 한손기법(one hand technique)을 이용한다.
- 찔림사고가 발생한 경우 즉시 보고하고, 응급처치를 한 뒤 기관의 규정에 따라 감염 노출보고서를 작성하고 감염관리실이나 내과의사와 상담을 통하여 검사와 감염 예방을 한다.

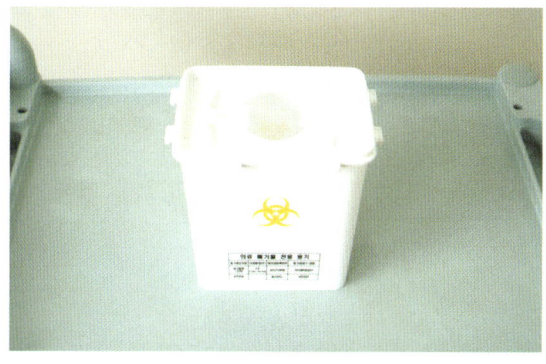 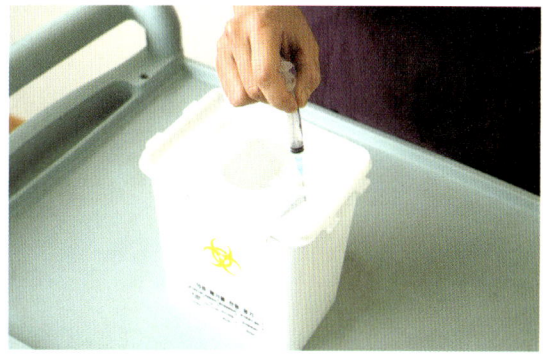

손상성폐기물 전용용기

3 바늘없는 장치(needless device)

① 바늘 없는 기구 및 보호 바늘의 효과
- 의료 현장에서 바늘에 찔리는 사고는 B형 간염, C형 간염, HIV 등 혈액 매개 감염병 전파 위험으로 이어질 수 있어 매우 위험하다.
- 이를 줄이기 위해 바늘 없는 기구나 자동 보호 기능이 있는 바늘의 사용이 늘고 있다.

② 주 사용 분야와 연결 방식
- 바늘 없는 장치는 주로 정맥 내 주사(IV) 시 사용되며, 약물이나 수액 투여 시 높은 안전성을 제공한다.
- 주사기나 수액세트는 바늘 대신 밸브나 전용 어댑터를 통해 연결되며, 바늘 없는 커넥터를 이용해 안전하게 접속할 수 있다.
- 환자의 정맥에 삽입된 카테터와 연결할 때도 이러한 장치를 사용함으로써 감염 및 피부 손상을 줄일 수 있다.

③ 감염 예방 및 약물 혼합의 안전성
- 이 시스템은 바늘찔림 방지뿐 아니라 약물 혼합 과정에서의 교차 오염도 줄여준다.
- 일방향 밸브 구조를 통해 외부 오염이 내부로 유입되는 것을 막아, 감염 예방에 효과적이다.
- 이는 특히 면역력이 약한 환자나 항암제, 고위험 약물 투여 시 더욱 중요하며, 병원 내 감염률을 낮추고 전반적인 의료 서비스의 질을 높이는 데 기여한다.

④ 의료 현장 활용 및 미래 전망
- 현재 많은 의료기관에서 바늘 없는 시스템을 표준 장비로 채택하고 있으며, 일부 국가는 법적으로 안전장치 사용을 의무화하고 있다.
- 앞으로는 더 작고 정밀한 커넥터, 자동 감염 차단 기능이 포함된 스마트 시스템으로 발전할 가능성이 크다.

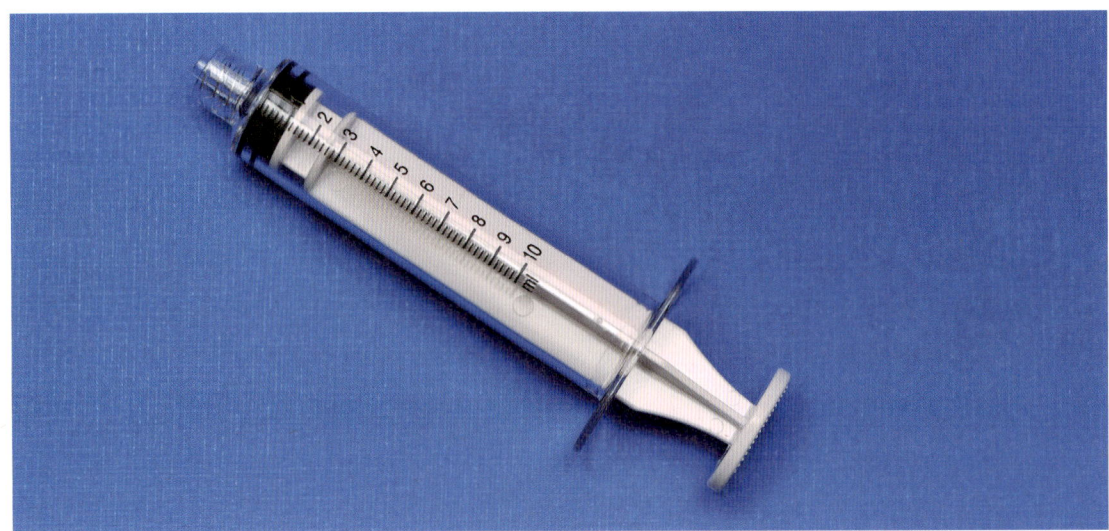

바늘없는 주사기

04 | 말초정맥 카테터
(IV catheter, angio catheter)

1 말초정맥 카테터의 개요

① 말초정맥관(말초정맥카테터, peripheral intravenous catheter)은 입원한 환자에서 가장 일반적으로 사용되는 정맥 장치이다.
② 엔지오카테터(angio catheter), 메디컷(medicut), 아이브이 카테터(IV catheter) 등으로 불린다.
③ 주로 약물, 수액 및 혈액 제제의 투여와 같은 치료 목적으로 사용된다. 말초 정맥 카테터는 바늘(스타일렛)과 바늘을 감싸고 있는 플라스틱 튜브로 구성되어 있다.
④ 말초정맥 카테터는 바늘을 이용하여 혈관에 구멍을 낸 후 플라스틱 튜브를 밀어 넣을 수 있도록 설계되어 있다. 이 튜브 카테터는 약물, 수액, 혈액제제의 투여를 할 수 있는 주입경로로 사용된다.

2 말초정맥 카테터의 구성

1 스타일렛(stylet)

① 바늘(needle), 유도침, 도입침 등으로도 불린다.
② 스타일렛은 환자의 정맥을 최초로 천자하고 구멍을 내어 카테터가 진입할 입구를 만드는 역할을 한다.
③ 스타일렛은 카테터가 혈관 내로 정확하게 진입하도록 경로를 유도하는 가이드(guide)의 역할을 한다. 그러므로 혈관 내강으로 정확하게 스타일렛을 넣기 위해 바늘을 잡는 손의 모양과 진입각도는 매우 중요하다.
④ 바늘의 사면을 위로 가게 하여 진입하는 것이 중요하다. 이유는 바늘의 사면을 위로 가게 하여 삽입하면 정맥의 측면에 침투할 가능성이 줄어들고 정맥에 가해지는 구멍을 작게 내어 바늘을 제거해도 혈액 유출이 감소되기 때문이다.

2 플래쉬백 챔버(역류확인관, flashback chamber)

① 플래쉬백 챔버(flashback chamber)는 카테터와 니들의 연결부위인 허브의 뒤쪽에 위치하고 있다.
② 혈액의 플래쉬(역류비침)를 보여줌으로써 바늘이 정맥 진입에 성공한 것을 시각적으로 확인할 수 있는 투명 저장소이다. 이 기능은 카테터 삽입과정에서 혈관 내로 바늘이 정확하게 진입했는지 확인할 수 있는 중요한 역할을 한다.

3 잠금 마개(end cap, luer lock plug, closing corn)

① 잠금 마개는 IV catheter의 끝부분에 위치하고 있다.
② 마개를 빼면 분리되는 구조로 되어 있다. 이 잠금마개는 여러 목적으로 사용할 수 있는데, 주사기를 연결하여 채혈을 하거나 플래쉬백(역류)을 더욱 정확하게 확인하기 위하여 사용하기도 한다.

③ 카테터 허브를 일시적으로 막아야 할 때 이 잠금 마개를 빼어 홈에 맞추어 막을 수 있다.
④ 일반적으로는 이 잠금 마개를 분리되지 않게 하여 정맥카테터 삽입을 시도한다.

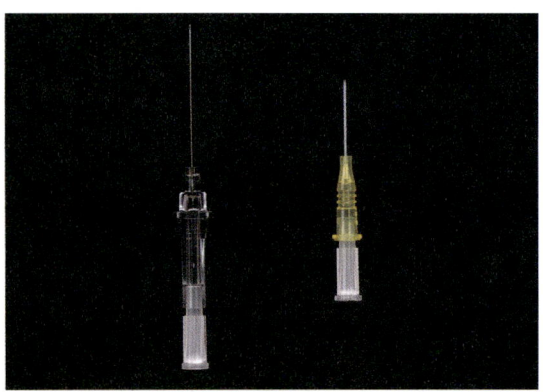
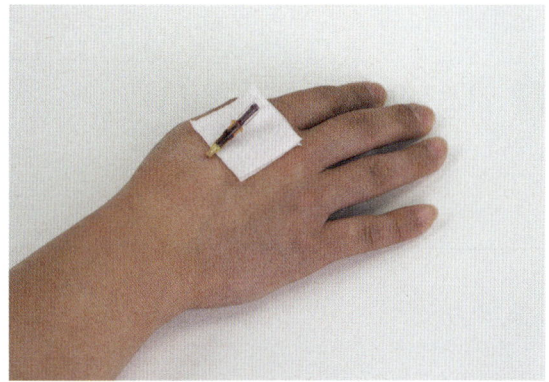

잠금 마개(end cap, luer lock plug, closing corn)를 카테터 허브에 연결한 모습

4 카테터 튜브(catheter, cannula, jelco, sheath)

카테터(catheter)는 캐뉼라(cannula), 젤코(jelco), 쉬스(sheath) 등으로 불린다.
카테터는 환자의 정맥 내에 남아 있는 유연한 튜브이다. 이 카테터의 경로를 따라 정맥 내로 수액이나 약물을 주입하여 혈류로 원활하게 전달된다.

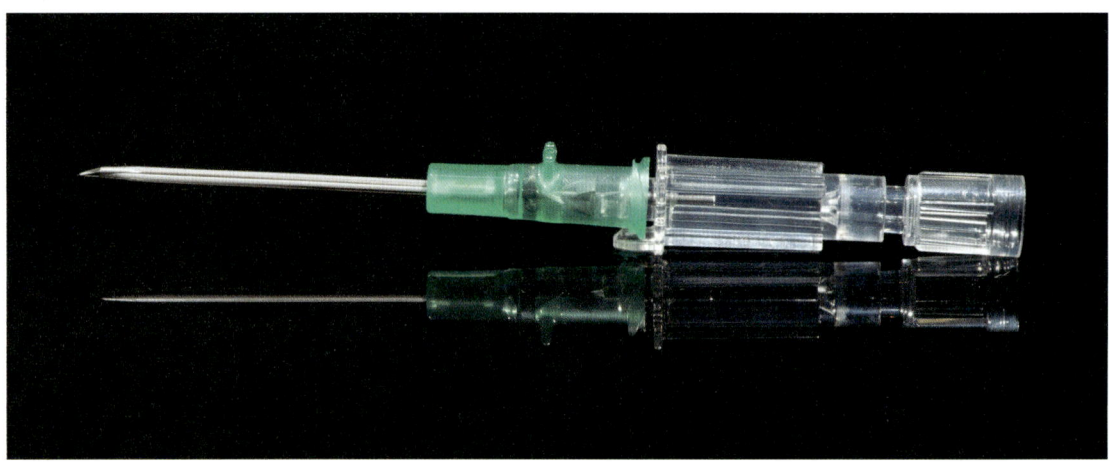

말초정맥관 (angio catheter, medicut, jelco)

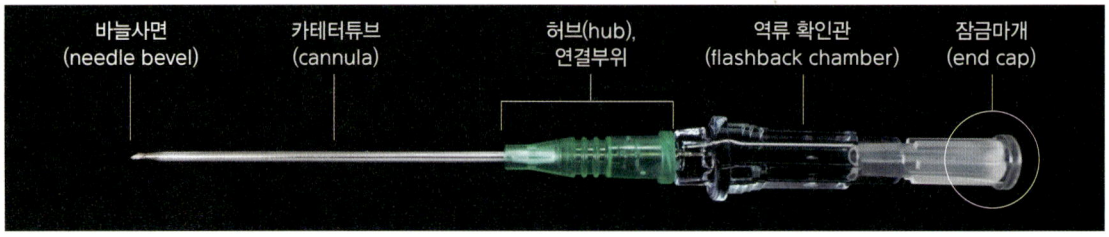

말초정맥관의 구조

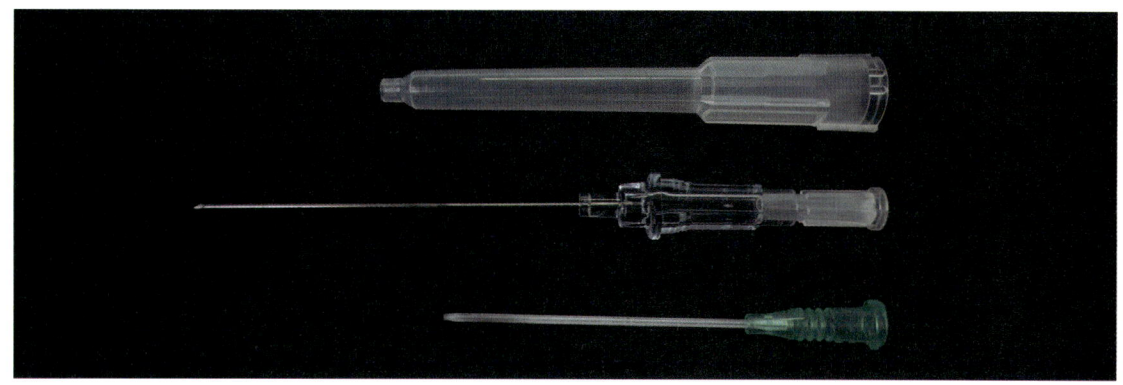

말초정맥관의 분리 모습

One Point Lesson · 카테터 크기의 선택

카테터 크기	적용	허브 색깔
24G	노인이나 소아의 정맥이나 얇고 약한 혈관의 천자에 사용하고, 느린 수액 주입을 위하여 사용한다.	노란색
22G	통상적인 항생제와 손이나 팔의 혈관의 지속적 정맥 주입을 위하여 사용한다.	파란색
20G	빠른 속도의 정맥 주입을 위하여 사용한다.	분홍색
18G	점성이 높은 약물이나 혈액의 주입을 위하여 사용한다. 수술과 분만 시 적용하는 바늘의 굵기이다.	초록색
16G	큰 정맥을 통하여 빠르게 많은 양의 수액을 주입하기 위하여 적용한다.	회색

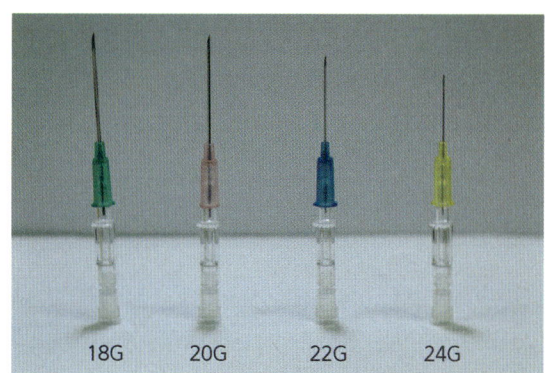 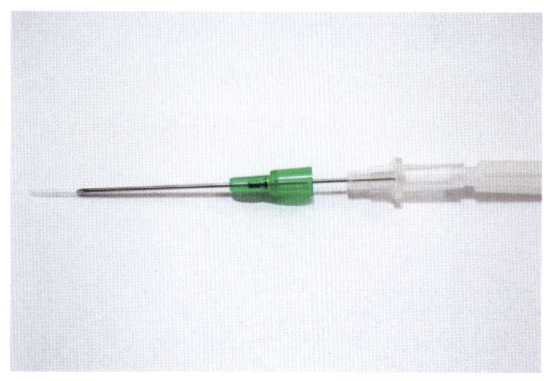

카테터 크기별 종류

One Point Lesson • 카테터 튜브와 스타일렛

카테터 튜브는 바늘(needle, stylet)보다 조금 뒤에 위치하고 있다. 그러므로 카테터 삽입 시 플래쉬백 챔버에 혈액을 확인하더라도 바늘만 정맥 내로 진입한 것일 수 있어 카테터 튜브가 정맥 내로 충분히 삽입될 만큼(1~2mm 정도) 전진시킨 뒤 카테터 튜브만 진입시켜야 한다.

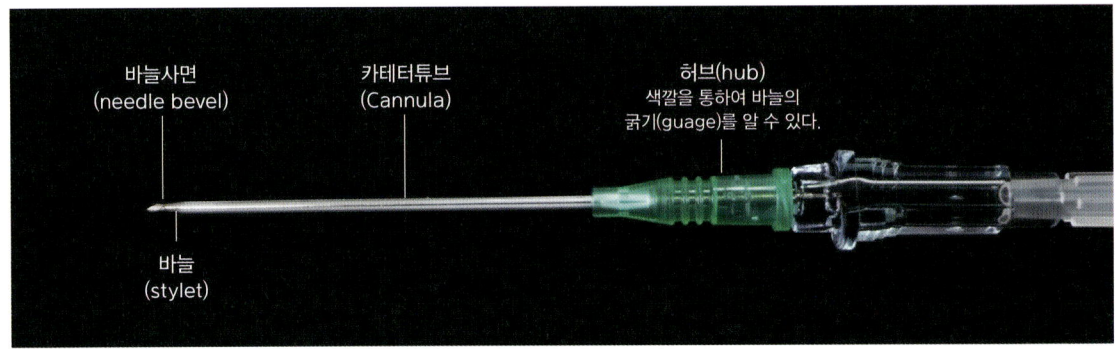

카테터의 끝의 구조

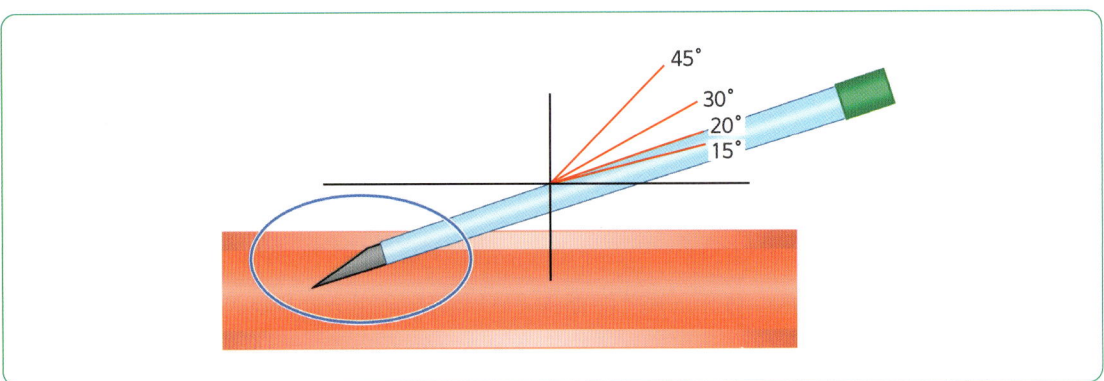

스타일렛만 혈관 내로 들어간 단면

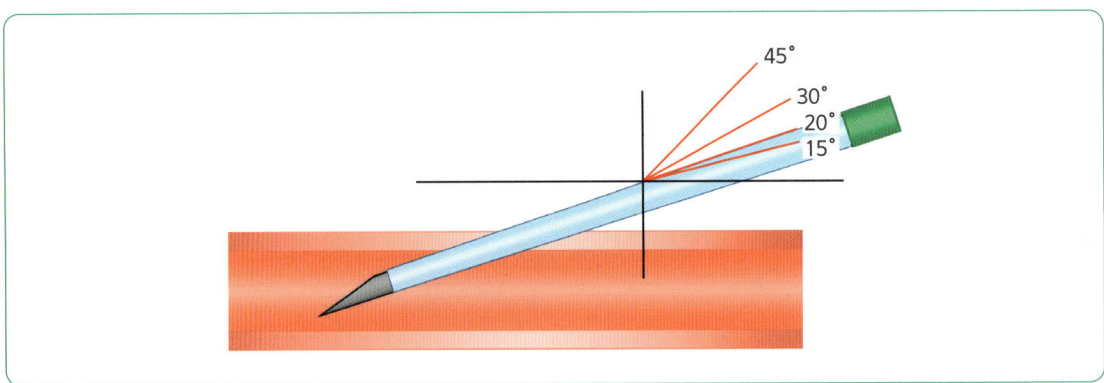

스타일렛과 카테터 모두 혈관 내로 들어간 단면

05 | 수액(fluid) 준비와 연결

1. 수액 세트(fluid set)

수액 세트는 확보된 정맥로에 연결한다. 수액 세트는 약물이나 수액의 속도를 조절하여 주입하기 위해 사용하며, 장시간에 걸쳐 적용된다. 수액 세트에는 용도에 따른 다양한 종류가 있고 부서에 따라 사용하는 수액 세트가 다르다. 수액 세트는 제조사마다 사용법이나 구성이 다르기 때문에 용도에 맞게 적절한 수액 세트를 선택해야 한다. 수액 세트를 준비할 때 용도에 따라 인퓨전펌프(infusion pump)용, 수혈(transfusion)용, 차광세트[주로 항암제용(chemo therapy)], 필터(filter)의 유무, 공기흡입장치(air-inlet device) 마개의 유무 등을 확인한다. 또한 대상자의 움직임을 편안하게 하고 체위변경을 돕기 위해 연장튜브(extension tube)를 사용하여 수액줄을 길게 연장하기도 한다.

1) 일반 수액 세트

일반 수액 세트는 수액이나 약물을 치료목적에 맞게 정확한 속도와 용량으로 주입하기 위한 정맥로에 연결하는 관[line, 튜브(tube)]이다.

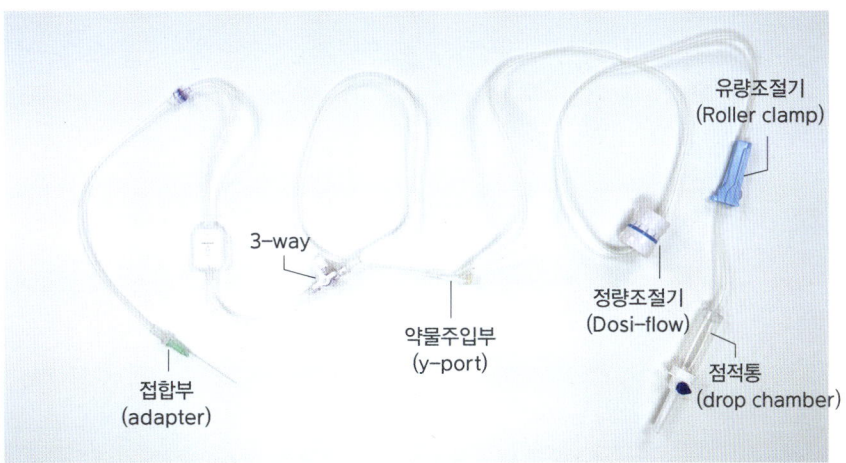

수액 세트(Fluid set)의 구성

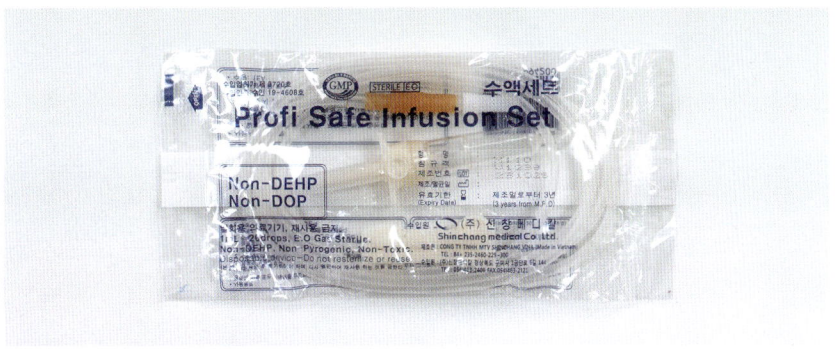

일반 수액 세트

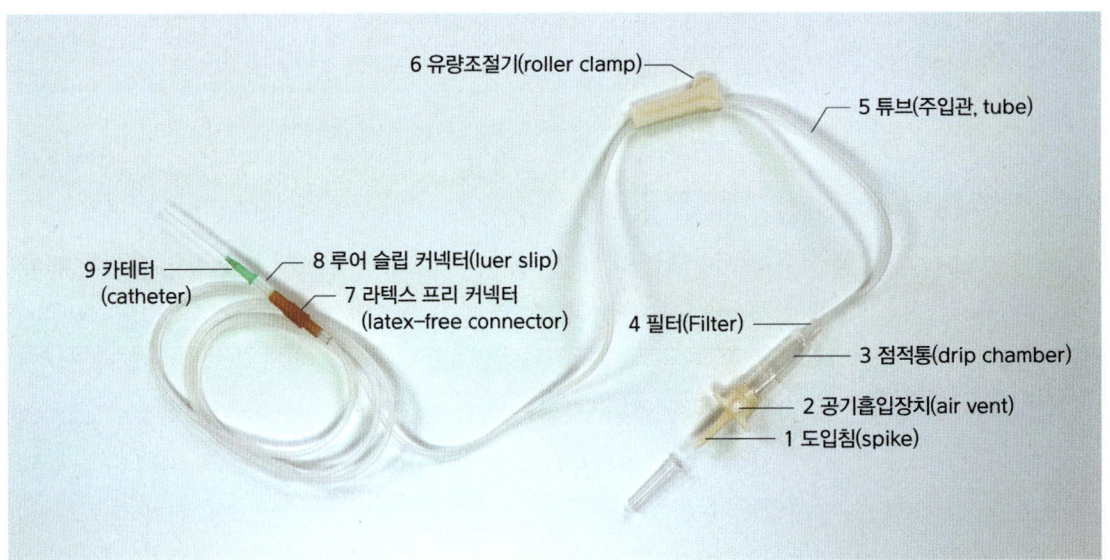

수액 세트와 카테터 연결모습

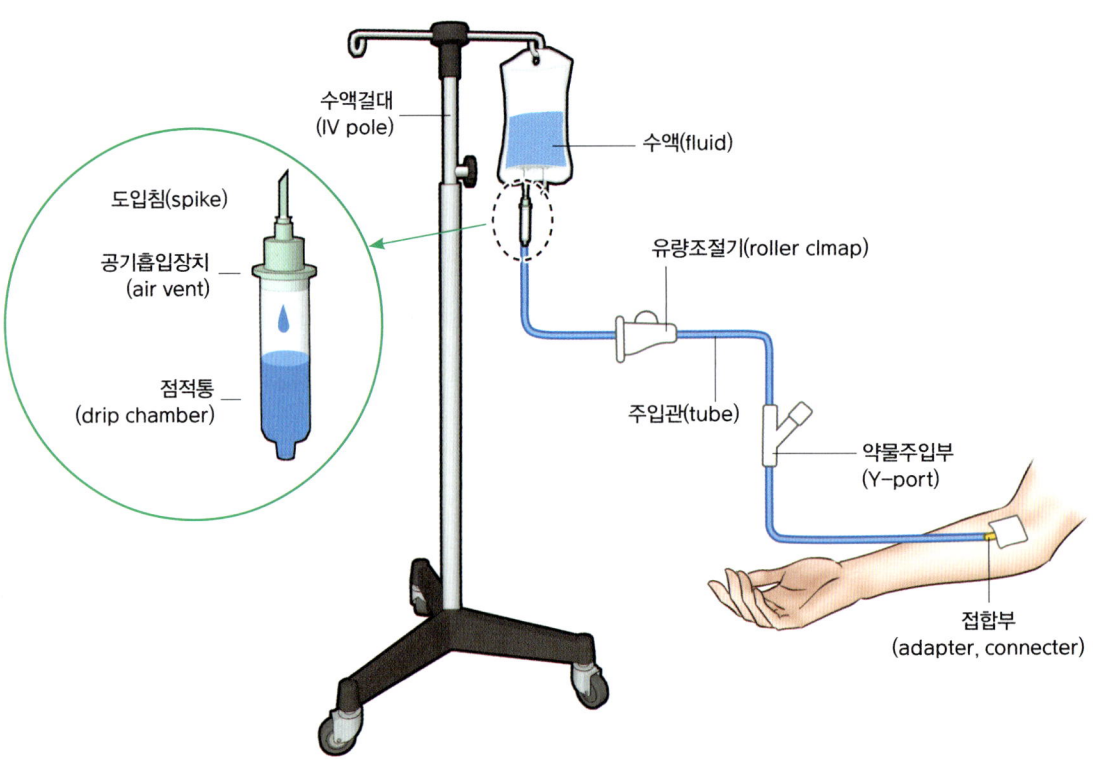

수액연결의 모식도

(1) 수액 세트의 구조

가) 점적통[drip(drop) chamber]

① 수액으로부터 공기가 흘러나와 아래(tube 방향)로 전달되지 않도록 하기 위한 장치이다.
② 도입침과 점적통의 사이에는 공기흡입장치(air-inlet device, air vent)가 있어 공기가 정맥관을 통해 혈관으로 주입되지 않도록 한다. 이 공기흡입장치 중 분리형 마개가 있어 필요시 열 수 있도록 한 것도 있다.
③ 수액병(bottle)이나 단단한 플라스틱의 수액백인 경우 병 안의 압력으로 수액이 주입되지 않을 때 공기흡입장치의 마개를 열어 공기가 유입되어 수액이 주입되도록 할 수 있다.
④ 점적통은 정맥 요법의 전달 시스템에 있어 일반적으로 사용되며 공기 색전증을 예방하는 작용을 한다. 또한 점적통에서 방울이 떨어지는 속도를 참고하여 유량조절을 할 수 있다.

나) 유량조절기(roller clamp)

① 유량조절기는 수액관(tube)에 흐르는 수액을 처방된 속도로 조절하는 기능을 한다.
② 유량조절기는 수액관을 감싸고 있는 구조로 롤러를 아래로 내릴수록 잠겨 속도가 줄어드는 구조이다.

다) 약물주입부(Y-port)

① 약물주입부는 수액관에서 주사투입구가 Y 모양으로 외부로 돌출되어 있는 구조이다.
② 약물주입부는 추가 수액관(IV line) 또는 일회성 주사 투약(IV push 투약)을 위한 바늘(needle)을 삽입할 수 있는 포트이다. 이 포트를 통해 처방 시마다 정맥천자를 하지 않고 약물을 투여하거나 여러 용량의 수액을 추가로 연결하여 주입할 수 있다.
③ 수액 연장 세트(extension tube)는 수액관 길이의 연장을 위해서 사용하는데, 수액 세트와 수액 연장 세트 사이에 3-way를 연결하여 약물주입부(Y-port)와 같은 기능으로 사용할 수 있다.

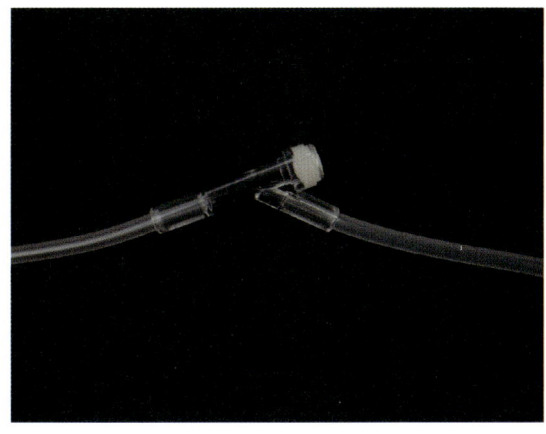

약물주입부(Y-port)

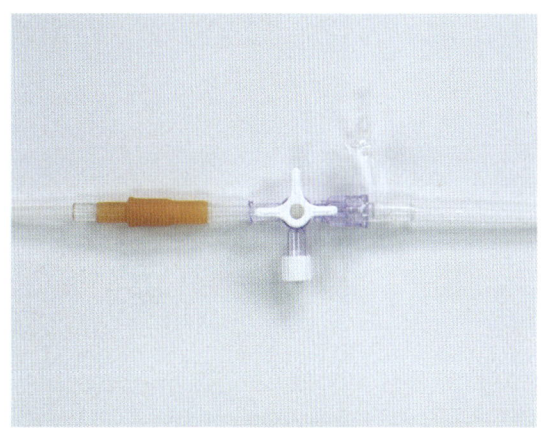

3-way를 연결한 수액 세트

라) 접합부(adapter, luer connector)

① IV catheter의 허브와 직접 연결하여 수액을 주입하거나 3-way 주입구에 연결하여 수액을 추가하여 주입할 수 있다.

② 나사장치가 없는 일반 접합부(루어 슬립 커넥터, luer slip connector)와 나사장치로 고정할 수 있는 접합부(루어 잠금 커넥터, luer lock connector)의 두 가지 종류가 있다.

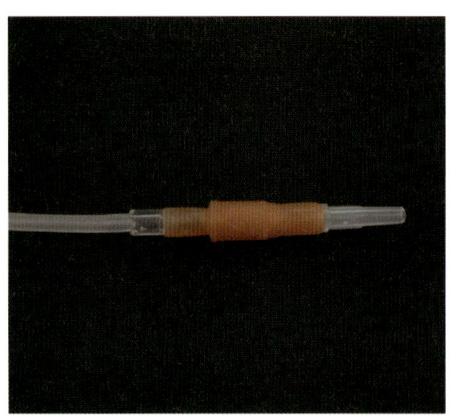

루어 슬립 커넥터(luer slip connector)

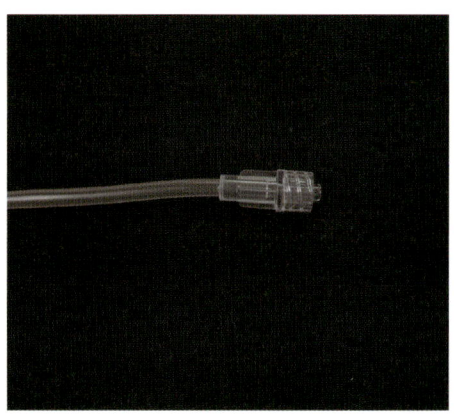

루어 잠금 커넥터(luer lock connector)

2 수액정량조절(dosi-flow) 세트

① 수액정량조절(dosi-flow) 세트는 시간당 주입량을 설정하여 원하는 속도로 수액을 주입시키는 수액 세트이다.

② bottle(병)로 된 수액일 때는 파란색(BOT)선의 숫자를 맞추어 조절하고, bag으로 된 수액일 때는 흰색(BAG)선의 숫자를 맞춰 수액속도를 조절한다.

③ 수액정량조절(dosi-flow) 세트를 이용하여 0~300mL/hr까지 조절이 가능하다.

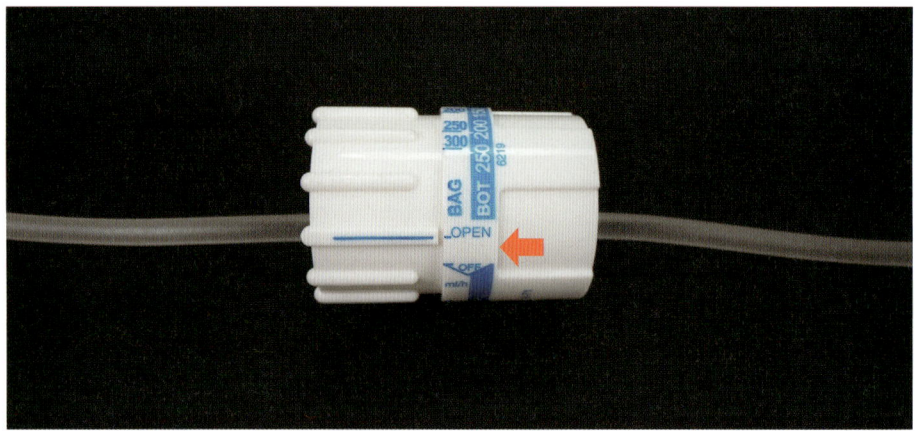

수액정량조절(dosi-flow) 세트

3 수액병(bottle)용 수액 세트

① 수액병(bottle)용 수액 세트의 점적통(chamber)에는 공기흡입장치가 있어 수액병 내 압력을 낮춰주어 주입을 원활하게 한다.
② 공기흡입장치가 있는 수액병(bottle)용 수액 세트는 수액병과 수액백(bag) 모두 사용 가능하다. 하지만 일반 수액 세트는 공기흡입장치가 없어 수액병에 사용할 수 없다.

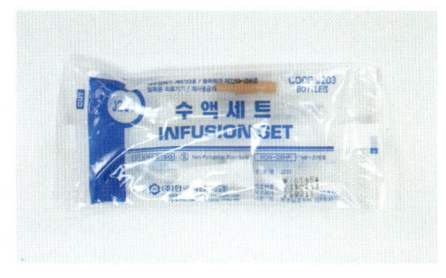

수액병(botttle)용 수액 세트

4 차광용 수액 세트

① 빛에 의해 변질되어 효과가 떨어질 수 있는 약물이나 수액을 주입할 때 빛을 차단하여 주입할 수 있는 세트이다.
② 차광용 수액 세트는 노란색으로 빛을 차단하도록 만들어져 있다.

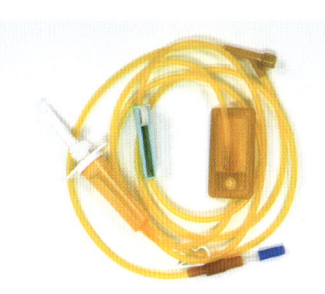

차광용 수액 세트

5 infusion pump용 수액 세트

① infusion pump용 수액 세트는 infusion pump를 사용할 때 적용해야 하는 수액 세트이다. infusion pump는 정확한 속도로 수액이나 약물을 주입하기 위하여 사용하는 약물 주입장비이다.
② infusion pump용 수액 세트는 일반 수액 세트보다 탄력성이 있고 말랑한 재질을 가졌는데 이는 infusion pump가 설정한 속도로 정확하게 주입하기 위해서는 장비 내에서 tube에 일정한 압력을 가해야 하기 때문이다.
③ infusion pump의 제품에 따라 전용 pump용 수액 세트를 사용해야 하기도 하고, 일반 수액 세트도 사용이 가능하기도 하므로 각 의료기관에서 사용하는 infusion pump의 장비 매뉴얼을 참고하여 사용하도록 한다.

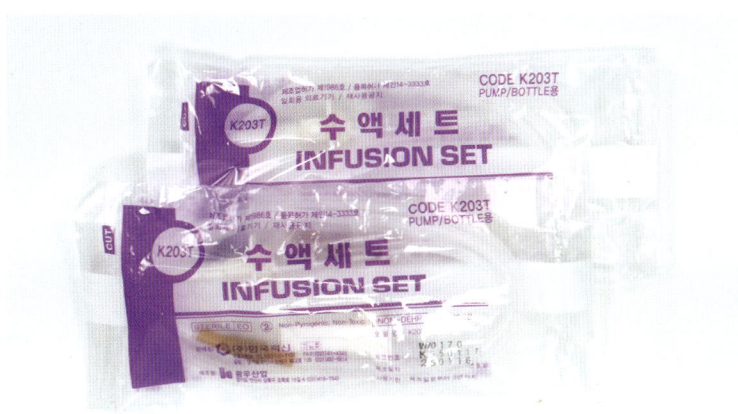

infusion pump용 수액 세트

6 마이크로필터 수액 세트

마이크로필터 수액 세트(IV filter set)는 수액에 약물을 혼합하면서 의도치 않게 발생된 플라스틱이나 유리 조각과 같은 입자 파편을 제거해주고, 박테리아와 이물질의 투입을 막아준다. 따라서 마이크로필터 수액 세트의 사용은 수액주입 시 발생할 수 있는 부작용과 면역 반응을 크게 줄일 수 있다. 또한 마이크로필터 부착 수액 세트는 공기색전증 예방을 위해서 권고되고 있는데 이는 마이크로필터가 정맥주사 주입관에서 발생할 수 있는 기포를 제거하는 데 매우 효과적이기 때문이다.

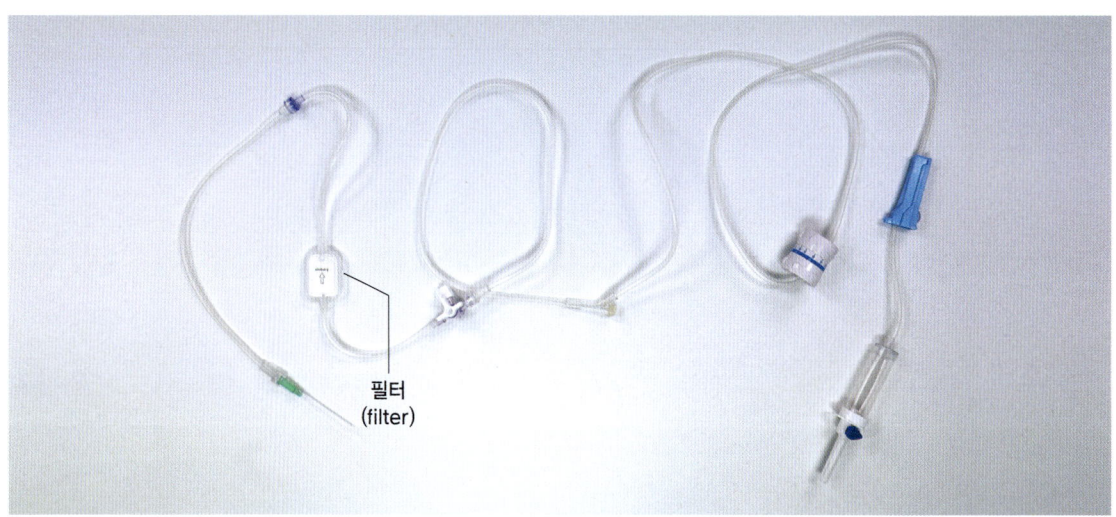

마이크로필터 수액 세트(IV filter set)

7 수혈세트(blood transfusion set)

수혈세트는 점적통에 여과막(filter)이 있어 혈액 주입 시 발생할 수 있는 침전물, 혈전, 미세응고물 등의 작은 분자를 걸러내어 부작용을 예방한다. 수혈용 세트 중 백혈구 제거 수혈세트(leukocyte filter set)는 면역기능이 저하된 환자(백혈병, 화학요법, 면역억제제 투여, 조혈모세포 이식환자, 장기이식환자 등)의 수혈부작용을 감소시킨다. 적혈구용과 혈소판용 수혈세트 두 가지 종류가 있다.

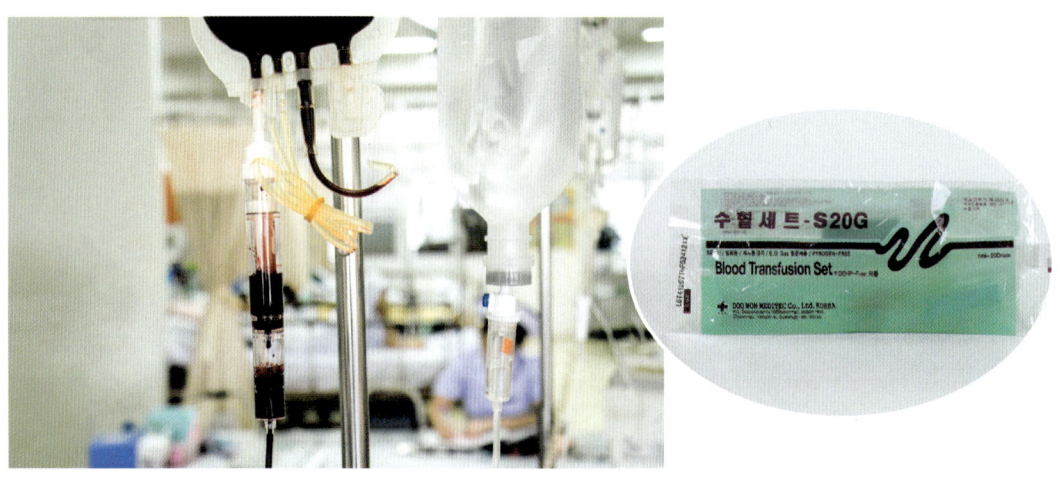

수혈세트

2 수액 준비하기(수액 세팅하기)

① 손위생을 실시한다.
② 투약카드와 처방지를 통해 대상자 등록번호와 이름, 투여경로와 수액의 종류, 용량, 주입 속도, 시간 등을 확인한다.
③ 약장에서 수액을 꺼내 처방된 수액이 맞는지 확인하고, 육안으로 수액의 성상과 이물질, 오염, 손상 여부를 확인하고 유효일자를 확인한다.
④ 날짜, 등록번호, 대상자명, 수액명, 용량, 주입시간과 속도 등이 기재된 처방라벨을 수액에 붙인다.
⑤ 수액 마개를 열고 소독솜으로 닦는다.
⑥ 수액 세트에 있는 조절기를 잠그고 보호덮개를 연 후 도입침(spike)을 수액 입구에 무균적으로 찔러 넣는다.
⑦ 수액을 걸대에 걸고 수액 세트의 점적통(drip chamber)을 눌러 수액이 점적통의 1/2 정도 채워지도록 한다.
⑧ 수액 세트의 조절기를 열어 수액이 주입관(line)을 모두 통과하여 흘러나올 때까지 세트 내의 공기를 모두 제거한다. 조절기를 잠그고 트레이에 준비한다.

※ 속도조절장치(IV flow regulator, dosi-flow)가 있는 수액 세트를 사용하는 경우 : 위와 같은 방법으로 공기를 제거하고 처방된 속도로 dosi-flow set을 맞추고 조절기를 잠가두고 준비한다.

※ 정맥주입펌프(infusion pump) 또는 기타 주입속도 조절기구를 이용하는 경우 : 수액 세트의 주입관(line)을 기계의 홈에 맞게 넣고 고정하여 장치의 뚜껑이나 문을 닫는다. 정맥주입펌프를 사용할 때는 수액 세트의 조절기를 완전히 열어 장치의 속도조절 기능이 원활하게 이루어지도록 한다. 장치의 설명서에 따라 수액의 총 주입용량, 시간당 주입량, 속도 등을 입력하여 조절한다.

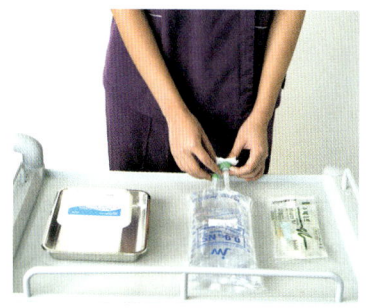
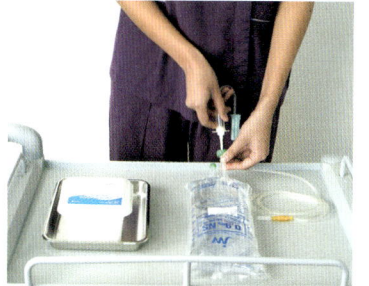
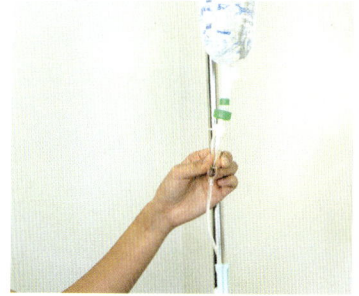
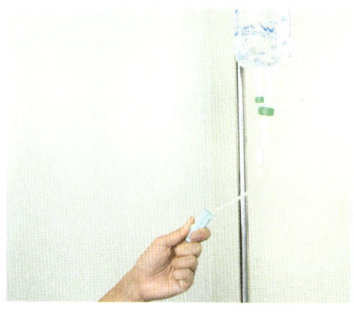
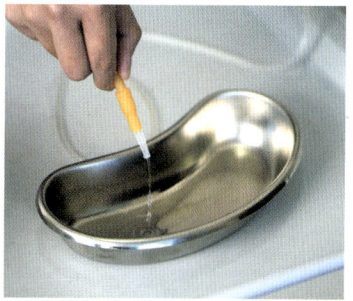

수액 세팅하기

06 | 기타 준비물

1 지혈대(tourniquet)

지혈대는 채혈이나 정맥주사를 할 때 혈액을 울혈시켜 정맥을 쉽게 촉지될 수 있도록 하고, 정맥을 표면으로 노출시키는 역할을 한다. 종류는 원터치 지혈대, 고무줄 지혈대, 라텍스프리 지혈대 등이 있다. 지혈대의 적용 시간은 정맥 천자 전 1분을 넘지 않도록 하고, 총 지혈시간이 2~3분을 넘지 않도록 한다. 지혈대를 과도하게 묶어 피부색이 푸르거나 검게 보이면 지혈대를 풀고 잠시 쉬어야 한다. 지혈대를 천자하고자 하는 부위의 10~15cm 위에서 묶도록 한다. 지혈대를 맨살 위에 하면 살이 집혀 통증이 생길 수 있으므로 얇은 옷 위나 환의 위에 묶도록 하여 불편함을 줄인다.

1 원터치 지혈대

원터치 지혈대는 질긴 인조섬유와 탄성라텍스가 혼합된 재질로 탄력성이 있는 벨트와 같은 구조를 가졌다. 살이 집히지 않아 환자 불편감이 적고 지혈대 끝을 당겨 압박 세기를 조절하기 쉽다. 또한 버튼을 누르면 한번에 풀려 사용하기 편리하다. 하지만 지혈대가 늘어나거나 버튼 잠금쇠 부분의 플라스틱이 부러질 수 있다는 단점이 있다.

2 고무줄 지혈대

지혈대 중 혈액을 울혈시키는 효과가 가장 좋으며 가격이 저렴하여 가장 많이 사용된다. 살이 집히지 않도록 주의하며 묶어야 한다. 또한 과도하게 묶을 경우 동맥이 차단되어 통증을 일으킬 수 있다. 고무에 대한 피부 알레르기가 있는 경우에는 라텍스프리나 원터치 지혈대를 사용하도록 한다.

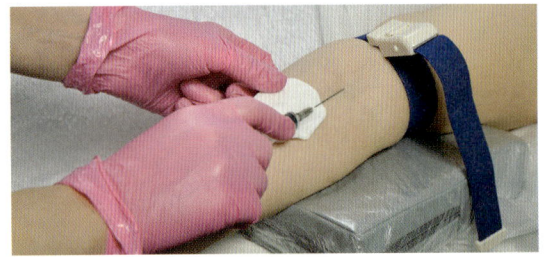

원터치 지혈대

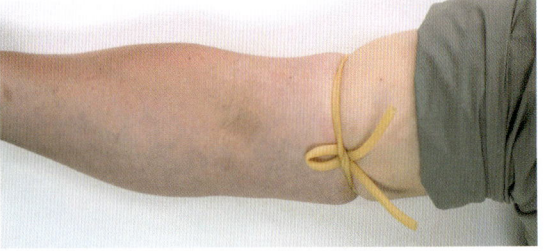

고무줄 지혈대

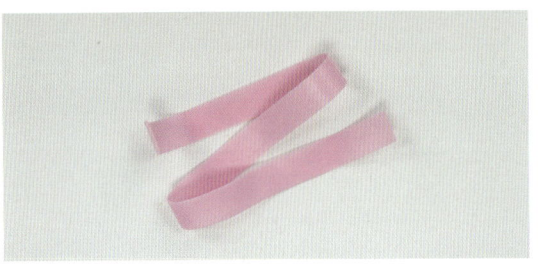

라텍스프리 지혈대

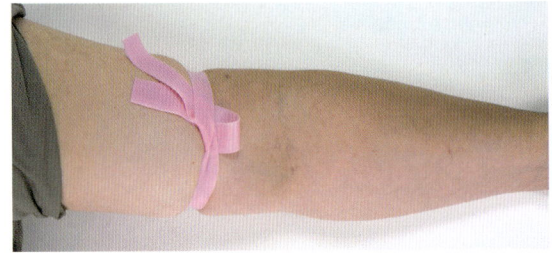

라텍스프리 지혈대의 적용

2 헤파린 캡(헤파린 락)

① 주사 멸균캡(injection adapter)의 종류에는 헤파린 락(heparin lock, heparin cap, Male Luer Lock), saline lock, needless adapter(무침어댑터) 등이 있다.
② 헤파린 캡은 말초정맥에 지속적인 수액주입을 하지 않고 일정한 간격으로 약물을 주입하거나 채혈이 필요한 경우에 적용한다.
③ 삽입한 말초정맥관(IV catheter)에 헤파린 캡을 연결하여 외부 이물질의 침입을 막는다.
④ 헤파린 캡의 주입부는 실리콘으로 되어 있어 알코올솜으로 소독한 후 주삿바늘을 삽입하여 약물을 투여한다.

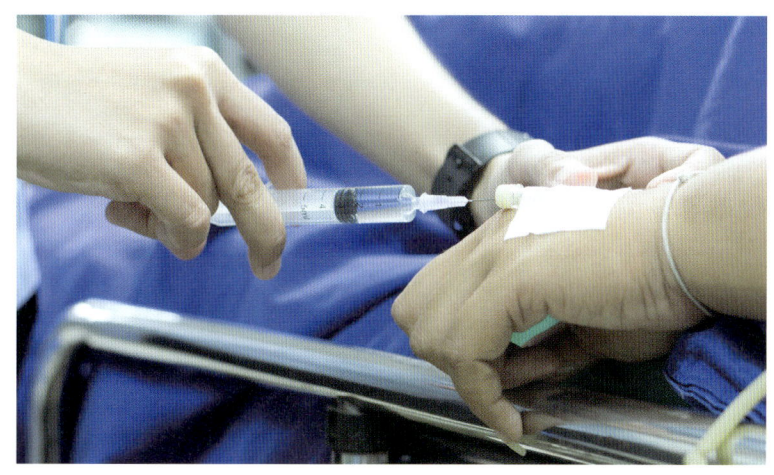

헤파린 캡에 투약

3 드레싱

1 멸균 투명 드레싱

멸균 투명 드레싱은 말초정맥관 고정을 위해서 사용한다. 멸균 투명 드레싱은 카테터 삽입 부위의 부작용(발적, 부종, 염증 등)을 쉽게 관찰할 수 있다. 멸균 투명 드레싱은 사이즈가 다양하게 있는데 성인용, 소아용으로 구분하여 사용하거나 드레싱 부위의 면적에 따라 제품 크기를 선택한다.

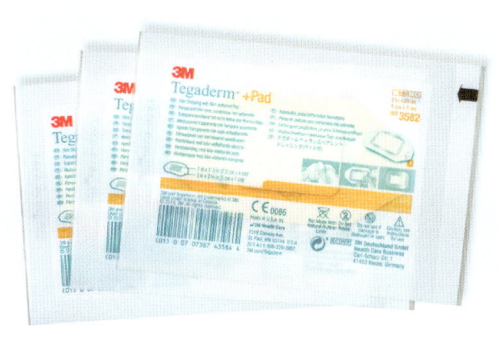

멸균 투명 드레싱

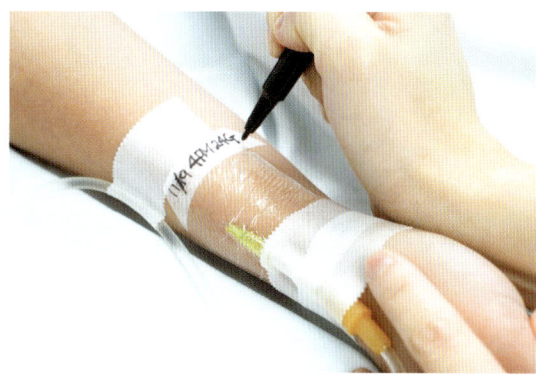

멸균 투명 드레싱의 적용

2 비멸균 테이프(반창고, plaster)

말초정맥관의 삽입부위는 멸균 투명 드레싱으로 고정하고 그 외의 부위인 수액튜브 등은 비멸균 테이프(반창고)를 사용한다. 비멸균 테이프의 종류는 종이, 면, 실크, PVC, 실리콘 젤 테이프 등으로 여러가지 재질로 만들어져 있어 다양하다. 특성에 따라 선택하여 사용한다.

(1) 종이 비멸균 테이프
① 종이 재질로 백색, 연한 황갈색 등이 있다. 다양한 너비가 있어 적용 부위에 맞는 너비를 사용하도록 한다.
② 손으로 쉽게 찢을 수 있지만 일반적으로 가위를 이용하여 일자로 깔끔하게 자른다. 상대적으로 접착력이 약해 피부가 약한 대상자(노인, 소아)에게 사용하는 것이 좋다.
③ 일반적으로 종이 반창고는 소아의 말초정맥관 삽입할 때 수액튜브와 암보드(arm board)의 부착과 고정을 위해서 사용한다.

(2) 실크 비멸균 테이프
① 면과 실크가 혼합된 재질로 다양한 너비가 있다. 테이프의 가장자리가 톱니모양으로 되어 있어 손으로 쉽게 일자로 자를 수 있다는 장점이 있다.
② 접착력이 강하여 피부가 약한 대상자에게는 사용에 주의가 필요하다.

(3) 실리콘 젤 테이프
① 테이프에 실리콘 젤이 포함되어 있어 피부 자극이 적고 반복 사용할 수 있다는 장점이 있다.
② 일반 반창고보다 접착력은 약하지만 피부에 잘 밀착된다.

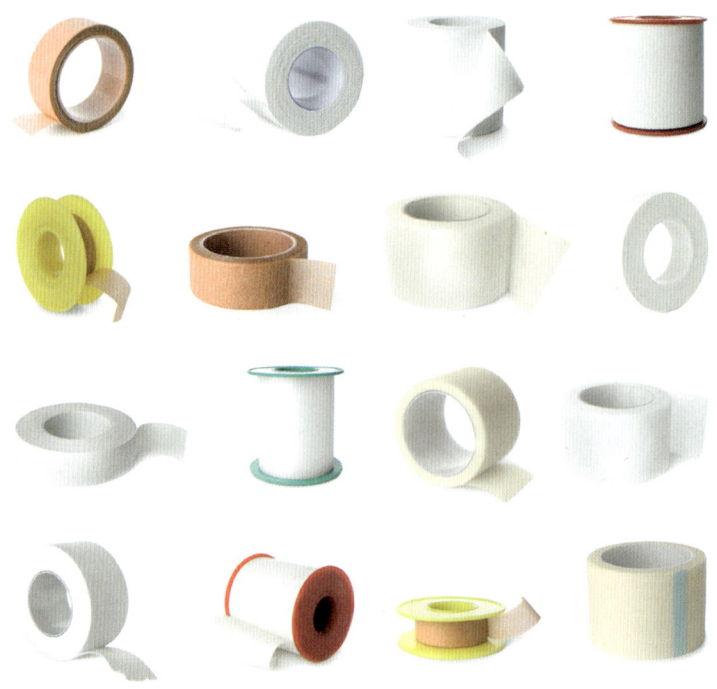

여러 종류의 비멸균 테이프(반창고)

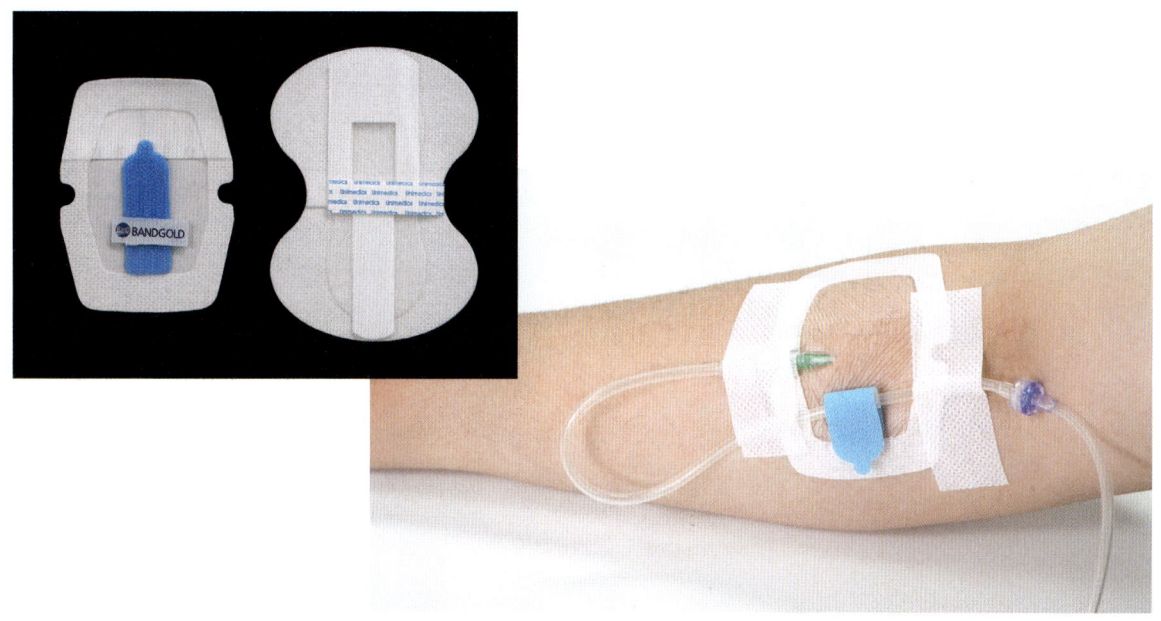

정맥 카테터 고정용 밴드(픽스밴드, 멀티픽스, 슈퍼픽스)

4 피부소독제

① 피부소독제로는 알코올이 함유된 클로르헥시딘 제품이 권고된다.
② 만약 알코올이 함유된 클로르헥시딘 사용이 금기라면, 요오드제(예 포비돈-아이오다인) 또는 70% 알코올의 사용이 권고된다.
③ 현재 임상에서는 70% 알코올을 함유한 소독솜을 가장 많이 사용하고 있다.

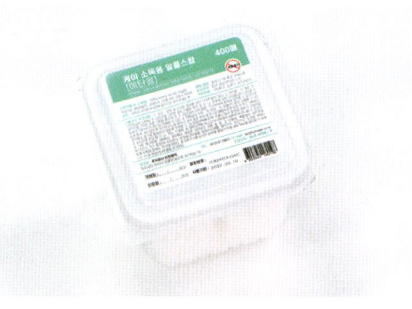

알코올솜

PART 03

말초정맥관의 삽입

01 말초정맥관 삽입 부위 선정

02 말초정맥관 삽입 순서 및 방법

03 말초정맥관 삽입 후 관리

04 말초정맥관 삽입을 성공하는 실무 팁

05 말초정맥관 삽입의 실패 이유

06 정맥관 삽입을 위한 최신 장비

01 | 말초정맥관 삽입 부위 선정

1 주사 부위 선택

① 말초정맥관 삽입 부위를 선정할 때 정맥의 해부학적 위치를 미리 숙지하면 수월하다.
② 요측피정맥(노쪽피부정맥, cephalic vein)은 혈관 직경이 굵고 혈관벽도 두꺼운 경우가 많다.
③ 요측피정맥에 삽입을 시도할 때 손목부위라면 대상자의 불편감과 통증을 초래할 수 있어 신중을 기해야 하며, 신경이 분포한 근처는 아닌지 살피는 주의가 필요하다. 중수정맥(손등정맥, dorsal metacarpal veins)은 손에서 말초정맥관을 접근할 때 가장 많이 시도하는 혈관이다.
④ 중수정맥은 대체로 혈관이 밖으로 두드러져 나온 편이므로 바늘의 각도를 낮추어 진입하는 것이 중요하다.

> **One Point Lesson** ● 말초정맥관 삽입(IV insertion) 성공을 위한 최우선으로 선택해야 할 부위
>
> 정맥천자를 시도하고자 혈관을 촉지할 때 가능한 부위가 여러 곳 만져질 때가 있다. 정맥카테터를 안정적으로 삽입하여 수액을 주거나 투약을 하고자 한다면 성공률이 높은 곳을 천자하여 삽입하는 것이 중요하다. 촉지가 가능한 부위 중 말초정맥관을 삽입하기 위해 최우선적으로 선택할 정맥혈관의 특성은 아래와 같다.
>
> - 굵기가 가장 굵은 부위
> - 피부 표면으로 가장 두드러져 있는 부위(표재성)
> - 혈관벽의 두께가 가장 두꺼운 부위(탄력성이 좋은 부위)
> - 일직선으로 곧은 부위

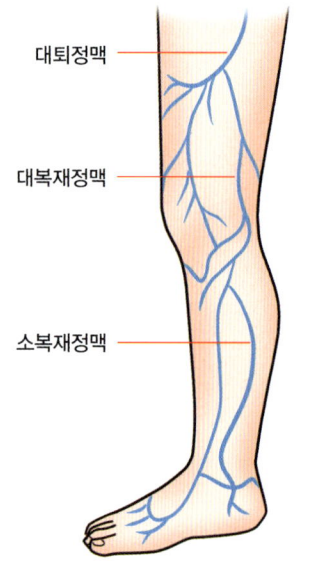
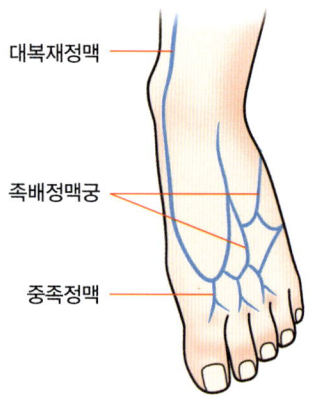

정맥주사 부위의 선정 – 발

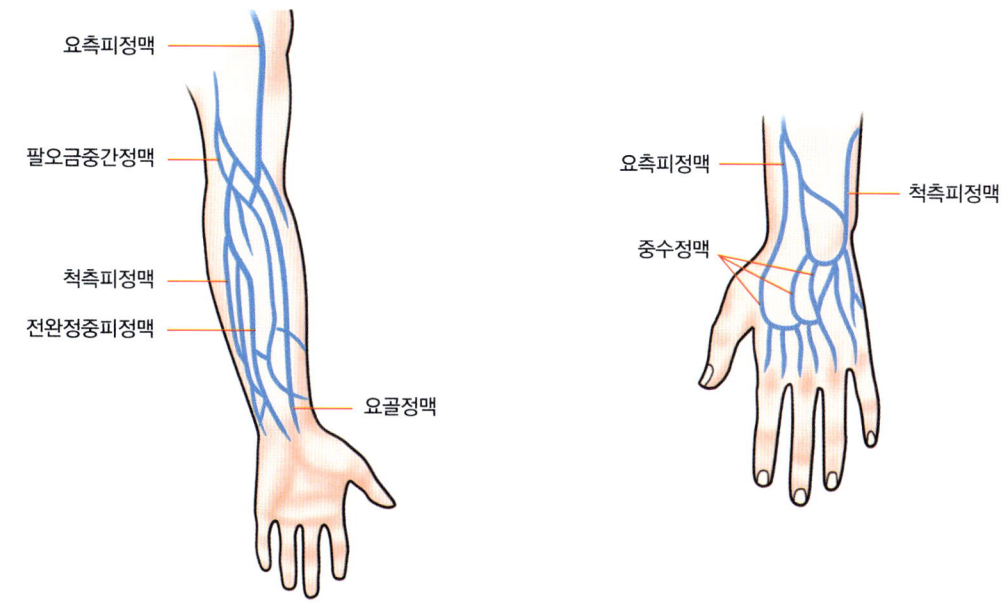

정맥주사 부위의 선정 – 손

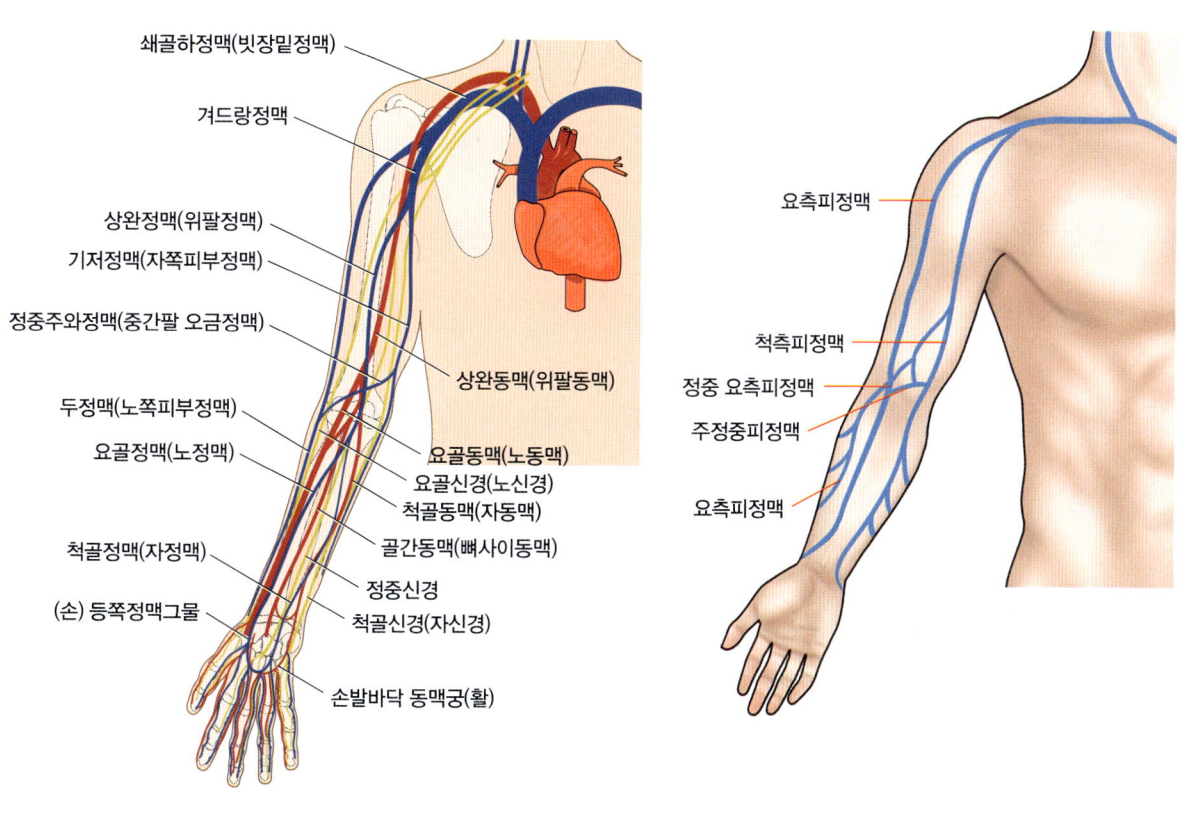

정맥주사 부위의 선정과 주변 조직의 이해

상지혈관

> **One Point Lesson** ▸ 주사 부위 선정 시 팁

01 혈관의 탄력성을 느끼기

1. 혈관은 다른 조직과는 다르게 통통함(탄력성)이 느껴진다. 해부학적 위치를 숙지한 뒤 정맥혈관을 촉지하면서 튕겨나오는 탄력성을 느끼며 찾도록 한다.
2. 고무 토니켓은 보통 지혈대로 사용하지만 탄력성이 있는 굵은 혈관과 비슷한 모양을 가진 도구이다.
3. 정맥을 촉지할 손가락(보통 검지, 중지)으로 고무 토니켓을 계속 꾹꾹 눌러보면서 손가락의 감각을 지속적으로 훈련하면 도움이 된다.

- 가장 좋은 방법은 평소에 많은 혈관을 손가락으로 촉지하여 손가락의 감각을 혈관의 탄력성에 익숙해지도록 훈련하는 것이다.

02 말초정맥관의 삽입 부위 찾기 또는 삽입 시도 시

말초정맥관의 삽입 부위를 찾거나 삽입을 시도할 때 주사 예정 부위를 심장보다 낮게 하여 정맥을 더욱 확장하도록 하면 혈관이 더욱 도드라져 보이고 실패 확률을 줄일 수 있게 된다.

03 안정된 자세 취하기

대상자에게 최대한 편안한 자세를 취하도록 하여 삽입 중 움직이지 않도록 하는 것이 좋다. 또한 대상자에게 양해를 구하여 삽입을 시도하는 자세도 가장 안정된 자세를 취하도록 해야 한다.

04 말초부터 삽입을 시도해야 하는 이유

구분	내용
대상자에게 편안함	• 비우세한 상지 말초정맥에 말초정맥관을 삽입하면 대상자에게 편안함을 줄 수 있다. • 상지의 말초정맥은 삽입이 가장 편리하고 삽입 후 안정적으로 유지되는 편이다.
합병증의 위험이 적음	• 상지 말초정맥은 근위부(proximal) 정맥보다 혈전성 정맥염과 같은 합병증이 발생할 가능성이 적다. • 또한 하지 말초정맥은 조직손상, 감염, 궤양 및 혈전성 정맥염의 위험이 상지 말초정맥보다 더욱 높아 불가피한 경우가 아니라면 선호되지 않는다.
정맥 침윤의 위험 때문임	• 말초정맥 부위인 원위부(digital)에서 시작하여 실패했을 경우 몸통 쪽인 근위부(proximal)로 재시도해야 하는 이유는 다음과 같다. • 거꾸로 근위부의 정맥에서 삽입을 시도하다 실패한 뒤 원위부로 재시도를 한다면 이미 조직손상이 일어난 근위부에서 수액이 새어 나오는 침윤(용액이 피하조직으로 스며들어 발생)이 발생할 수 있기 때문이다.

구분	내용
응급상황에 대비하기 위함임	• 말초정맥인 원위부(digital)에서 삽입을 시작해야 하는 이유는 응급상황이 발생할 경우 근위부(proximal)의 정맥을 급속 수액 주입이나 수혈을 위한 혈관으로 남겨두기 위함이다. • 근위부의 혈관은 대체로 굵기가 더욱 큰 정맥이 분포되어 있기 때문에 큰 굵기의 카테터를 삽입하거나 중심정맥관을 넣을 수 있기 때문이다.

05 혈관이 잘 촉지되도록 통통하게 만드는 팁

구분	내용
적절한 위치에 지혈대 (토니켓, Tourniquet) 묶기	• 천자할 부위의 10~15cm 위에 지혈대를 적용해서 혈액이 충분히 울혈되도록 한다. • 너무 멀거나 가깝게 묶게 되면 혈액이 충분히 울혈되지 않아 혈관이 잘 드러나지 않는다.
대상자에게 주먹을 쥐었다 펴도록 하기	• 대상자에게 주먹을 '쥐었다 폈다'를 반복하게 하면 근육수축으로 혈관이 압박되고 혈액도 더욱 잘 울혈되어 혈관이 더욱 도드라져 보이게 된다.
촉지할 부위를 가볍게 톡톡 쳐주기	• 정맥을 찾을 부위를 가볍게 손바닥으로 쳐주면 조직 자극으로 인해 혈관이 확장되어 더욱 도드라지므로 촉지와 삽입이 용이해진다.
촉지할 혈관이 있는 사지를 심장보다 낮게 하기	• 해당 혈관을 심장보다 아래로 위치하게 하여 혈류량을 증가시켜 더욱 도드라지게 할 수 있다.
따뜻한 찜질하기	• 주사부위를 따뜻하게 찜질하여 혈관을 더욱 확장시킬 수 있다.
알코올 솜 이용하기	• 촉지부위를 알코올 솜으로 닦아줄 때 표면과 가까이 있는 돌출된 정맥은 반짝거리거나 푸르스름한 것을 관찰할 수 있다.

2 주요 정맥주사 부위

1 손가락 정맥(지정맥, dorsal digital veins)

손가락의 외측에 위치하고 있는 손가락 정맥(dorsal digital veins)은 각 손가락을 지나 중수정맥(손등)으로 이어진다. 손가락 정맥의 카테터 삽입은 대상자의 통증과 불편감이 심하다. 또한 손가락 정맥에 말초정맥관을 장기간 유지하면 합병증의 발생 가능성이 크기 때문에 단기치료로 사용해야 한다. 혈관이 대체로 작으므로 작은 굵기의 카테터를 선정하여 삽입해야 한다. 일반적으로 다른 부위의 혈관의 선정이 어려울 때 최후로 선택하는 경우가 많다. 보통 노인 대상자에서 혈관 선정이 어려울 때 말초정맥관 삽입의 부위로 선정되곤 한다.

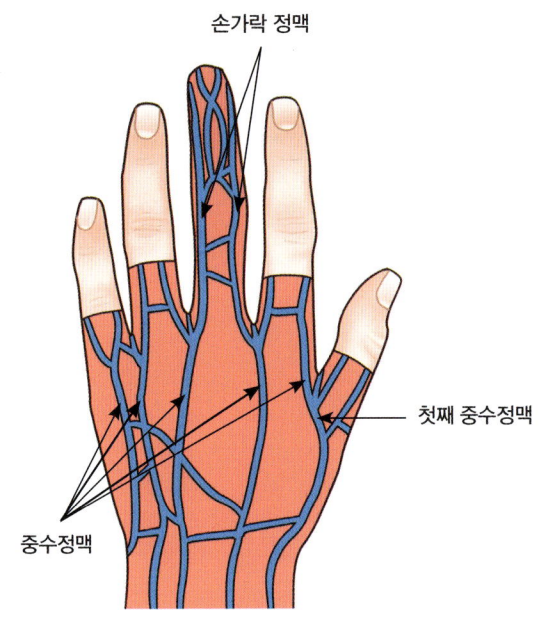

손가락 정맥(dorsal digital veins)과 중수정맥(dorsal metacarpal veins)

One Point Lesson ▸ 손가락 정맥(dorsal digital veins) 카테터 삽입 시 주의사항

1. 손가락 외측면의 정맥은 다른 혈관보다 벽이 얇고 구불거리는 특징을 가졌다.
2. 카테터 삽입을 위해서 혈관을 고정하고 잡아 당길 때 너무 강한 힘으로 당기면 혈관이 납작해져 삽입의 실패 가능성이 높다.
3. 손가락 정맥은 대부분 표면으로 나와 두드러져 보이는 표재성 정맥(superficial veins)이다.
4. 카테터의 각도를 아주 낮게 잡아 삽입하도록 해야 한다.
5. 혈액이 나오는 즉시 아주 조금(1mm 정도) 더 진입한 뒤 그대로 카테터 튜브(젤코)만 천천히 삽입한다.

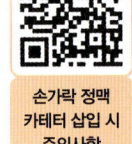

손가락 정맥 카테터 삽입 시 주의사항

6. 대부분의 손가락 혈관벽은 매우 얇기 때문에 카테터를 무리하게 밀어 넣지 않고 천천히 삽입하여 터지지 않도록 한다.
7. 손가락 정맥은 대체로 카테터를 삽입할 만큼 길이가 충분하지 않은 짧은 혈관이 많아 카테터(젤코)의 전체를 삽입하지 않고 일부를 밖으로 노출하여 드레싱 고정하는 경우가 있는데 이는 정맥염의 가능성이 높아지므로 권고하지 않는다.
8. 불가피한 경우 철저한 멸균드레싱과 함께 지속적인 모니터링이 중요하다.
9. 손가락 정맥의 드레싱은 손가락 밖으로 돌출되는 경우가 많으므로 빠지거나 손상되지 않도록 주의해야 한다.

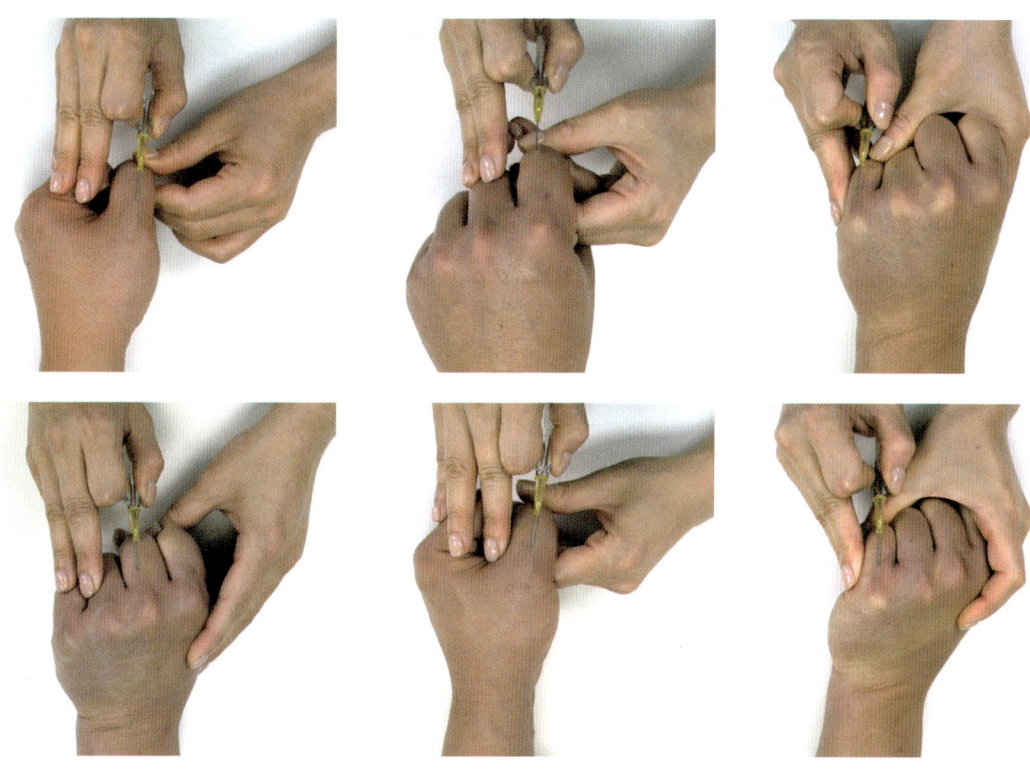

손가락 정맥의 카테터 삽입

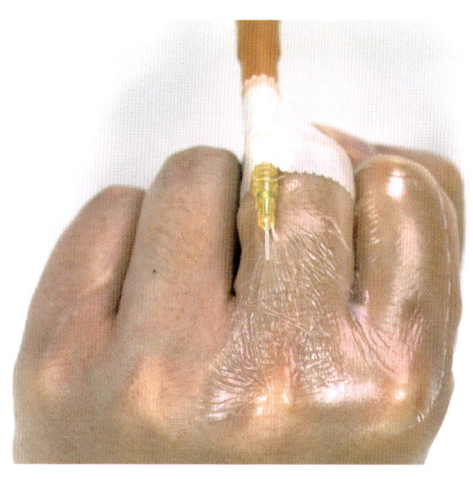

카테터의 일부를 밖으로 노출한 채 드레싱을 시행한 모습

2 중수정맥(손등정맥, dorsal metacarpal veins)

중수정맥(손등정맥)은 손가락 정맥에서 합류되어 올라오는 비교적 굵은 혈관이다. 일반적인 말초정맥 요법 시 선정되는 혈관이다. 손가락 정맥보다는 굵은 혈관이지만 대상자에 따라 혈관벽이 얇거나 굵기가 작을 수 있어 삽입 시 세심한 주의가 필요하다. 또한 대상자에 따라서 손등의 피부상태가 다양하기 때문에 피부와 혈관의 고정을 위해 당기는 손의 위치가 중요하다. 손가락 정맥과 마찬가지로 표재성정맥(superficial veins)이 대부분이므로 바늘의 삽입각도를 매우 낮추어 진입하도록 한다.

One Point Lesson • 중수정맥(손등정맥)에 정맥주사 삽입 성공하는 팁

1. 대부분의 중수정맥은 표재성정맥(superficial veins)으로 손등 외측으로 혈관이 도드라져 보인다.
2. 바늘의 삽입 시 각도를 절대 높이지 않도록 주의한다.
3. 피부와 바늘의 각도가 거의 없도록 바늘을 매우 낮추어 피부를 따라 올라가는 느낌으로 바늘을 삽입하면 좋다.
4. 대상자의 피부 상태에 따라 손등의 피부를 당기는 힘을 조절해야 한다.
5. 노인 대상자의 경우 손등피부가 늘어져 있는 경우가 많다. 바늘 삽입 시 늘어진 피부를 팽팽하게 잡아당기지 않으면 얇은 굵기의 바늘에 늘어진 피부를 밀기 위한 힘이 가해지게 되고 이러한 힘은 혈관을 처음 모양과 다르게 움직이게 하여 삽입에 실패하는 경우가 많다.
6. 중수정맥(손등정맥)에 삽입할 때 대상자의 주먹을 강하게 쥐도록 한다.
7. 대상자가 주먹을 강하게 쥐면 혈액의 울혈이 더욱 충만하게 되어 혈관이 더욱 도드라지게 된다.
8. 주먹을 강하게 쥐면서 자연스럽게 손등피부가 당겨지게 되어 삽입 시 피부를 강하게 당기지 않아도 된다. 또한 주먹 밑에 작은 채혈베개 등을 대어 손목을 꺾어 삽입 예정부위가 내려오게 하면 혈액이 더욱 울혈되어 삽입이 용이해진다.
9. 바늘 삽입을 위해 손등피부를 당겨 고정할 때 삽입부위에서 너무 가깝게 당기지 않도록 주의한다.
10. 고정하는 손의 위치가 바늘의 각도를 낮출 수 없도록 방해가 되어서는 안 된다. 아래 사진에서와 같이 손가락피부를 당기거나 위아래로 당기는 방법을 적용한다.

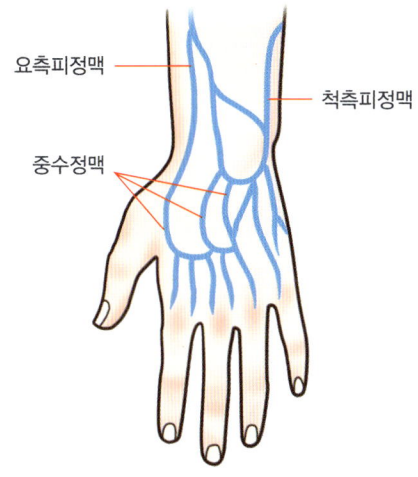
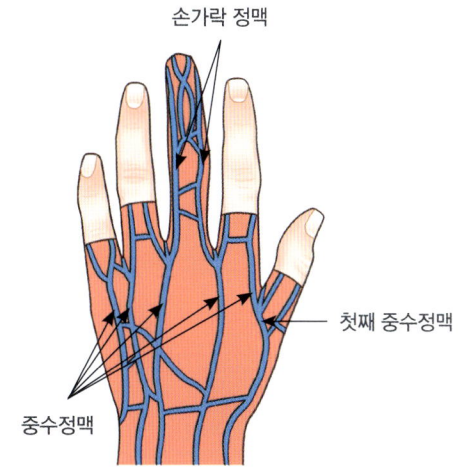

중수정맥

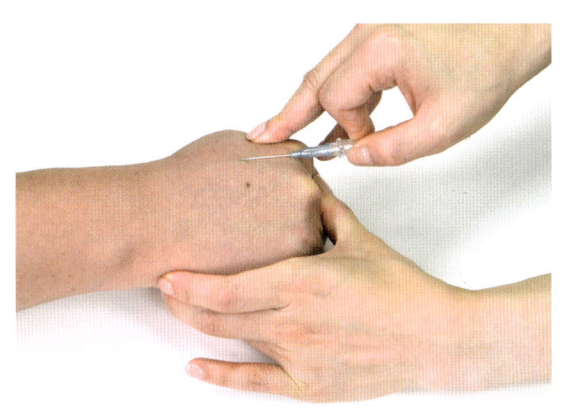
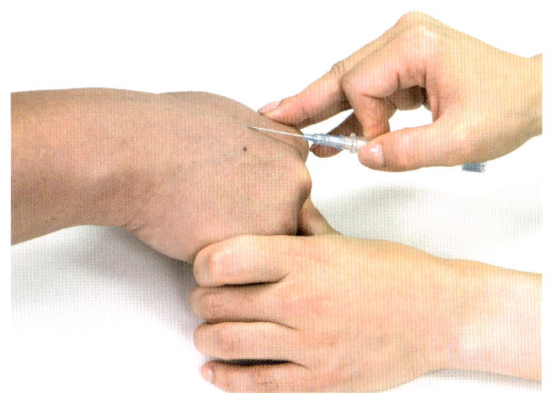

중수정맥(손등정맥) 삽입각도

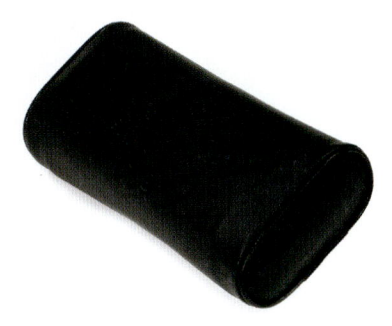
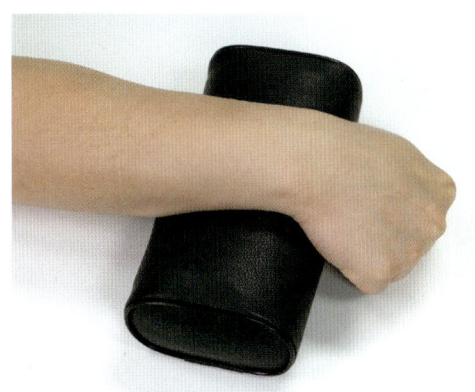

채혈베개

3 요측피정맥(cephalic vein)

① 요측피정맥(노쪽피부정맥, cephalic vein)은 혈관이 비교적 굵기 때문에 큰 굵기의 말초정맥관을 삽입할 수 있다.
② 수혈에 적합한 혈관이기 때문에 수술용 정맥주사로 많이 사용된다.
③ 요측피정맥(cephalic vein)은 손목과 가깝고 신경이 밀집되어 있는 부위이기 때문에 대상자의 통증과 불편감을 세심하게 관찰하며 삽입에 주의해야 한다.

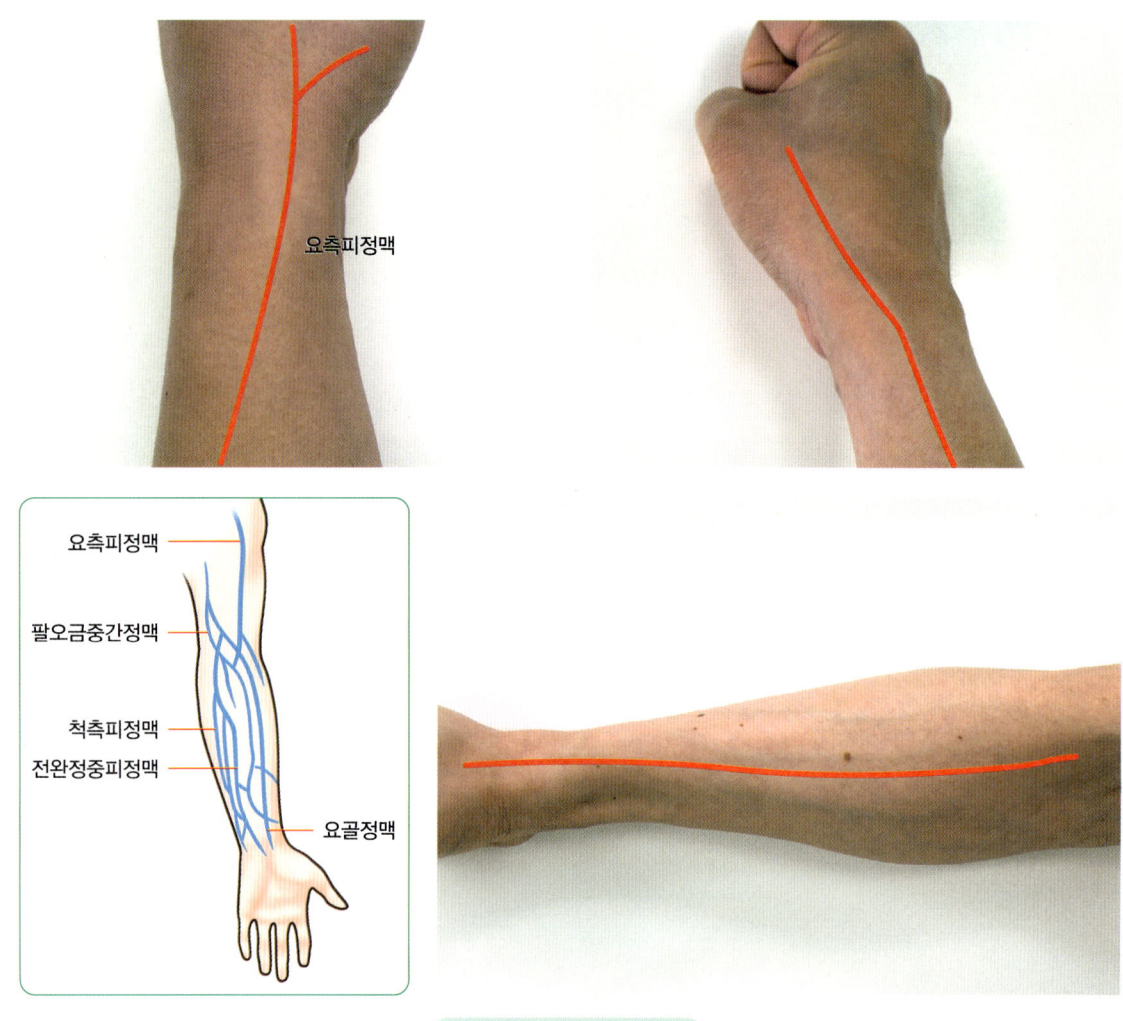

요측피정맥(cephalic vein)

One Point Lesson · 요측피정맥에 정맥주사 삽입 성공하는 팁

1. 요측피정맥은 대체로 큰 혈관이고 혈관벽이 두꺼운 편이기 때문에 건강한 성인에서는 잘 움직이는(도망가는) 특징을 가졌다.
2. 고정하는 손의 위치와 누르는 강도를 잘 결정하여 혈관이 도망가지 않으면서도 너무 납작해지지 않게 고정해야 한다.
3. 대상자에게 주먹을 쥐게 하고 아래로 꺾이도록 한다. 이러한 자세는 당겨진 피부에 의해서 혈관이 약간 눌리게 되어 혈관 고정효과를 얻을 수 있다.
4. 또한 이 자세는 혈관과 카테터를 거의 일직선으로 맞추게 되어 정맥주사 각도를 높이지 않고 삽입할 수 있어 안정적이다.
5. 뼈가 돌출된 부위는 피하도록 하여 통증과 불편감을 줄여야 하고 대상자의 팔을 움직이지 않도록 하여 고정한 혈관의 위치가 바뀌지 않도록 해야 한다.
6. 혈관이 쉽게 움직이고 반대손으로 고정하기 어려운 위치에 있다면 삽입하는 바늘의 각도를 높여서 찌르고 혈액이 역류하는 순간 각도를 낮춰서 진입할 수 있다.

요측피정맥에 정맥주사 삽입 성공하는 팁

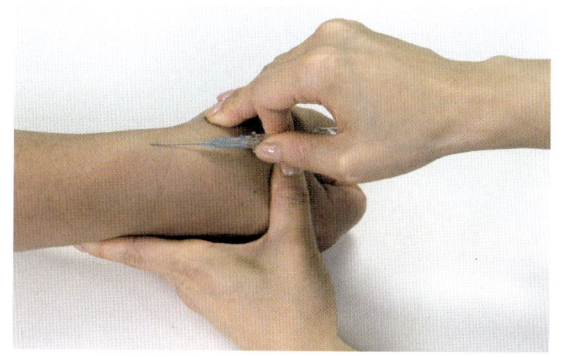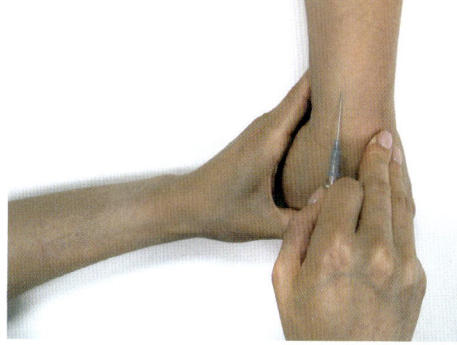

요측피정맥(cephalic vein)에 말초정맥관 삽입

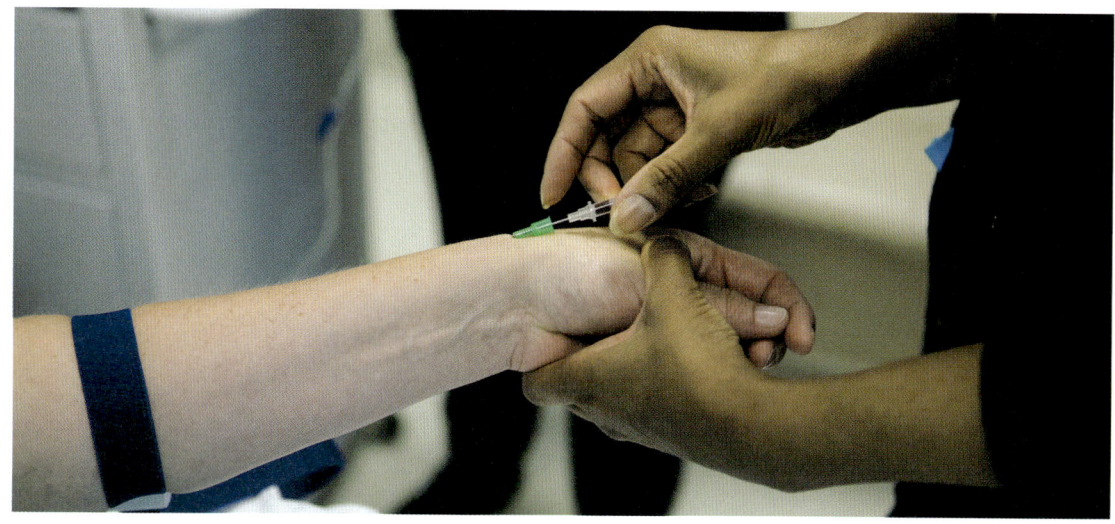

요측피정맥에 삽입할 때 삽입이 용이한 자세

One Point Lesson • 요측피정맥에 정맥주사 삽입 시 신경손상 주의

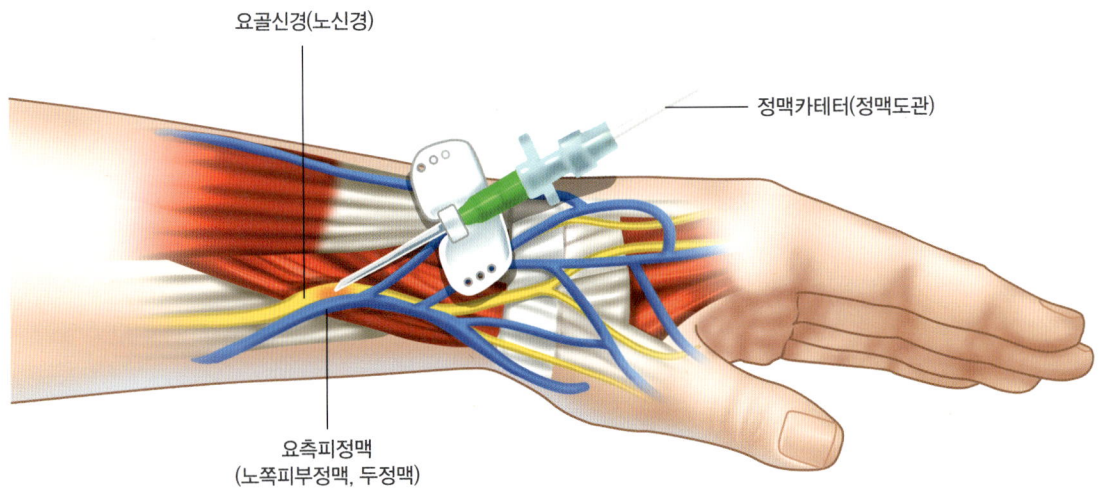

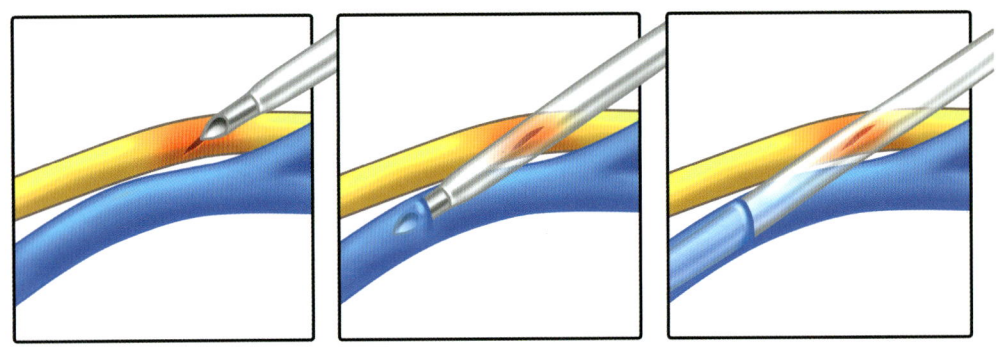

요측피정맥(cephalic vein) 천자 시 신경손상(radial nerve injury)에 주의할 것

4 척측피정맥(basilic vein)

척측피정맥(basilic vein)은 손등에서 시작하여 아래팔 안쪽의 척골을 따라 근위부로 올라가는 혈관이다. 척측피정맥(basilic vein) 또한 비교적 굵은 혈관이기 때문에 직경이 큰 말초정맥관(카테터)을 삽입할 수 있다. 하지만 일반적으로 요측피정맥(cephalic vein)보다는 표면으로 두드러져 보이지 않는 혈관이므로 시도하기 까다로운 혈관이다.

> **One Point Lesson • 척측피정맥에 정맥주사 삽입 성공하는 팁**
>
> 1. 요측피정맥과 같이 척측피정맥도 다른 혈관에 비해 비교적 굵고 혈관벽이 두꺼운 편이기 때문에 쉽게 혈관 위치가 바뀌고 도망갈 수 있다. 고정한 손을 움직이지 않고 바늘이 혈관에 삽입될 때까지 유지하도록 한다. 바늘을 잡은 손만큼 고정하는 반대쪽 손의 역할도 매우 중요하다.
> 2. 팔꿈치를 구부리거나 팔을 꺾어서 혈관을 더욱 도드라져 보이게 하면 쉽게 삽입할 수 있다.
> 3. 혈관이 쉽게 움직이고 반대쪽 손으로 고정하기 어려운 위치에 있다면 삽입하는 바늘의 각도를 높여서 찌르고 혈액이 역류하는 순간 각도를 낮춰서 진입할 수 있다.

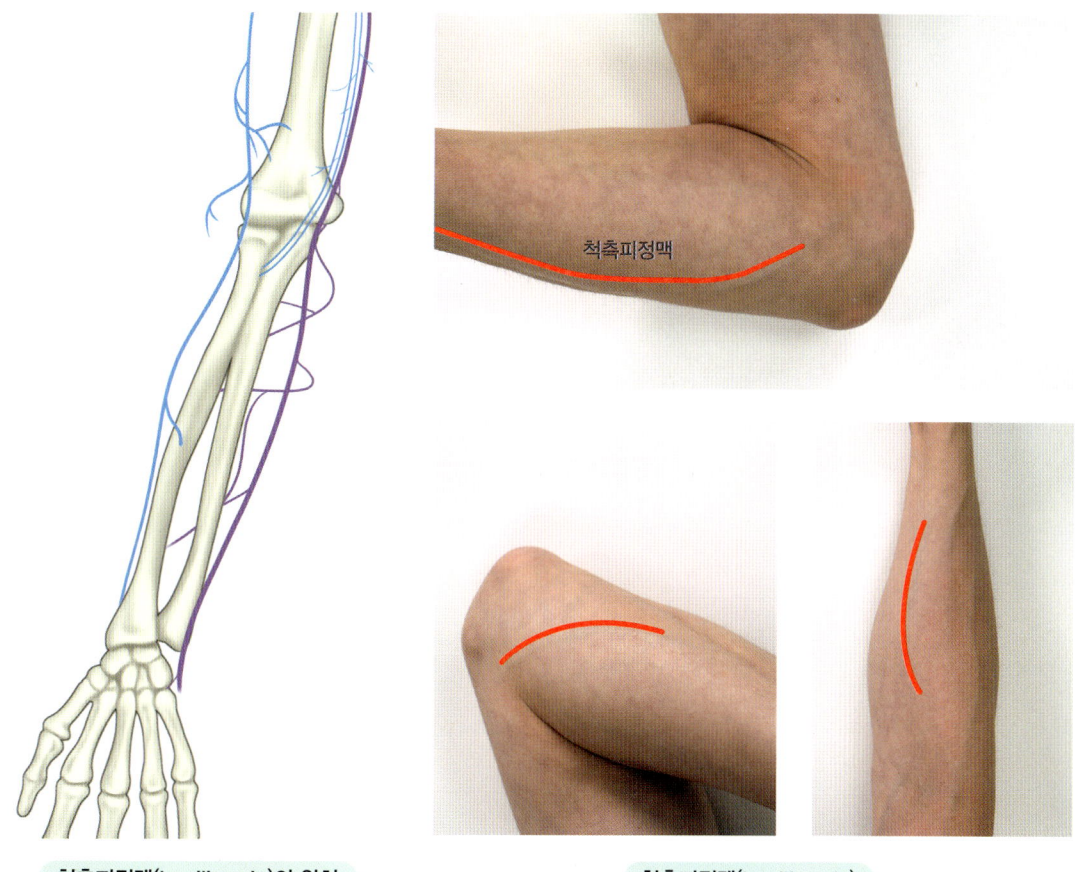

척측피정맥(basilic vein)의 위치   척측피정맥(basilic vein)

5 주정중피정맥(정중주와정맥, 중간팔오금정맥, median cubital vein)

주정중피정맥(median cubital vein)은 굵어 채혈에 가장 많이 사용되고 단기간 수액을 주거나 응급상황 시 말초정맥관을 삽입하기 위해 선정하는 혈관이다. 하지만 혈관이 관절 부위에 위치하고 있어 움직임에 따라 수액 주입 속도가 느려지거나 막히기 쉽다. 수액의 원활한 주입을 위해 관절을 굽히지 못하고 팔꿈치 관절을 펴고 있어야 하기 때문에 대상자에게 불편감이 발생한다. 주정중피정맥에 카테터를 삽입 후 수액관을 연결한 뒤 수액속도를 조절할 때 팔꿈치 관절을 완전히 편 상태에서 처방 속도를 맞추도록 한다.

> **One Point Lesson** • 주정중피정맥에 정맥주사 삽입 성공하는 팁

1. 대상자마다 주정중피정맥이 위치하는 깊이는 다양하다.
2. 주정중피정맥이 표면과 가까이 도드라져 보이기도 하고 깊숙이 위치하기도 한다.
3. 표면과 가까이 위치하는 혈관의 경우 바늘의 각도를 낮춰 진입해야 하고 깊숙이 위치한 경우 각도를 높여 찌르고 혈액이 역류할 때 바로 낮추어 진입해야 한다.
4. 팔꿈치 관절이 굽혀진 상태에서 카테터를 삽입하기는 어렵다. 채혈베개 등을 관절 밑에 받쳐 팔이 완전히 펴진 상태에서 바늘을 삽입할 수 있도록 한다.

주정중피정맥에 정맥주사 삽입 성공하는 팁

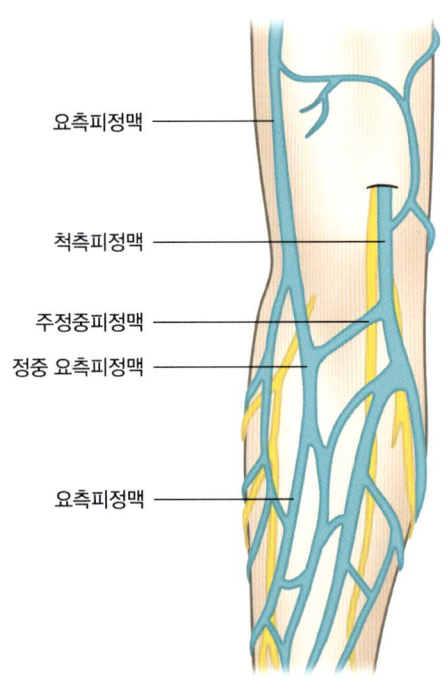
주정중피정맥(median cubital vein)

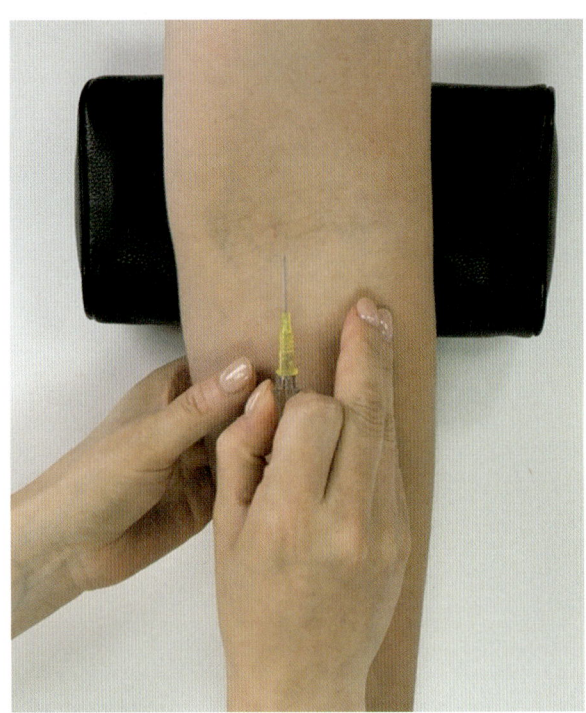
채혈베개를 이용하여 팔꿈치 관절 펴기

6 전완 정중피정맥(median antebrachial vein)

전완 정중피정맥(median antebrachial vein)은 표재성 정맥(superficial veins)으로 손바닥의 정맥총에서 척측에 있는 전완정맥을 따라 올라와 척측피정맥(basilic vein)과 주정중피정맥(median cubital vein)으로 합류된다. 전완 정중피정맥(median antebrachial vein)의 주위에는 전완 정중 피부신경(median antebrachial cutaneous nerve)이 있어 신경손상을 일으키지 않도록 삽입에 주의해야 한다. 피부가 매우 얇고 약한 전완 내측면에 있기 때문에 바늘의 삽입 각도를 매우 낮추어 진입한다.

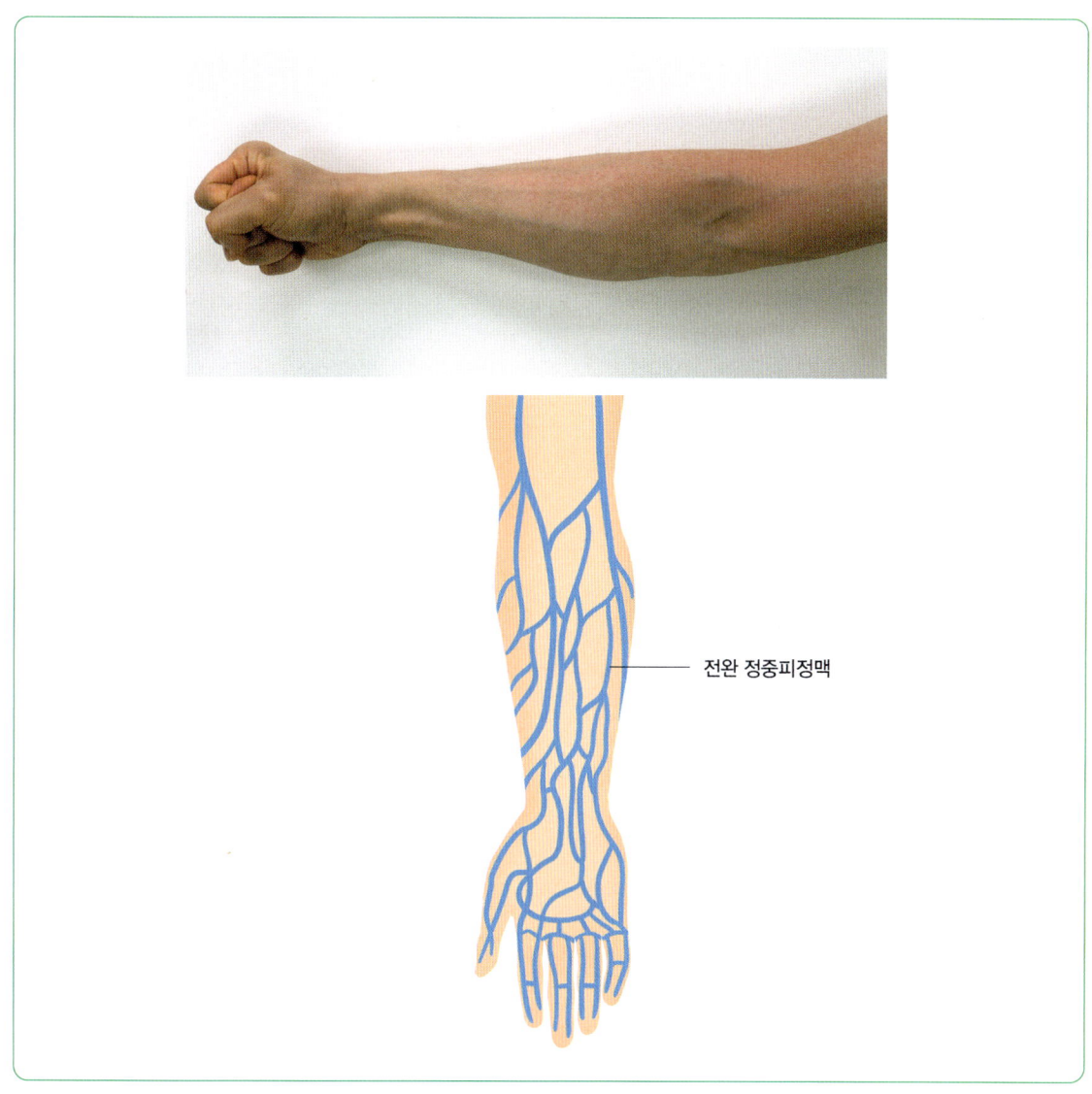

전완 정중피정맥(median antebrachial vein)

7 하지 혈관(다리&발)

① 다리와 발에 말초정맥관을 삽입하면 대상자의 불편감이 커지고 정맥주사를 오래 유지하기 어렵다.
② 하지의 특성상 오염된 바닥과 가까워지기 때문에 감염에도 취약하다.
③ 그러나 상지에서 말초정맥관을 삽입할 수 없고 하지혈관에 삽입해야 하는 상황은 다음과 같다.

- 팔 모두 수술을 시행하는 경우
- 유방(암)수술을 시행하는 경우
- 양팔의 부종이 모두 심한 경우
- 상지에 투석을 위한 동정맥루관이 있는 경우
- 겨드랑이 림프절제로 인하여 림프부종이 우려되는 경우
- 신생아나 영아의 상지 말초정맥관 삽입이 곤란한 경우

One Point Lesson ▸ 하지 말초정맥관 삽입 부위

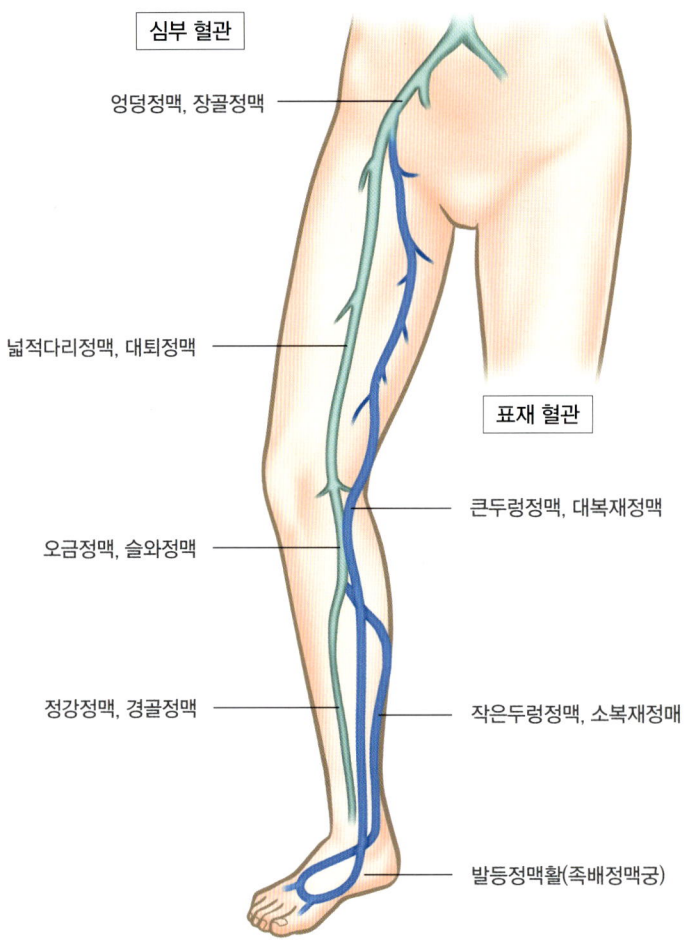

하지말초정맥관 삽입부위 선정

1. 대복재정맥(큰두렁정맥, great saphenous vein)

대복재정맥(great saphenous vein)은 다른 하지 혈관보다 혈관이 굵고 표면에 가까이 위치한 정맥이다. 다리 안쪽이나 발목부근에 복재정맥을 확인할 수 있는데 특히 발목내측에서 복재정맥이 표면으로 매우 두드러져 있고 혈관벽이 두껍고 탄력성도 좋아 삽입부위로 많이 선택된다.

발목내측 복재정맥 정맥주사 삽입 성공하는 팁

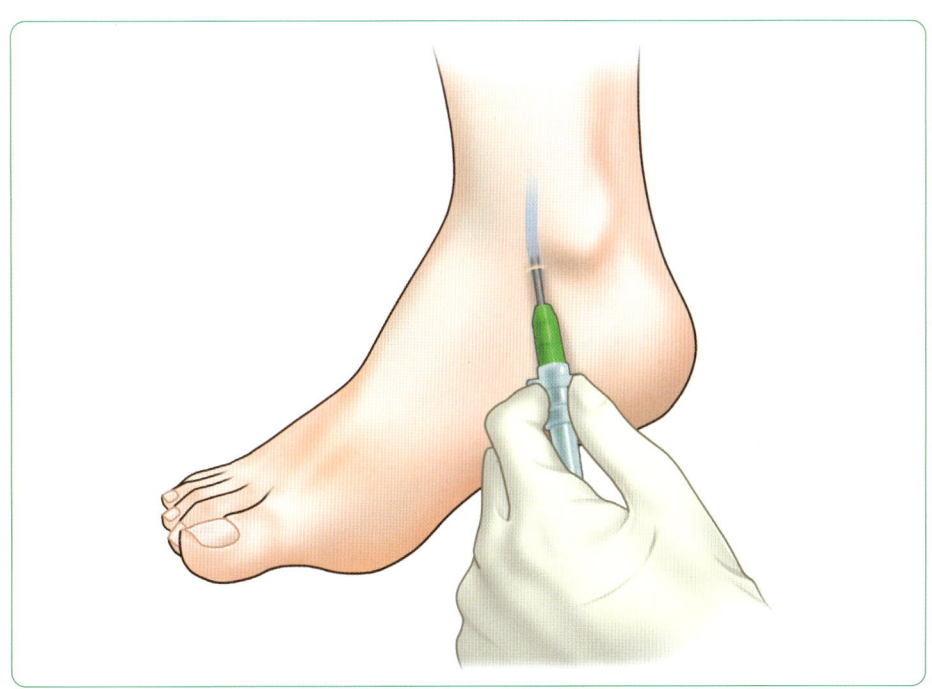
발목내측 복재정맥(saphenous vein)의 말초정맥관의 삽입

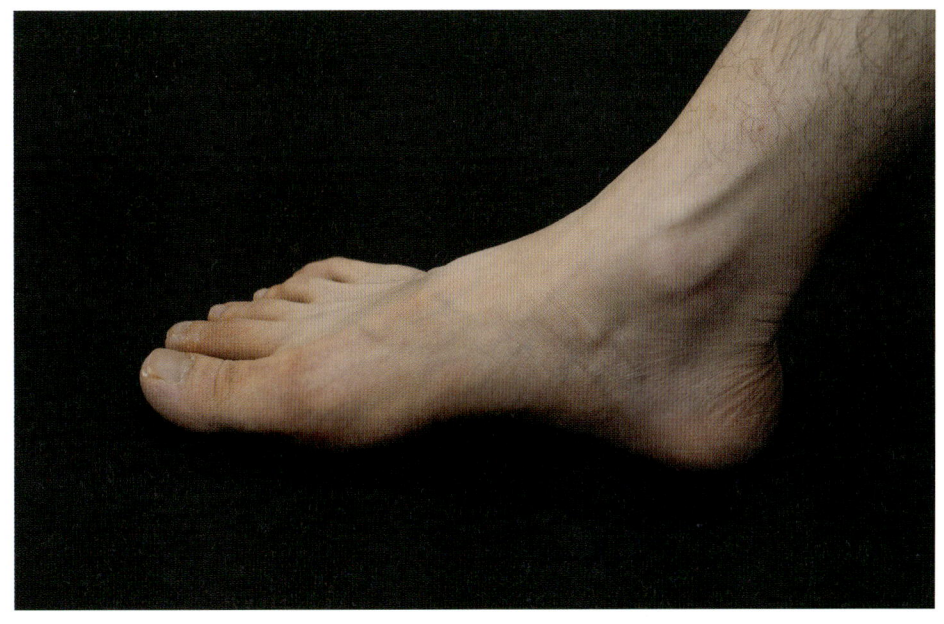
발목내측 복재정맥(saphenous vein)

One Point Lesson • 발목내측 복재정맥 정맥주사 삽입 성공하는 팁

01 **대상자 자세** : 다리와 발의 정맥주사 삽입은 자세에 영향을 많이 받는다.

1. **앙와위** : 복재정맥(saphenous vein)이 매우 굵고 두드러져 보여 지혈대(토니켓)만으로도 충분히 울혈이 될 때 앙와위를 취해도 좋다.

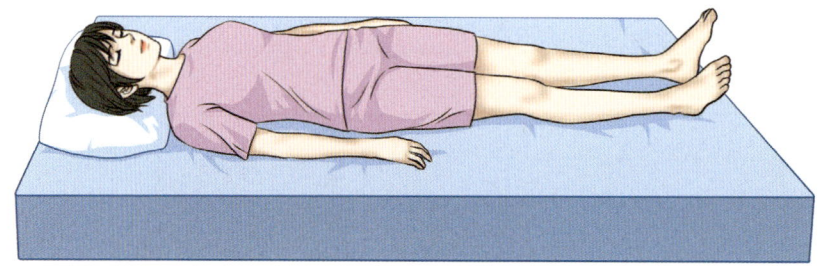

앙와위

2. **좌위**
① 좌위를 취한 뒤 무릎 뒤에 쿠션이나 베개 등을 받쳐 발목을 아래로 가도록 한다.
② 발목내측 복재정맥의 울혈을 더욱 촉진하여 혈관을 더욱 쉽게 만질 수 있고, 또한 혈관이 더욱 굵어져 삽입이 쉬워진다.

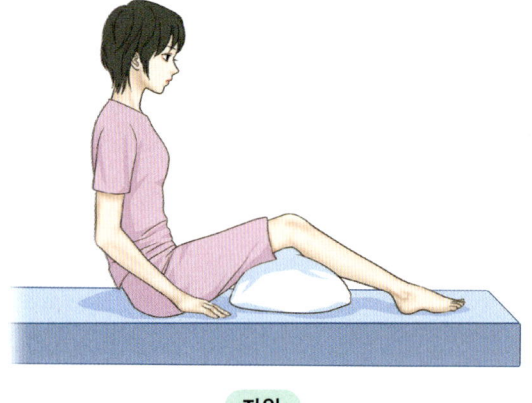

좌위

3. **한쪽 다리를 침대 아래로 내린 자세**
① 바늘을 삽입하고자 하는 하지를 침대 밖으로 내려 울혈이 더욱 충만하게 할 수 있다.
② 하지만 다리의 흔들림으로 인해 바늘의 위치나 혈관의 위치가 바뀔 수 있으므로 대상자가 움직이지 않도록 하고 바늘을 잡지 않은 손으로 발을 잘 고정하여 시도해야 한다.

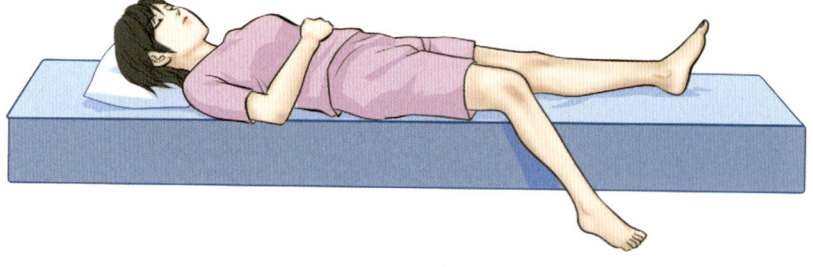

한쪽 다리를 침대 아래로 내린 자세

02 복재정맥(saphenous vein)

1. 복재정맥(saphenous vein)은 대체로 매우 굵고 발목내측으로 이어지는 복재정맥(saphenous vein)은 특히 잘 만져지는 표재성 혈관이 많다.
2. 가장 통통하게 올라온 지점에서 바늘 삽입 각도를 높이지 않고 낮추어 진입하면 큰 굵기의 카테터도 쉽게 들어갈 수 있다.
3. 복재정맥(saphenous vein) 혈관이 탄력성이 좋고 통통하기 때문에 바늘 삽입 시 도망가는 혈관이 많다.
4. 혈관을 고정하는 손으로 혈관과 피부를 잘 잡아당겨 혈관이 움직이지 않도록 하는 것이 중요하다.
5. 복재정맥은 신생아의 말초정맥관 삽입을 위해 자주 선택되는 부위이다.
6. 신생아의 발꿈치와 발바닥을 한 손으로 잡아 약간 아래로 꺾어 내려주어 삽입하면 수월하다.

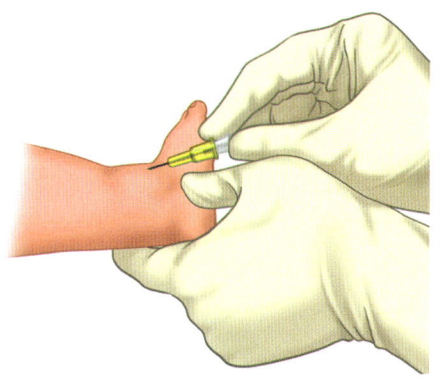

신생아 복재정맥에 말초정맥관의 삽입

03 족배정맥궁, 발등(발등정맥활, dorsal venous arch)

1. 발등혈관은 가늘지만 상대적으로 표면으로 올라와 있기 때문에 하지혈관 중 쉽게 접근할 수 있는 부위이다.
2. 발가락을 잡고 아래로 꺾어 내려주면 바늘 삽입각도를 낮출 수 있어 수월하게 진입할 수 있다.
3. 발등에서 발목이 이어지는 관절 부위 근처에는 꺾어져 올라가는 부위이기 때문에 말초정맥관을 삽입하기 어렵고, 삽입이 되었다고 하더라도 대상자가 서 있는 자세에서는 금방 막혀버리는 부위이다.

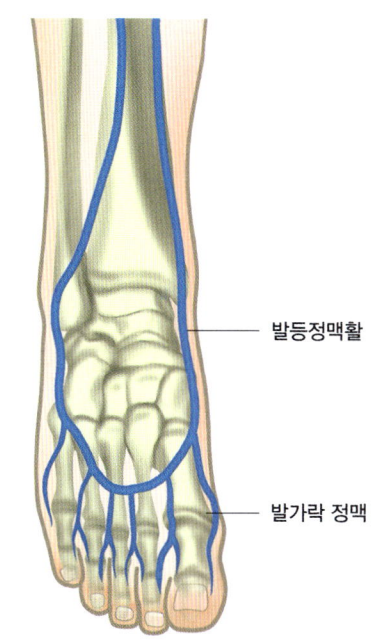

발등정맥활

발가락 정맥

**족배정맥궁, 발등정맥
(발등정맥활, dorsal venous arch)**

04 발가락 정맥

1. 족배정맥궁(발등정맥활)에서 엄지발가락으로 내려오는 혈관으로 발에서는 비교적 큰 혈관이다.
2. 발의 특성상 감염의 위험이 크기 때문에 가급적 피하는 것이 좋지만 다른 혈관 선정이 어려울 때 사용이 될 수 있다.
3. 바늘 삽입 시 고정하는 손으로 발가락을 내려 꺾어 바늘이 발가락과 수평하게 진입할 수 있도록 하면 바늘 각도를 높이지 않아 쉽게 삽입할 수 있다.

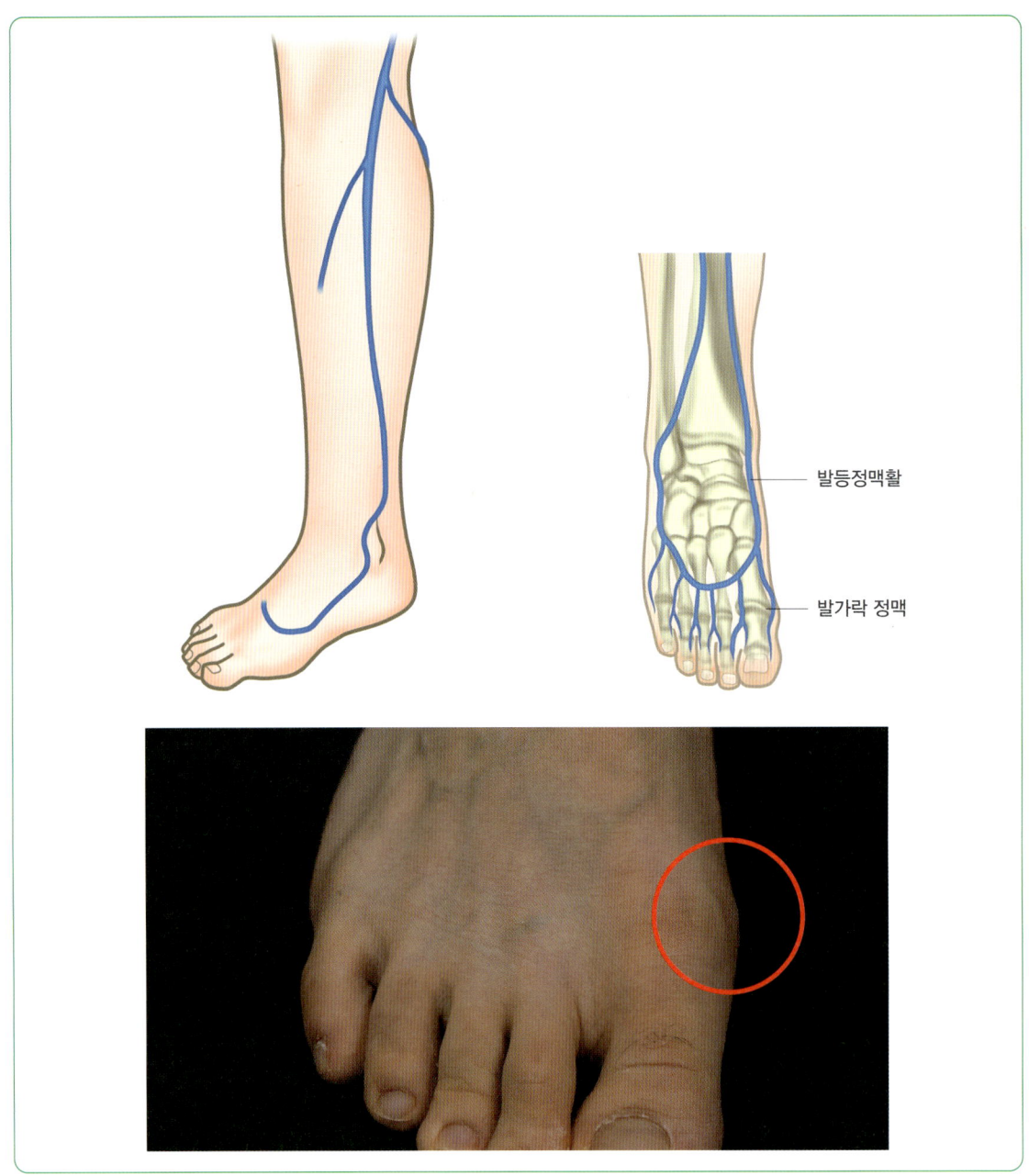

발가락 정맥의 삽입

8 말초정맥관의 삽입 금지 부위와 피해야 하는 부위

(1) 말초정맥관 삽입을 금지해야 하는 부위

가) 보존(보호)해야 하는 상지인 경우(Rt arm save, Lt arm save, both arm save, SAVE)

※ ARM SAVE가 표시된 팔에는 말초정맥관 삽입뿐만 아니라 채혈, 혈압 측정도 모두 금지이다.

① 혈액투석 대상자의 동정맥루(동정맥샛길, arteriovenous fistula, AVF)가 있는 상지
② 유방절제술, 액와림프절절제술(겨드랑림프절절제, axillary lymphadenectomy)을 한 상지
③ 수술(시술)이 예정된 사지

나) 혈관과 주위부에 문제가 있는 경우

① 감각 저하나 마비가 온 사지
② 딱딱하게 경화된 혈관
③ 직전까지 삽입되었던 혈관의 주위 부위
④ 질병이나 수술로 인해 흉터가 생긴 부위
⑤ 방사선 치료를 받은 부위

(2) 말초정맥관 삽입에 주의해야 하는 부위

가) 혈관의 문제

① 멍과 혈종이 있는 혈관　② 발적, 부종이 있는 혈관
③ 작고 얇은 혈관　　　　 ④ 상처가 생긴 혈관　　　⑤ 통증이 있는 부위

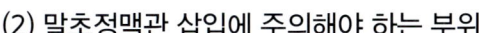

ARM SAVE 팔찌

나) 신경 근처의 혈관

구분	내용
손목부위	요골신경(radial nerve), 척골신경(ulnar nerve), 정중신경(median nerve) 손상에 주의한다.
손등부위	정중신경(median nerve)과 척골신경(ulnar nerve), 배측지신경[(손)등쪽 손가락신경, dorsal digital nerve]의 손상에 주의한다.
전완부	전완 정중 피부신경(median antebrachial cutaneous nerve), 척골신경(ulnar nerve) 손상에 주의한다.

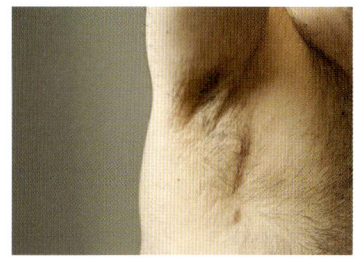 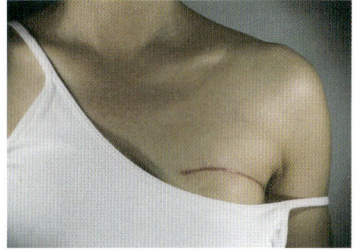 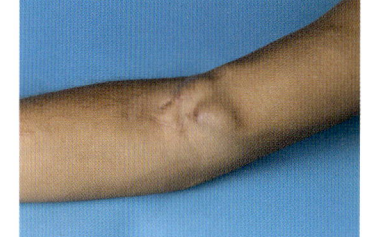

말초정맥관 삽입을 금지해야 하는 부위

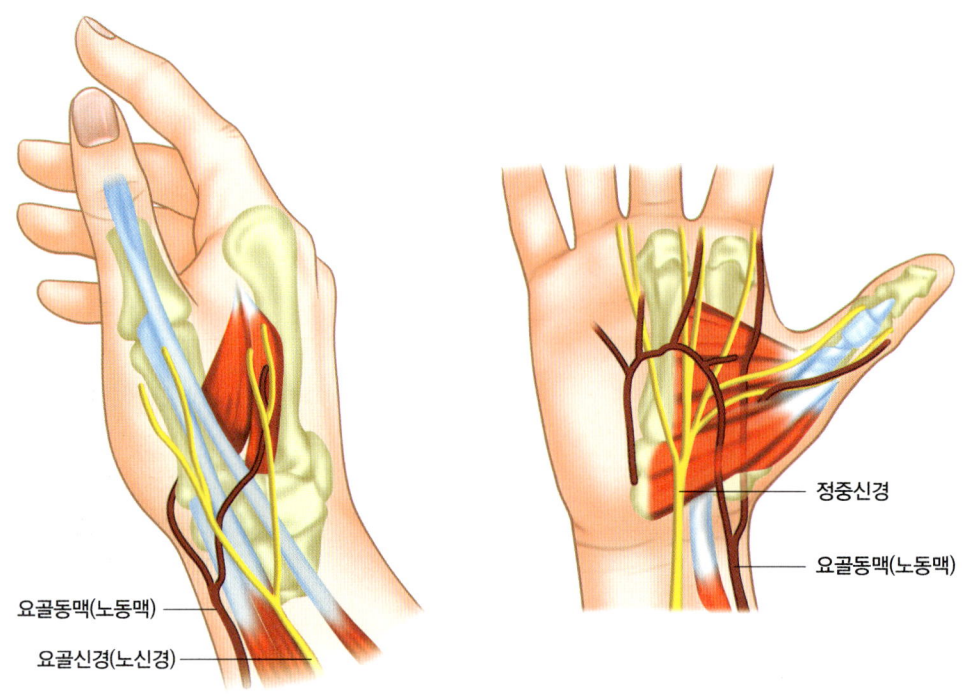

요측피정맥의 말초정맥관 삽입 시 주의해야 할 신경[요골신경(radial nerve)]

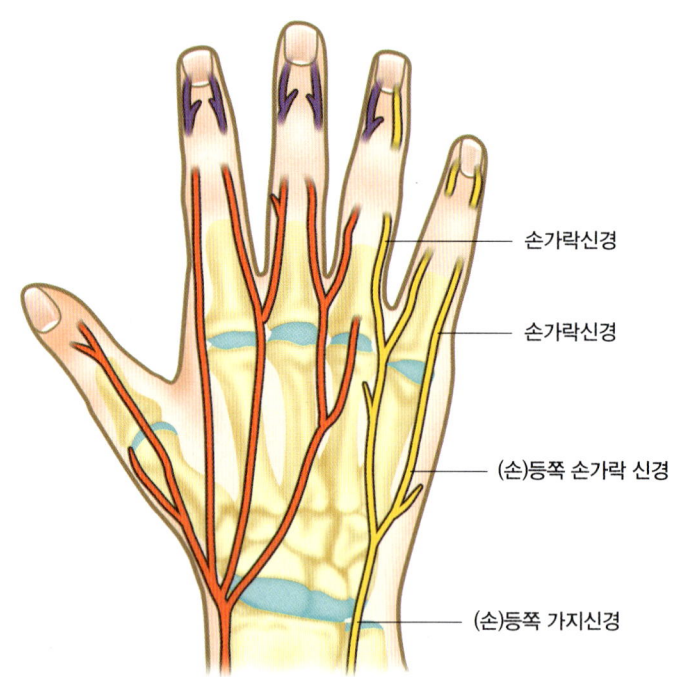

손가락과 손등 말초정맥관 삽입 시 주의해야 할 신경 [배측지신경(손)등쪽 손가락신경, dorsal digital nerve]

3 피부상태에 따른 말초정맥관의 삽입(부종, 비만)

1 부종이 심한 대상자

① 부종은 세포간질강 내 체액과 수분이 과도하게 축적되어 피부를 촉진하면 탄력없이 물렁물렁하거나 빵빵한 느낌이 든다. 특히 요흔성 부종(오목부종, 함몰부종, pitting edema)의 경우 피부가 움푹 들어간 후 다시 올라오지 않는다.
② 부종 대상자의 경우 혈관을 촉지하기 어렵다. 혈관의 해부학적 위치를 고려하여 차분하게 꾹꾹 눌러보며 찾는 것이 중요하다.
③ 가장 촉지가 잘 되는 혈관을 바늘의 각도를 높여 삽입하고 혈액이 역류하면 각도를 조금만 낮추고 진입하여 카테터를 밀어 넣도록 한다.
④ 일반적인 바늘 삽입 각도보다 조금 더 높여(30~40°) 삽입하도록 한다. 또한 혈관이 피부표면으로부터 깊이 위치하고 있기 때문에 바늘을 2/3 가까이 삽입해야 혈관에 도달할 수 있다는 것을 숙지해야 한다.
⑤ 부종 대상자의 경우 말초정맥관 바늘의 길이가 긴 것으로 선택하는 것이 좋다.

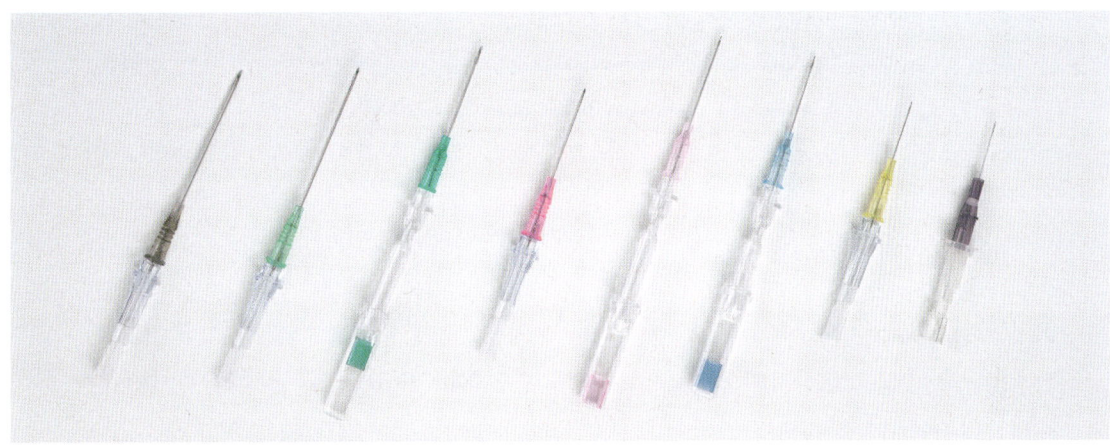

다양한 종류의 말초정맥 카테터 – 길이가 긴 카테터, 짧은 카테터(1.16 inch, 1.88 inch)

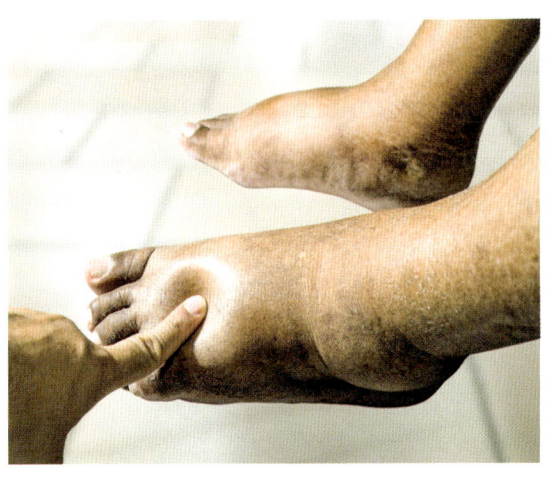
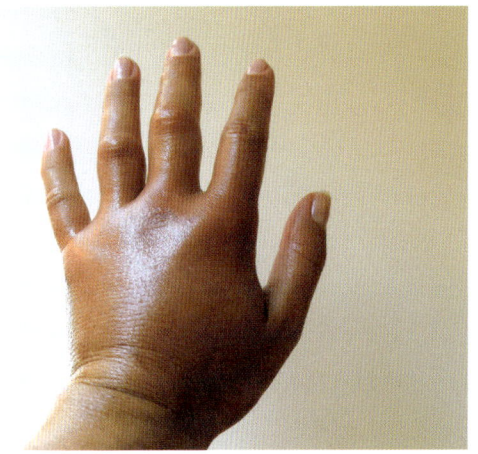

부종

2 비만 대상자

① 비만 대상자의 혈관은 피하지방 아래에 깊숙이 위치하고 있다.
② 부종 대상자와 마찬가지로 말초정맥관을 삽입하기 매우 어렵다.
③ 바늘 삽입 각도를 높여서 진입하고 바늘 길이가 긴 카테터를 사용하도록 한다.
④ 초고도비만 대상자의 경우 24G(0.75 inch) 카테터의 바늘을 다 삽입하여도 혈관에 도달하지 못하는 경우가 있다.

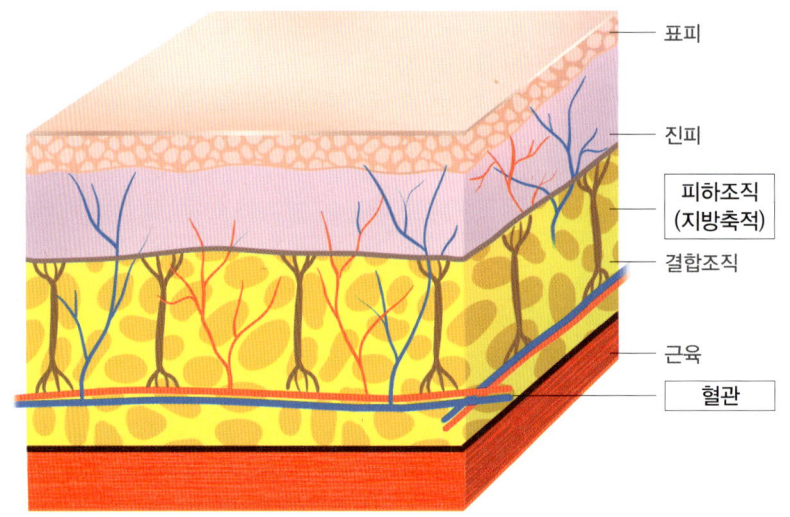

비만 대상자의 피하조직층

3 근육이 많은 대상자

① 근육이 많은 대상자의 경우 혈관벽은 두껍지만 혈관 내경은 좁을 수 있다.
② 혈관을 촉지하여 혈관벽의 두께를 판단해야 한다.
※ 혈관을 촉지하는 손가락의 감각을 혈관벽의 두께와 굵기의 정도를 가늠할 수 있도록 예민하게 훈련해야 한다.
③ 혈관벽이 두껍거나 딱딱해져 있는 경우 혈관내경은 좁을 수 있다. 손가락으로 촉지했을 때 혈관의 중앙이라고 느껴지는 부위를 정확하게 천자하여 삽입하도록 한다. 반대로 혈관벽이 두껍지 않고 오히려 얇은 경우가 있다. 이런 경우 천자하는 순간 터질 수 있기 때문에 카테터를 삽입할 때 매우 천천히 삽입하며 혈액이 역류하는 순간 바늘을 완전히 눕혀 진입하도록 한다.

4 각질이 많은 피부를 가진 대상자

① 피부에 각질이 많은 경우 미지근한 물수건으로 살살 닦아낸 뒤 알코올 솜으로 다시 닦아본다.
② 혈관이 촉지되는 곳에서 삽입을 시도한다. 하지만 천자하고자 하는 곳에 붉은 반점이 많거나 감염성 질환으로 인한 피부 문제인 경우에는 말초정맥관 삽입을 피하도록 한다.

4 혈관상태에 따른 말초정맥관의 삽입

1 구불거리는 혈관

① 구불거리는 혈관은 아래로 잡아당겨 일직선이 되도록 한다. 이때 과도하게 세게 잡아당겨 혈관 내경이 너무 납작해지지 않도록 적당히 잡아당기는 것이 중요하다.
② 불가피하게 혈관을 강하게 잡아당겨 납작한 혈관에 바늘을 삽입해야 하는 경우 바늘의 각도를 매우 낮추어 진입하도록 한다.

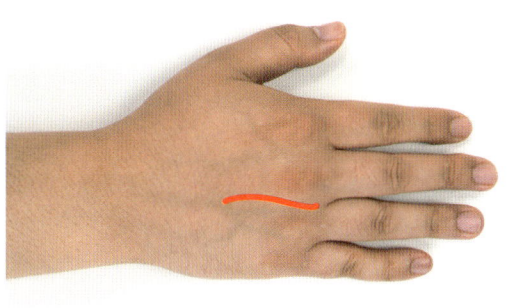
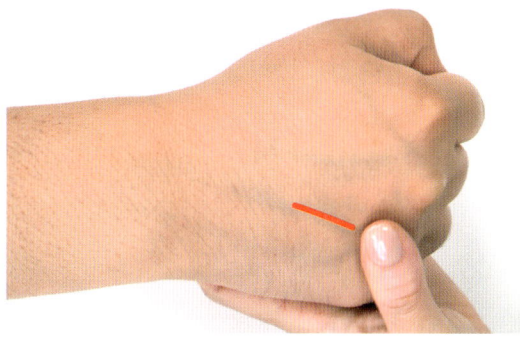

구불거리는 혈관 적절하게 잡아당기기

③ 피부가 얇고 잘 늘어지며 혈관도 구불거리는 경우 피부를 팽팽하게 잘 잡아당겨야 한다.
④ 피부가 잘 잡아당겨지지 않는 경우 바늘이 늘어진 피부를 밀게 되면서 혈관을 함께 터뜨릴 수 있다.
⑤ 구불거리는 혈관은 대체로 혈관벽이 얇아 구불거린다. 바늘의 각도를 너무 높이지 않도록 하여 천천히 삽입하도록 한다.

2 짧은 혈관

① 짧은 혈관의 경우 카테터 전체를 삽입할 수 없다.
② 혈관 바로 위에서 천자하려고 하지 않고 약간 뒤에서 삽입하여 짧은 혈관만큼 길이를 맞추어 카테터를 삽입한다.

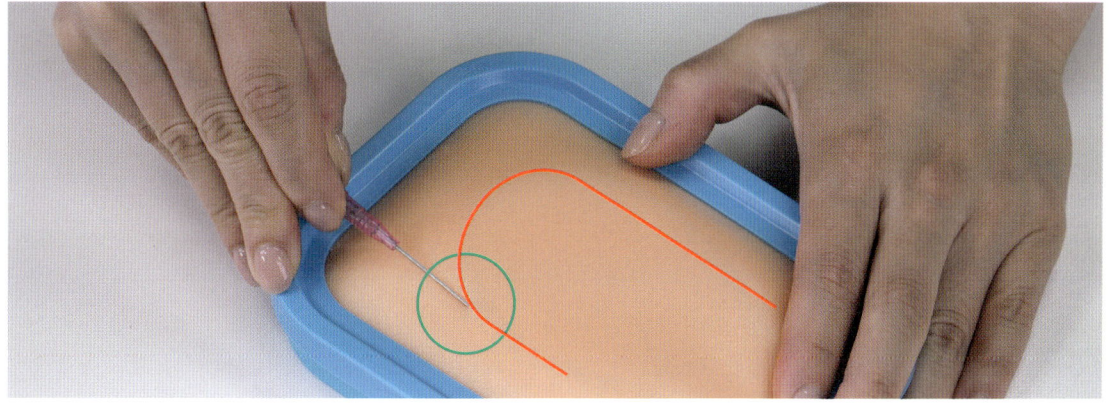

짧은 혈관의 말초정맥관 삽입

3 굵고 두꺼운 혈관(움직이는 혈관)

① 직경이 굵고 혈관벽이 두꺼운 혈관은 피부 표면 가까이에서 매우 두드러져 보이는 특징을 가진다.
② 말초정맥관이 쉽게 삽입될 것 같지만 의외로 실패하는 경우가 있다. 이러한 혈관은 카테터를 천천히 밀어 넣게 되면 혈관이 옆으로 휘면서 움직이게 된다.
③ 지혈대(토니켓)를 묶은 뒤 혈관을 옆으로 밀어보면서 움직임이 심한 혈관인지 파악하는 것이 중요하다.
④ 피부를 위나 아래로 당겨보면서 가장 움직이지 않는 당김의 정도를 찾아 고정하도록 한다. 또한 바늘의 각도를 약간 높여 혈관의 중앙을 바로 콕 찔러(작살로 물고기를 빠르게 찌르듯이) 움직이지 않게 하는 것이 좋다.
⑤ 혈액이 역류하는 순간 각도를 낮추어 혈관의 후벽(아래벽)이 터지지 않도록 주의한다.

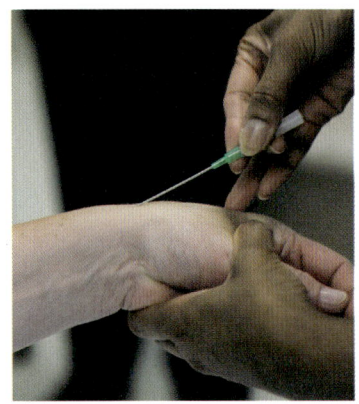 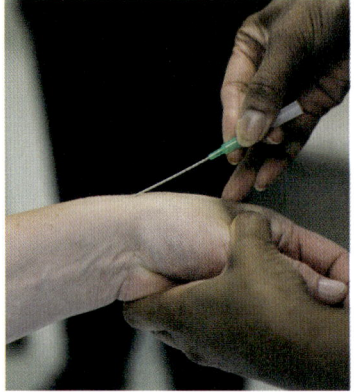 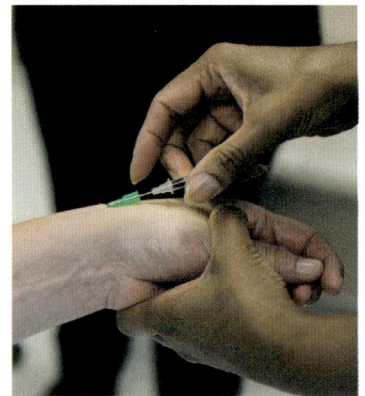

혈관 천자 후 바로 각도 낮추기

4 탄력성이 없는 혈관

① 탄력성이 없는 혈관은 혈관벽이 얇은 경우가 많다.
   - 탄력성을 잃은 혈관은 주로 노인 환자, 만성 질환자, 혹은 반복적인 정맥 삽입 경험이 있는 대상자에서 자주 발견된다.
   - 육안으로 혈관이 보여도 삽입 시 혈관벽이 매우 얇아 쉽게 파열될 수 있으므로 주의가 필요하다.
② 지혈대(토니켓)를 묶었을 때 탄력성이 느껴지는 경우 삽입을 시도할 수 있지만, 지혈대를 묶어도 탄력성이 없는 경우는 삽입해도 터질 가능성이 높다.
   - 지혈대를 적용했을 때 일반적인 혈관은 울퉁불퉁하게 돌출되고 손가락으로 눌렀을 때 약간의 탄성을 보이지만, 탄력성이 없는 혈관은 그러한 반응이 거의 없다.
   - 지혈대에도 반응하지 않고 평평하거나 미세하게만 올라오는 경우는 정맥압 증가에 의한 팽창이 충분하지 않음을 의미하므로, 바늘 삽입 시 혈관벽의 손상 위험이 매우 크다.
③ 탄력성이 없는 말초정맥관 삽입을 시도할 때는 혈관벽이 쉽게 터질 수 있으므로 바늘의 각도를 낮추어 매우 천천히 삽입한다.

- 삽입이 불가피할 경우, 바늘 삽입 각도를 일반적인 30~45°보다 낮은 약 10~15° 정도로 유지하여 평행하게 접근하는 것이 중요하다.
- 혈관벽에 가해지는 압력을 최소화하면서 천천히 진입하면 파열 가능성을 줄일 수 있다.
- 삽입 시 '딱' 하는 느낌 없이 부드럽게 들어가는 경우가 많으므로, 항상 혈액 역류를 관찰하며 무리하게 밀어 넣지 않아야 한다.

5 굳은 혈관

① 굳은 혈관은 딱딱하게 경화된 조직이므로 촉지했을 때 탄력성이 느껴지지 않는다.
  - 굳은 혈관은 반복적인 정맥 손상, 약물 자극, 노화, 장기간 정맥 삽입 등의 이유로 인해 섬유화되고 경화된 상태이다.
  - 정맥의 정상적인 유연성과 확장성이 상실된 상태로, 혈관 내강이 좁거나 비틀려 있어 삽입이 매우 어려운 경우가 많다.

② 눌렀을 때 피부와 딱딱한 혈관이 함께 움직인다.
  - 경화된 혈관은 정상 정맥처럼 독립적으로 움직이지 않고, 주변 조직과 유착된 상태로 움직이게 된다.
  - 손가락으로 눌렀을 때 피부와 혈관이 함께 이동하며, 이는 경화와 함께 피하조직과의 유착이 진행된 것을 의미한다.

③ 굳은 혈관은 과거의 반복된 손상으로 인하여 경화된 것이므로 바늘 삽입 시도 시 대상자에게 통증을 일으킬 수 있다.
  - 경화된 부위는 감각이 둔해지기보다는 민감해져 있는 경우가 많다.
  - 바늘 삽입 시 통증이 심하거나 '찌릿'한 느낌을 호소할 수 있으며, 이는 대상자에게 불필요한 불안감과 스트레스를 유발한다.

④ 경화된 혈관은 되도록 피하는 것이 좋지만, 지혈대를 묶었을 때 충분한 길이와 직경(공간)이 존재한다면 바늘의 각도를 40° 가까이 높여 삽입하고, 혈액 역류가 확인되면 바로 낮추어 진입한다.
  - 불가피하게 경화된 혈관을 사용해야 할 경우에는 일반적인 접근법보다 높은 각도(약 35~40°)로 혈관을 관통해야 혈관 내강에 접근할 수 있다.
  - 굳은 혈관은 내벽이 좁고 직선적이기 때문에 삽입 각도를 조절하지 않으면 카테터가 제대로 들어가지 않거나 벽에 부딪힐 수 있다.

6 외부에서 보이지 않고 깊게 만져지는 혈관

① 피부 밖으로 혈관이 도드라져 보이지 않기 때문에 손가락으로 깊게 꾹꾹 눌러야 만져지는 경우이다.
② 초보자가 시도하기는 어려운 혈관이다.
③ 손가락으로 다양한 깊이의 혈관들을 만져보고 삽입시도를 해본 후 다양한 각도의 경험을 만든다.
④ 다양한 경험을 토대로 바늘의 각도에 대한 판단을 한다.
⑤ 혈관이 깊게 위치할수록 긴 카테터를 선택하여 각도를 높여 삽입 시도를 해야 한다.

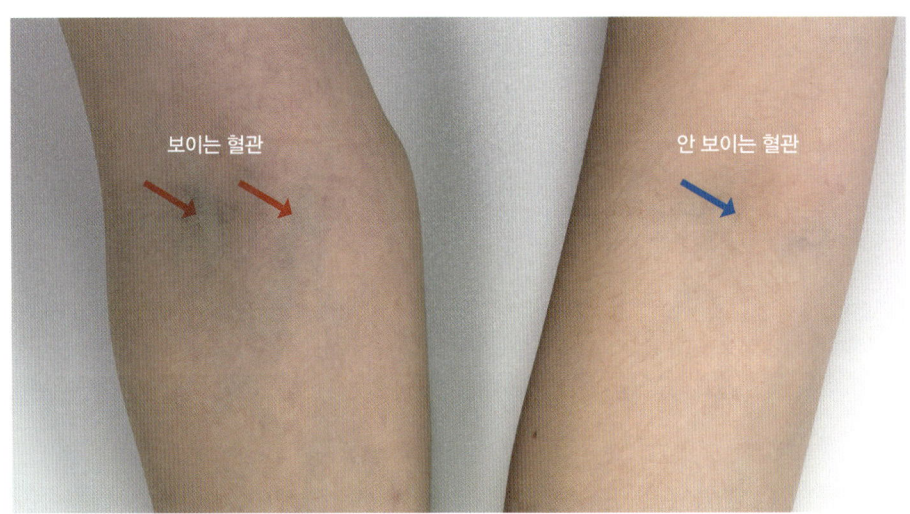

외부에서 보이는 혈관과 보이지 않는 깊은 혈관

5 대상자 상태에 따른 말초정맥관의 삽입

1 격리 대상자

① 전파경로별 격리지침을 준수하여 보호구를 착용하고 말초정맥관 삽입 준비를 한다. 특히 접촉주의 대상자의 경우 격리 병실에 들어가기 전 손위생을 시행하고 보호구(가운, 장갑)를 착용한다.
② 지혈대(토니켓)는 대상자 개별로 사용하거나 일회용 지혈대를 사용한 뒤 폐기한다.
③ 표준주의(일반) 대상자의 경우에서도 말초정맥관 삽입 시 일회용 청결장갑의 착용은 권고되고 있지만 대부분의 임상에서 지켜지지 않고 있다. 하지만 체액, 혈액, 분비물 등 삼출물에 의한 감염 전파의 가능성이 있는 접촉주의 대상자의 말초정맥관 삽입 시에는 반드시 보호구를 착용하여 감염전파를 예방해야 한다.

One Point Lesson ▸ 장갑 착용 후 바늘 삽입 훈련

1. 장갑을 착용하였을 때는 혈관의 촉지도 어렵고 바늘의 조정도 자연스럽지 않다.
2. 평소에 장갑 착용 후 바늘 삽입 훈련을 자주 하도록 하여 장갑을 착용하더라도 삽입이 편해지도록 해두면 좋다.
3. 이때 장갑은 시행자의 손 크기에 딱 맞는 것을 착용하도록 하면 도움이 된다. 장갑이 너무 헐거워서 쭈글거리게 되면 촉지를 방해하여 바늘 삽입에 어려움이 생긴다.
4. 말초정맥관 삽입 시 일회용 청결장갑을 착용하는 것을 권장하는데, 이는 대상자의 혈액을 통한 혈액 매개 감염의 위험을 최소화시킬 수 있다(RCN, 2022).
5. 청결장갑은 시술이 끝난 후 즉시 폐기되며, 이를 통해 오염된 장갑이 다른 대상자나 의료진에게 감염을 전파하는 것을 방지해야 한다.
6. 또한, 장갑을 착용한 상태에서 눈, 입, 코 등 신체의 다른 부위를 만지지 않도록 주의해야 하며, 시술 중 장갑이 오염되었다고 판단되면 즉시 새로운 장갑으로 교체하는 것이 중요하다.

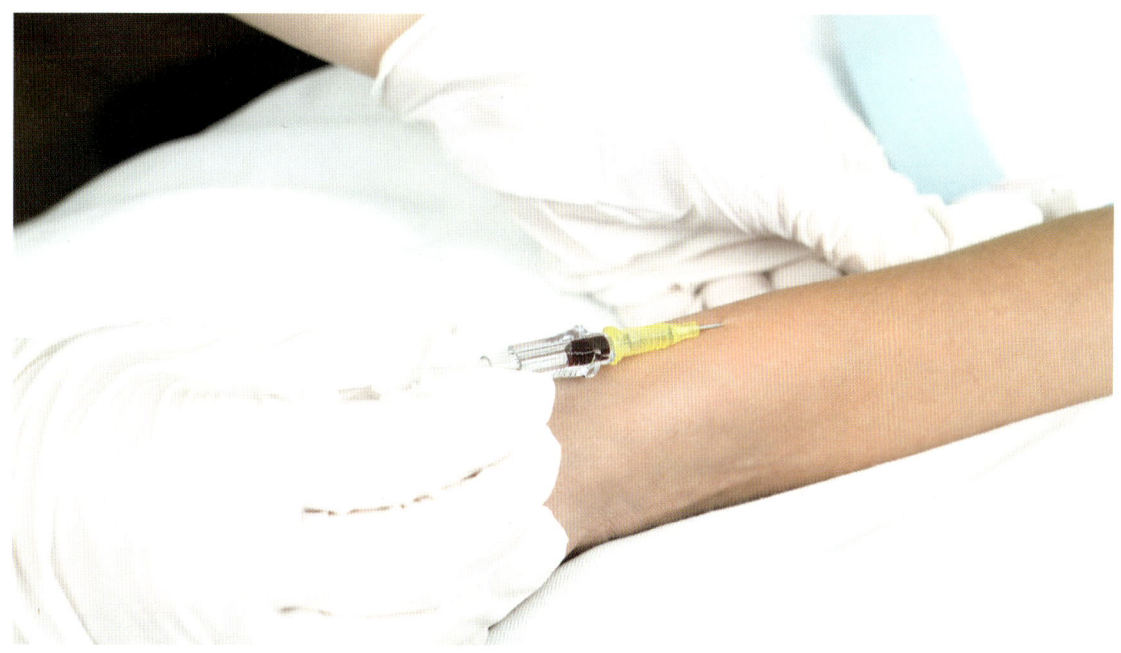

장갑 착용 후 바늘 삽입

2 보호격리(역격리) 대상자

① 감염의 위험에 노출된(감염에 감수성이 높은) 대상자는 자신이 가진 미생물이나 의료요원들의 부적절한 손위생으로 인한 미생물, 비멸균성 물질 등에 의해 감염이 될 수 있다.
② 이때 보호적 격리를 통하여 대상자의 주위환경을 무균적으로 유지해야 한다.
③ 일반격리와는 다르게 역으로 대상자를 다른 환자와 직원으로부터 보호하기 위한 격리술로 역격리라고도 한다. 따라서 감염의 감수성이 높은 대상자(백혈병, 면역저하자, 면역억제제 사용환자, 광범위한 화상환자 등)를 개별 격리실에 보호하고 다른 환자나 직원의 접근을 막아야 한다.

④ 이러한 보호격리 대상자들의 말초정맥관 삽입 시 멸균장갑을 착용하고 피부소독은 70% 알코올이 함유된 2% 클로르헥시딘 글루코네이트 혹은 포비돈-아이오다인의 사용이 선호된다.
⑤ 대상자 개별로 물품(지혈대)을 사용하도록 한다.

3 편마비 및 관절구축 대상자

① 감각 또는 기능 이상이 있는 부위, 예를 들어 신경 손상이나 마비가 있는 부위는 말초정맥관 삽입에 적합하지 않다.
② 이러한 부위는 통증을 느끼지 못하거나 대상자가 적절한 피드백을 제공하지 못할 수 있어 삽입 시 문제가 발생해도 인식하기 어렵다.
③ 감각 이상이 있는 부위는 혈액 순환이 저하되어 있을 가능성이 높아 삽입 부위의 유지가 어렵거나 합병증의 위험이 높아질 수 있다.
④ 관절구축이 있는 사지에서는 정맥주사를 실시하지 않는 것이 좋으나 다른 선택지가 없다면 관절 가동범위를 고려하여 조심스럽게 삽입하도록 한다.
⑤ 움직임이 가능한 범위까지 자세를 고정한 뒤 대상자가 시행자 모두 최대한 편안한 자세를 취해 삽입 시도를 한다.

4 불안정하거나 예민한 대상자

① 대상자들 중 말초정맥관 삽입 시 과도하게 불안정하거나 바늘에 대한 공포감이 심한 환자들이 있다[바늘공포증(needle phobia)].
② 무리하게 바늘 삽입을 시도하지 말고 충분한 시간을 주어 기다려주는 것이 필요하다.
③ 무리한 IV 시도로 인한 과도한 긴장감은 혈관미주신경실신(vasovagal syncope)을 일으킬 수 있다.
④ 도저히 말초정맥관 삽입을 진행할 수 없는 경우 의사에게 보고하여 다른 투약경로를 상의해야 한다.

02 | 말초정맥관 삽입 순서 및 방법

1 시행 전 준비

1 손위생과 환자 확인

① 손위생을 실시한다.
② 수액의 종류, 용량, 주입속도, 주입시간 등의 투약처방과 투약처방지를 확인한다. 준비된 수액과 카테터, 소독솜, 필름드레싱, 반창고, 지혈대, 장갑 등을 가지고 대상자에게 간다.
③ 대상자의 이름을 개방형 질문을 통하여 확인하고 투약처방지와 입원팔찌(이름, 등록번호)를 대조하여 확인한다.

2 간호의 목적 설명 : 말초정맥관 삽입의 목적을 설명한다.

2 지혈대(토니켓) 묶기

1 고무 지혈대(토니켓) 묶기

① 주사를 놓고자 하는 부위의 10~15cm 위의 지점에서 지혈대를 팔아래에 깔고 감싸며 올라온다.
② 양쪽 지혈대 끝을 단단하게 당겨 올린 뒤 서로 교차시킨다.
③ 교차시킨 양쪽 지혈대 중 위로 올라온 지혈대를 감싸진 아래 고무줄 안으로 집어넣어 고리가 아래로 향하게 한다.
④ 묶인 지혈대의 양끝이 모두 위로 올라가도록 하여 주사를 놓을 때 방해되지 않도록 한다.

고무 지혈대 묶기

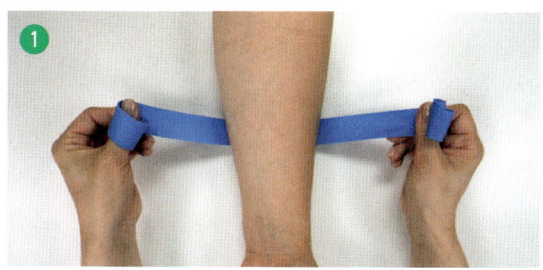
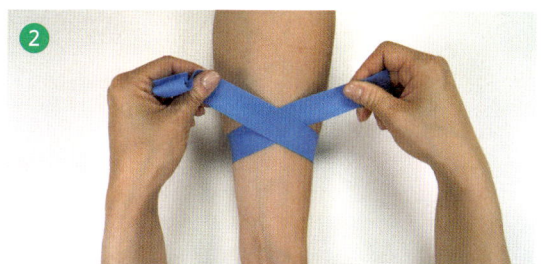
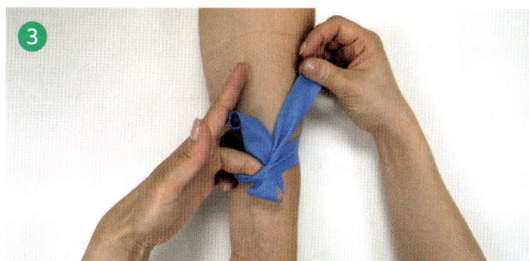
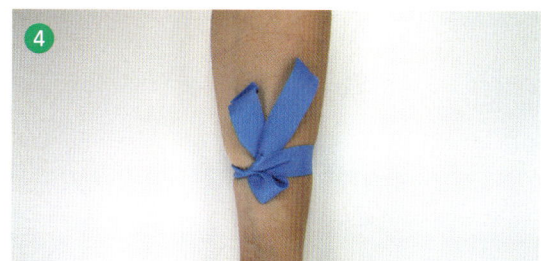

지혈대 묶는 방법

2 원터치 지혈대(토니켓) 묶기

① 주사를 놓고자 하는 부위의 10~15cm 위의 지점에서 지혈대를 돌려감아 준다.
② 지혈대 버클을 껴서 잠가준다.
③ 밴드의 끝을 당겨 적절한 강도로 조여지게 한다.
④ 채혈이나 카테터 삽입 후 버클 중앙의 버튼을 눌러 풀어준다.

원터치 지혈대(토니켓) 묶기

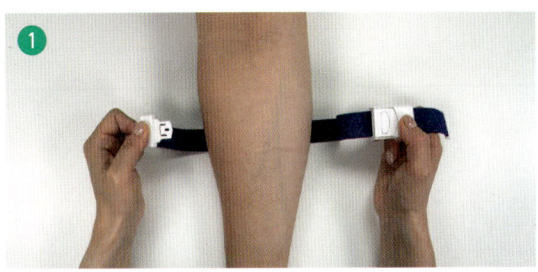
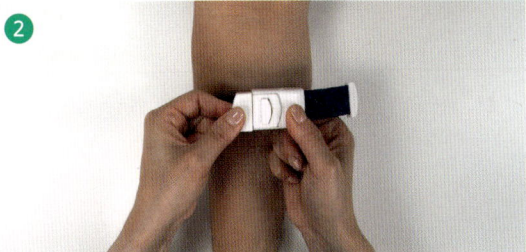
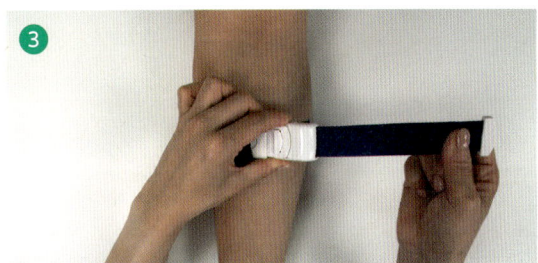
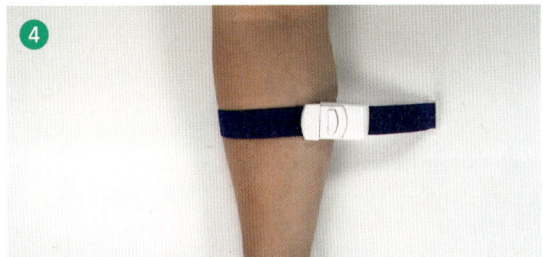

원터치 지혈대 사용방법

3 혈관 고정(당기기)

1 혈관 고정(당기기) 개요

① 말초정맥관 바늘을 삽입할 때, 혈관이 쉽게 움직이는 경우는 일반적으로 혈관이 굵고 혈관벽이 두꺼운 경우이다. 이러한 혈관은 외부 자극에 따라 위치가 쉽게 변할 수 있기 때문에 바늘을 안정적으로 삽입하기 위해서는 혈관의 위치를 잘 고정하는 것이 중요하다.
② 만약 혈관을 충분히 고정하지 않은 상태에서 바늘을 삽입하게 되면, 혈관이 바늘의 힘을 받아 옆으로 밀리게 된다. 이로 인해 바늘이 혈관의 중앙이 아닌 옆 부분을 찌르게 되는 경우가 많으며, 그 결과 정맥 천자가 실패하거나 출혈, 통증 등의 부작용이 발생할 수 있다.
③ 반대로 혈관을 너무 강하게 당기거나 과도한 압력으로 누르게 되면, 혈관이 납작하게 눌리게 된다. 이 상태에서 바늘을 삽입하면 혈관의 윗벽을 뚫은 바늘이 아랫벽까지 함께 천자하게 되어 혈관이 터질 위험이 높아진다.
④ '적당히 고정한다'는 표현은 매우 모호하게 들릴 수 있지만, 실제 임상에서는 다양한 시도를 통해 감각적으로 익혀야 할 부분이다. 혈관이 움직이지 않도록 어느 정도의 힘으로 당기면서도 혈관이 지나치게 납작해지지 않는, 그 중간 지점을 찾아 적당히 당기는 것이 매우 중요하다.

⑤ 혈관을 위쪽에서 당기는 방법과 아래쪽에서 당기는 방법에는 각각 장단점이 있다. 어떤 방향에서 고정할 것인지는 바늘 삽입 부위와 혈관의 위치, 그리고 시술자의 자세에 따라 달라질 수 있으며, 가장 중요한 것은 혈관이 움직이지 않으면서도 바늘 삽입 각도에 방해가 되지 않는 자세를 취하는 것이다.

※ 혈관을 고정한 자세 : 반드시 말초정맥카테터(젤코 또는 엔지오 등)가 혈관 내에 충분히 삽입될 때까지 유지되어야 하며, 삽입이 끝나기 전에는 고정 위치나 손의 방향을 변경하지 않도록 주의해야 한다.

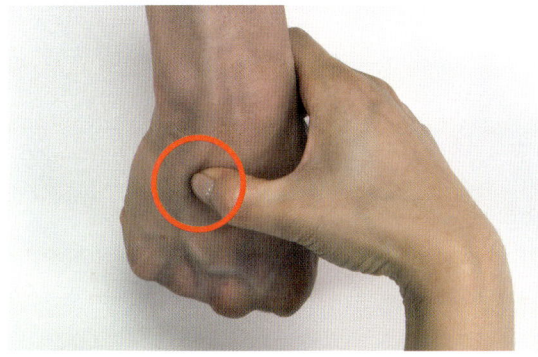

움직이는 혈관

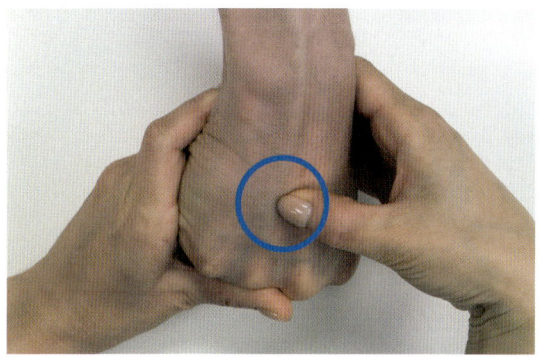

고정된 혈관

2 혈관 고정(당기기) 종류

(1) 아래에서 당기기

가) 방법

① 천자하고자(찌르고자) 하는 부위 아래에서 혈관의 줄기를 잡아당겨 움직이지 않게 한다.
② 이때 너무 세게 당겨 혈관이 납작해지지 않도록 한다.
③ 주변의 피부를 당기는 느낌으로 하면 적당히 당길 수 있다.
④ 바늘의 각도를 낮추어야 하는 부위일 경우 고정하는 손이 바늘의 각도 설정에 방해가 되지 않도록 천자부위와 당기는 거리를 적당히 떨어지도록 조절한다.

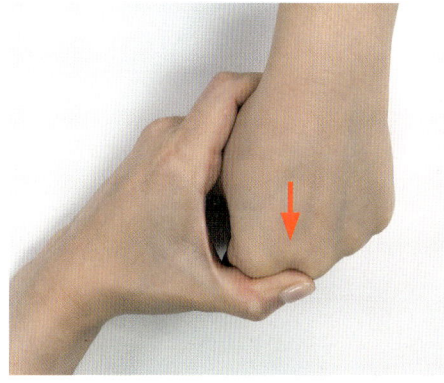

아래로 당겨 혈관 고정하기

나) 장점 및 단점

구분	내용
장점	혈관이 강하게 당겨지기 때문에 혈관을 가장 움직이지 않게 할 수 있는 고정법이다.
단점	바늘 삽입각도를 낮춰야 하는 경우 아래로 당기는 손이 방해가 될 수 있다.

(2) 위에서 당기기

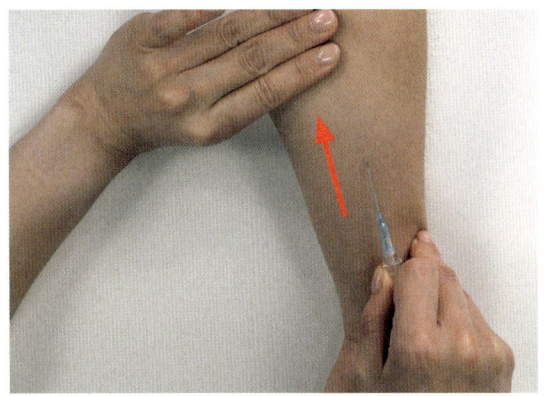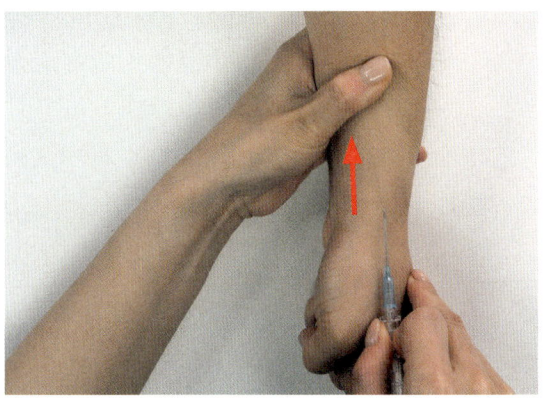

위로 당겨 혈관 고정하기

가) 방법
① 천자하고자(찌르고자) 하는 부위의 위에서 혈관의 줄기를 당겨 올려 움직이지 않게 한다.
② 손가락으로만 당겼을 경우 고정되는 힘이 약하기 때문에 손가락과 손바닥 전체를 사용하여 피부를 당겨주면 조금 더 강하게 고정할 수 있다.

나) 장점 및 단점

구분	내용
장점	• 바늘 삽입 각도에 방해가 되지 않는다.
단점	• 혈관 고정력이 강하지 않아 혈관이 여전히 움직일 수 있다.

(3) 위아래에서 당기기

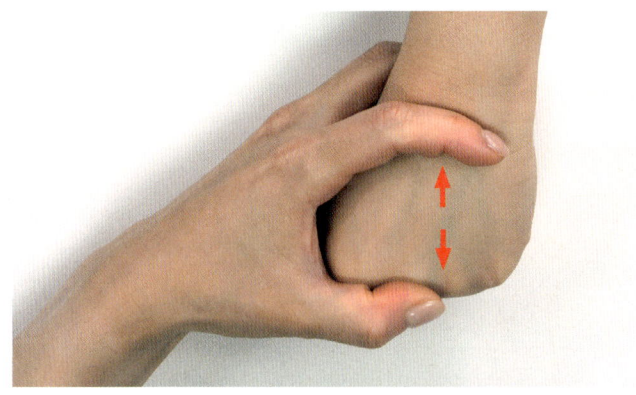

위아래로 당겨 혈관 고정하기

가) 방법
천자하고자(찌르고자) 하는 부위의 위아래를 손가락을 이용해 C자형으로 벌려 피부를 당겨 혈관을 고정하는 방법이다.

나) 장점 및 단점

구분	내용
장점	• 피부가 늘어지거나 얇은 노인 대상자의 피부와 혈관고정에 효과적이다.
단점	• 카테터(젤코, 엔지오)가 혈관 내로 들어갈 때까지 움직이지 않고 안정적으로 잡고 있기 어렵다. • 아래를 당기고 있는 손가락으로 인해 바늘 삽입 각도를 조절하기 쉽지 않다.

(4) 양쪽에서 당기기

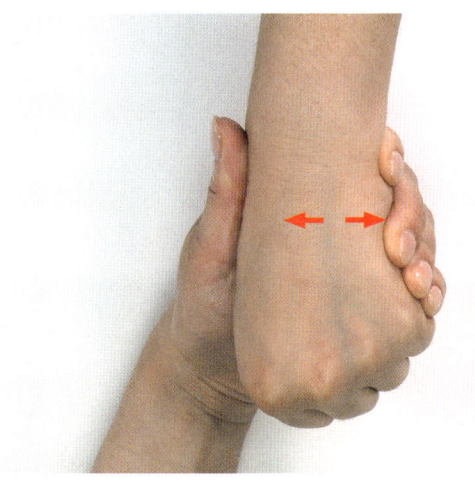

양쪽에서 당겨 혈관 고정하기

가) 방법

① 천자하고자 하는 부위의 양옆에서 피부를 당겨 혈관을 고정한다.
② 신생아·영아 대상자에게 많이 사용하는 방법이다.
③ 과도하게 당기면 혈관이 납작해지므로 주의한다.

나) 장점 및 단점

구분	내용
장점	• 바늘 삽입 각도를 방해하지 않는다. 소아의 경우 움직이지 못하게 하면서 혈관고정을 함께 할 수 있다.
단점	• 피부를 과도하게 당기면 혈관이 납작해질 수 있다. 굵은 사지에서는 적용할 수 없다. 혈관 고정력은 대체로 약하다.

4 바늘 삽입

1 삽입 부위의 소독

(1) 피부소독 권고사항

① 말초정맥관 삽입 전 삽입 부위의 피부를 소독한다.
② 말초정맥관 삽입 전 피부소독제는 대상자 특성(예 피부통합성, 알레르기, 통증, 민감성, 피부 반응)을 고려한다.
③ 피부소독제로는 알코올이 함유된 클로르헥시딘 제품이 선호된다. 만약 알코올이 함유된 클로르헥시딘 사용이 금기라면, 요오드제(예 포비돈-아이오다인) 또는 70% 알코올을 사용한다.
④ 피부소독제는 다회용 제품보다는 일회용 제품을 사용한다.
⑤ 피부소독제는 제조사의 권고사항에 따라 도포와 건조시간을 결정한다. 도포한 피부소독제는 부채질하거나 입으로 불지 않고 자연적으로 완전히 건조되도록 한다.
⑥ 삽입 부위 피부소독은 무균적비접촉기법(aseptic non-touch technique, ANTT)을 적용한다.
⑦ 피부소독제로 삽입부위를 소독 후 멸균장갑을 착용하지 않고 삽입부위를 만져서는 안 된다.
⑧ 말초정맥관 삽입 시 일회용 청결장갑을 착용한다.

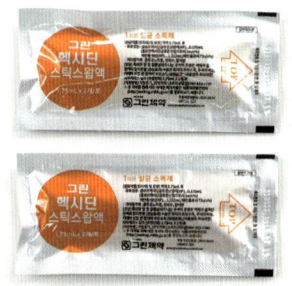
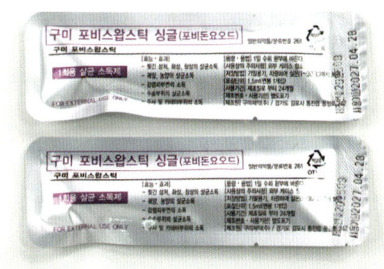

클로르헥시딘 스왑, 포비돈-아이오다인 스왑

※ **무균적 비접촉기법(aseptic non-touch technique, ANTT)**
- ANTT는 감염 예방을 위해 삽입 부위와 소독된 영역을 최대한 비접촉 상태로 유지하며, 무균 상태를 유지하는 것을 목표로 한다.
- 무균적 비접촉기법의 핵심 원칙은 주요 부분(key-part)과 주요 부위(key-site)의 무균 상태를 유지하는 것이다.
- 주요 부분과 주요 부위와 오염되는 것을 방지하거나 최소화하며, 주요 부분과 주요 부위를 만져야 하는 경우 멸균 장갑을 사용한다.
- 주요 부위는 대상자로 들어가는 모든 열린 상처, 즉 대상자의 피부가 뚫린 지점, 상처, 말초정맥관 또는 중심정맥관 삽입 부위 등을 말한다.

(2) 소독방법
① 천자할 부위를 소독솜으로 안에서 바깥으로 5~8cm 정도의 원을 그리면서 소독하고 부위를 완전히 자연건조시킨다.
② 소독한 부위는 멸균장갑을 착용하지 않았을 경우에는 만지지 않도록 주의한다.

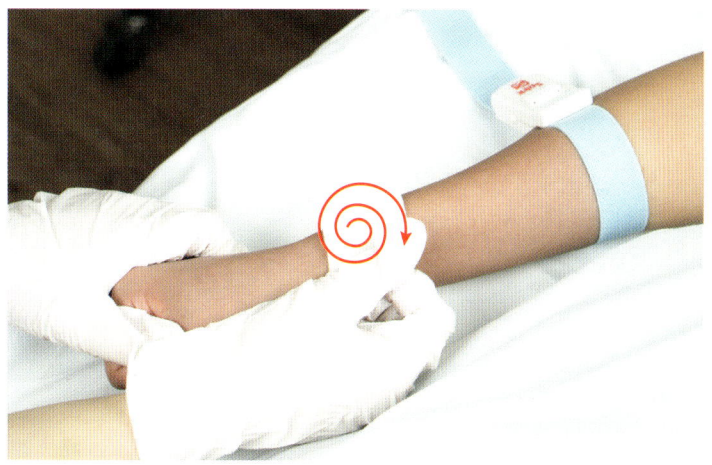

피부 소독방법

2 말초 정맥 카테터(catheter)

(1) 말초 정맥 카테터 바르게 잡기
① 카테터를 바르게 잡는 방법의 핵심은 카테터의 역류확인관(flash chamber)이 노출되도록 잡는 것이다.
② 역류확인관(flash chamber)은 바늘이 혈관 내로 진입했는지 확인할 수 있는 중요한 구조이기 때문이다.
③ 역류확인관(flash chamber)을 노출시키면서 바늘을 앞쪽으로 하여 힘을 전달할 수 있도록 안정적으로 잡는다.

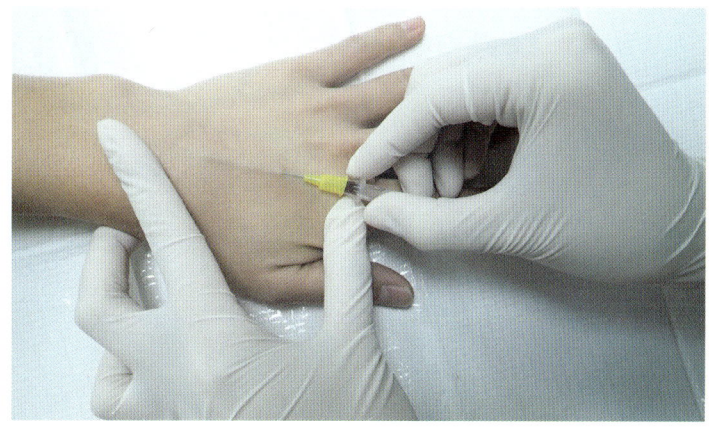

역류확인관(flash chamber)에서 역류하고 있는 혈액

(2) 카테터 종류 ❶ 손잡이에 홈이 파여져 있는 제품

양쪽 홈에 엄지와 검지손가락을 올리면 바르게 잡을 수 있고 바늘의 사면을 빠르게 찾을 수 있다.

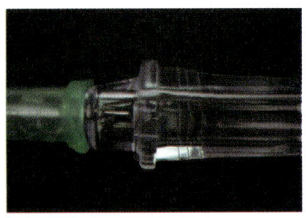 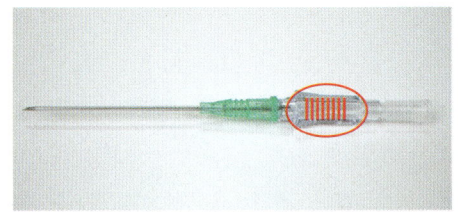 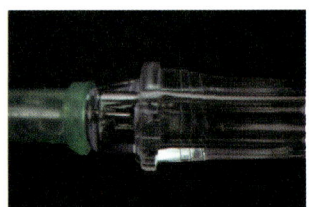

손잡이 부분에 홈이 파여져 있는 제품

가) 엄지와 검지를 이용하여 잡기

① 가장 안정적으로 카테터를 잡는 방법이다.
② 혈액 역류가 확인되면 낮은 각도에서 조금 더 밀어 넣고 반대쪽 손을 이용해 카테터 튜브(엔지오, 젤코)만 밀어넣는다.
③ 카테터 튜브를 혈관 내로 밀어넣을 때 반대쪽 손으로 넣는 것은 혈관 외로 밀려나는 느낌, 즉 저항감(뻑뻑함)이 없는지 민감하게 느낄 수 있어 가장 바람직한 방법이다.

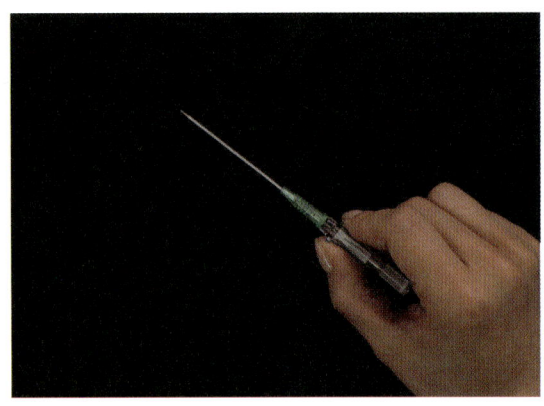 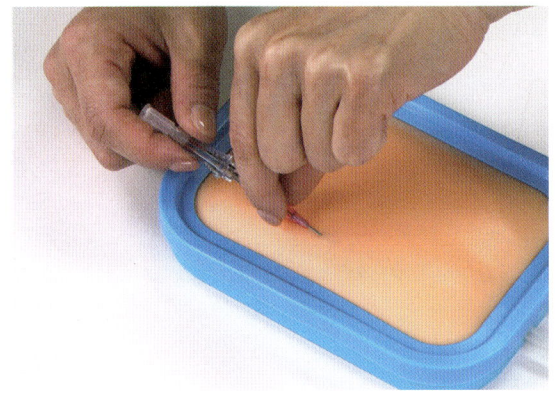

엄지와 검지를 이용하여 잡기

나) 검지로 카테터 허브를 잡기 : 카테터 허브가 분리되지 않아 안정적이다.

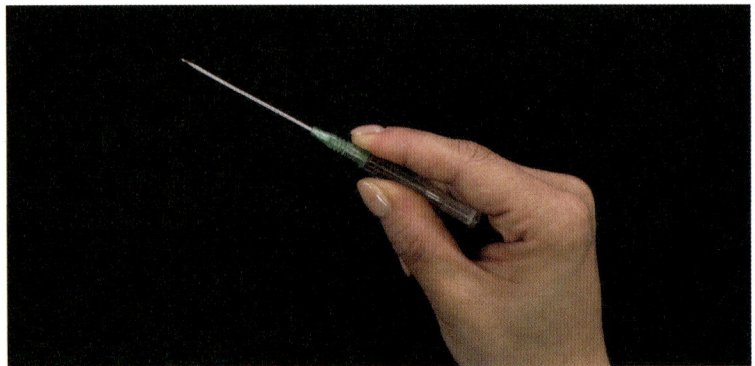

검지로 카테터 허브를 잡기

(3) 카테터 종류 ❷ 카테터 허브에 푸쉬팁이 있는 제품

가) 엄지와 중지를 이용하여 잡기

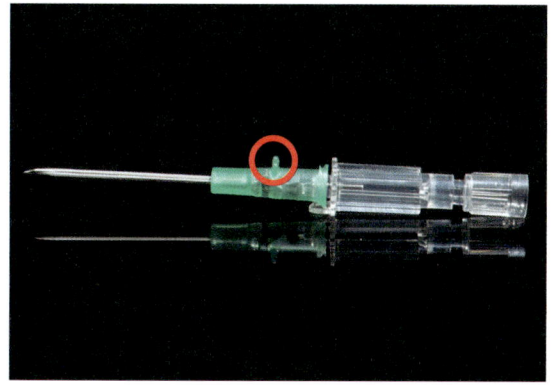
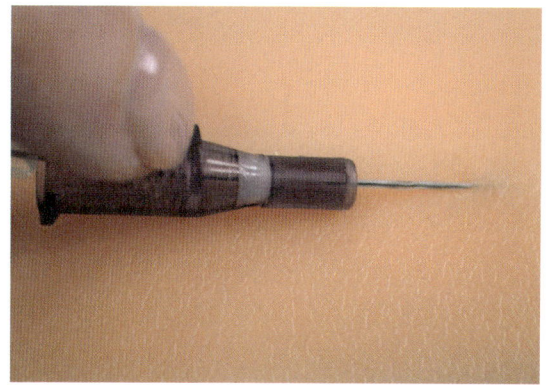

카테터 허브에 푸쉬팁(push tip)이 있는 제품

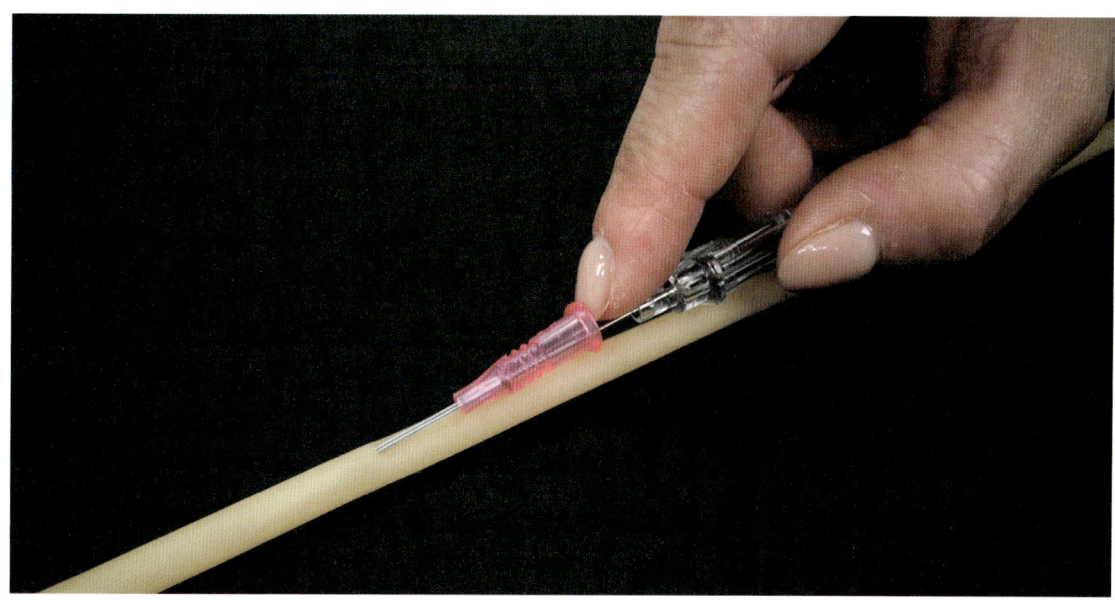

카테터 허브 안쪽으로 밀어 넣으면 오염이 되므로 적절하지 않음

① 엄지와 중지로 카테터를 잡고 바늘 삽입 후 혈액이 역류되면 각도를 낮춰 조금 더 진입하고 검지를 이용하여 카테터 튜브(허브)를 밀어 넣는다.
② 이 방법은 검지로 밀어 넣을 수 있도록 튀어나온 팁이 있는 카테터 제품에서 적용하기 편한 자세이다.
③ 일반 카테터 제품에서는 카테터 허브 안을 오염시키게 되므로 권고되지 않는다.

> **One Point Lesson** • 바늘의 사면이 위로 가게 하여 삽입하기(바늘의 사면 빨리 찾는 법)

1. 바늘의 사면을 위로 가게 하여 진입하는 것이 중요하다.
2. 이는 바늘의 사면이 위로 가게 하여 삽입하면 정맥의 측면에 침투할 가능성이 줄어들고 정맥에 가해지는 구멍을 작게 내어 바늘을 제거해도 혈액 유출이 감소된다.
3. 바늘의 사면을 빨리 찾는 방법은 역류확인관(flash chamber)에서 홈이 있는 곳에 엄지와 검지를 올려보면 사면이 위로 올라오거나 아래로 가거나 둘 중 하나가 된다.
4. 앞뒤로 뒤집어 보면서 빠르게 사면을 찾아 바르게 잡는다.
5. 홈이 없는 제품의 경우 손가락을 올리는 자리는 역류확인관(flash chamber)에서 좁은 면이다.
6. 이 좁은 면에 엄지와 검지를 올리면 사면이 위로 올라오거나 아래로 내려가 있다.
7. 사면은 비스듬히 깎여져 있는 면이기 때문에 조명에 비추어보면 조금 더 반짝이는 특징을 가졌다.
8. 조명이 반사되는 각도를 찾아보면 사면을 빠르게 확인할 수 있다.

바늘의 사면 빨리 찾는 법

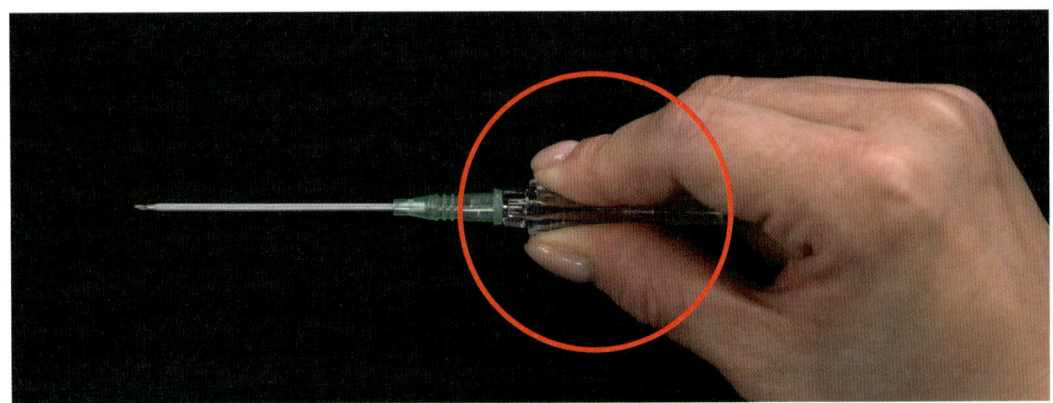

손잡이 부분의 홈에 엄지와 검지를 올리면 빠르게 사면을 찾을 수 있다.

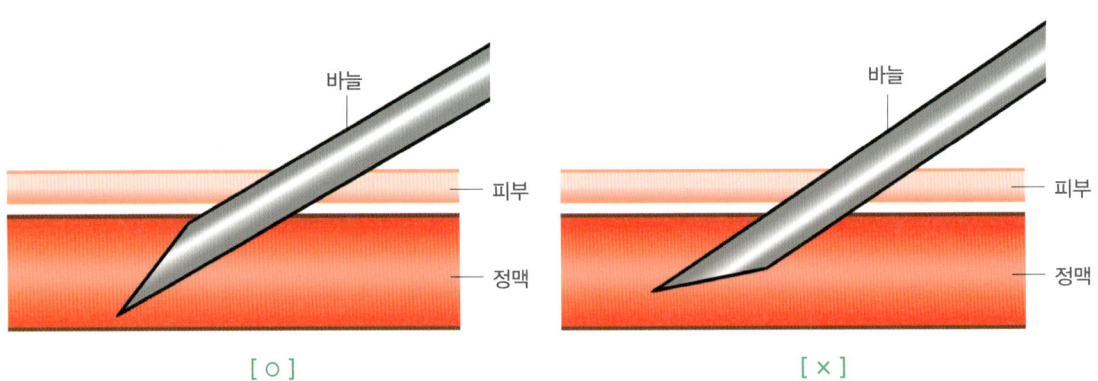

바늘의 사면을 위로 가게 하여 진입한다.

One Point Lesson • 바늘과 카테터 튜브 부드럽게 만들어 놓기

1. 말초정맥관(엔지오카테터)을 개봉하면 바늘과 카테터 튜브가 잘 분리되지 않는 경우가 많다.
2. 미리 바늘과 카테터를 분리해 부드럽게 만들면 카테터 삽입 시 수월하다.
3. 이 작업을 하지 않으면 바늘이 혈관 내로 진입하여 카테터 허브를 밀어넣고자 할 때 카테터 튜브가 쉽게 분리되지 않아 불필요한 힘을 주게 되어 자칫 혈관을 터뜨리게 되는 당황스러운 상황이 생긴다.

바늘과 카테터 튜브 부드럽게 만들어 놓기

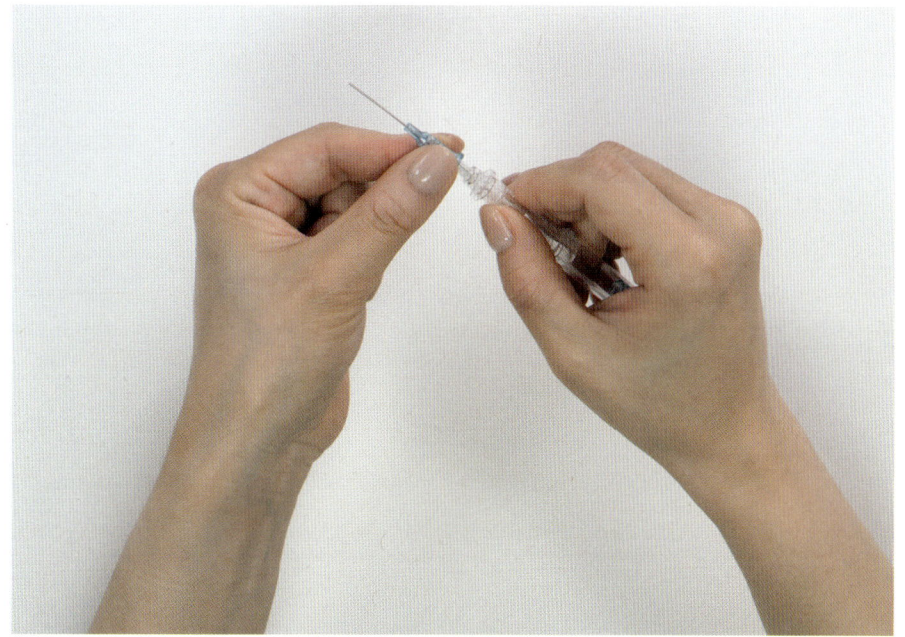

바늘과 카테터 튜브를 분리해 부드럽게 만들기

3 바늘의 삽입

(1) 삽입의 방향

① 말초정맥관 삽입을 위해서 바늘의 각도만큼이나 중요한 것은 바늘의 방향이다.
② 선택한 혈관에 따라서는 일직선으로 올곧게 올라가는 혈관도 있지만 사선방향으로 올라가는 혈관도 있다.
③ 일직선으로 올라가는 경우는 바늘을 일자로 곧게 진입하면 되지만 사선방향으로 올라가는 혈관은 방향을 잘 기억해 두었다가 방향에 맞추어 그대로 바늘을 진입해야 한다.

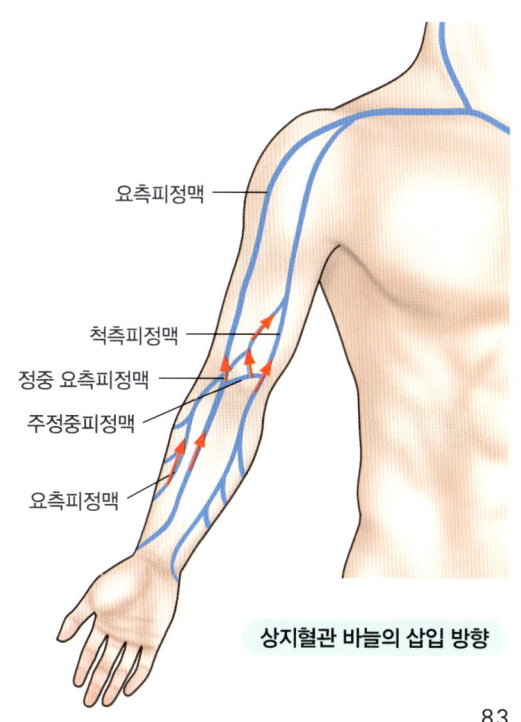

상지혈관 바늘의 삽입 방향

> **One Point Lesson** • 사선으로 올라가는 혈관의 바늘 삽입

01 바늘 삽입

사선으로 올라가는
혈관의 바늘 삽입

1. 바늘 삽입 전 혈관이 외부로 도드라져 있다고 해도 바늘을 삽입하는 순간 교감신경계 반응에 의하여 혈관은 수축하여 안으로 숨어버린다. 따라서 혈관을 따라가면서 바늘을 삽입해야겠다고 생각하면 실패하기 쉽다.
2. 특히 사선으로 올라가는 혈관의 경우 숨어버린 혈관의 방향성을 찾아 삽입하기란 매우 어렵다.
3. 초보자는 대상자에게 미리 양해를 구하여 바늘 삽입의 시작지점과 바늘이 향해야 할 지점을 살짝 손톱자국을 내어 가이드라인을 만들어 놓으면 도움이 된다.

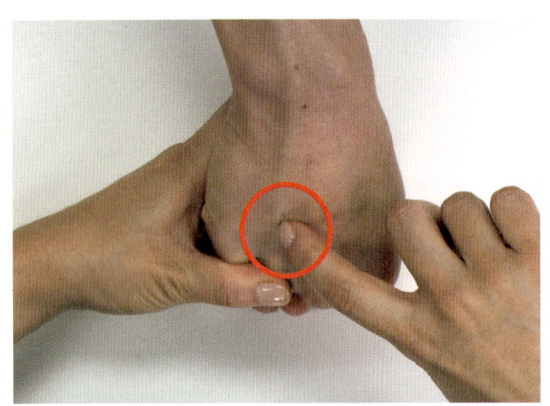 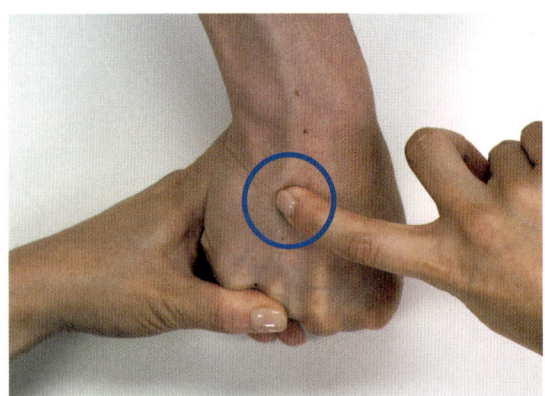

바늘의 삽입 방향 표시해두기(두 지점 손톱 자국 내기, 카테터 시작지점과 끝지점에 표시하기)

02 삽입의 각도

1. 많은 교과서에서 정맥주사의 삽입 각도는 15~30°로 시행한다고 말한다.
2. 혈관의 상태와 위치한 깊이에 따라 삽입 각도를 다양하게 접근해야 한다.
3. 삽입각도를 무조건 낮추거나, 무조건 높이거나, 일괄적으로 15~30°의 각도를 염두해두는 것은 경계해야 한다.

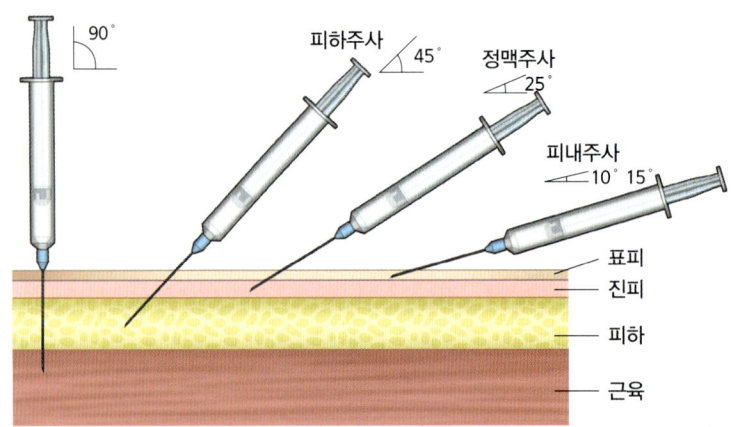

4. 바늘 삽입 각도를 결정하는 기본사항은 깊게 위치한 혈관은 바늘각도를 높이고, 피부표면 가까이 혈관이 위치해 도드라져 보이는 혈관은 바늘각도를 낮추어 진입한다.

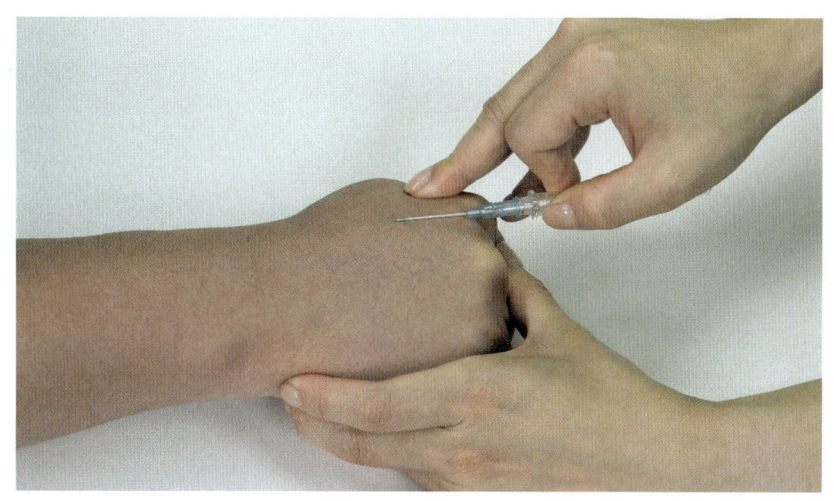

바늘의 각도를 낮추어야 하는 케이스(표재성 정맥)

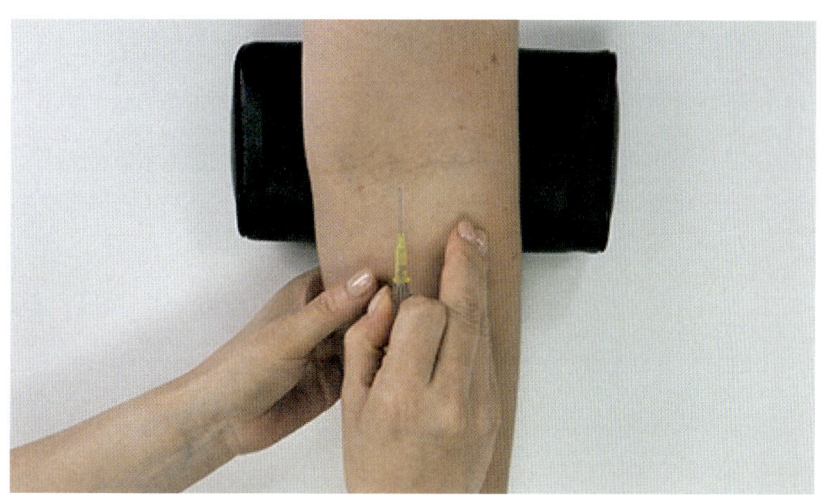

바늘의 각도를 높여야 하는 케이스(깊게 위치한 혈관)

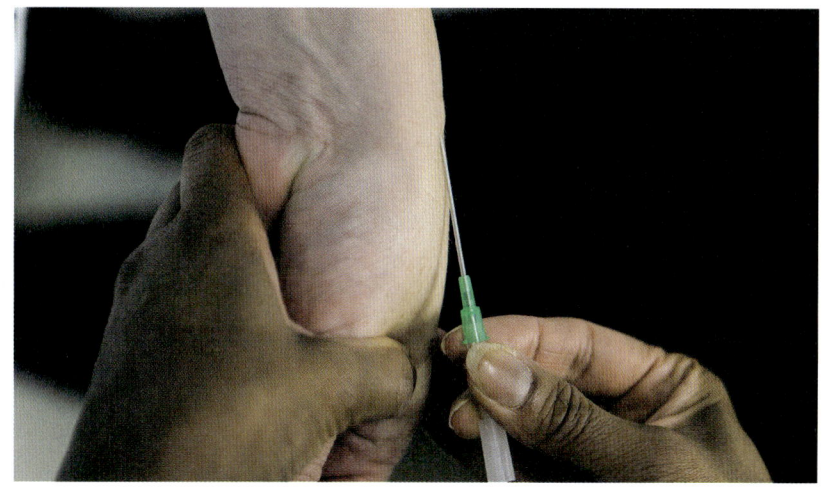

바늘을 세워서 움직이는 혈관을 콕 찝는 스킬

03 다양한 상황의 바늘의 삽입각도 ❶ 많이 움직이는 혈관

1. 바늘의 각도를 높여 삽입한다. 바늘의 끝을 이용하여 혈관을 콕 찍어주는 느낌으로 약간 빠르게 삽입한다.
2. 바늘의 끝이 혈관을 움직이지 못하도록 잡아주는 역할을 하도록 하는 기술이다. 다만, 혈관이 잘 천자되어 혈액이 역류하는 순간(puncture) 바늘의 각도를 바로 낮추어 혈관의 아래벽을 터뜨리지 않도록 주의한다.

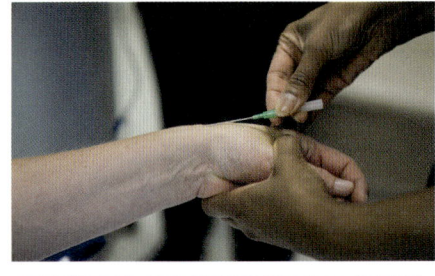

바늘을 세워서 움직이는 혈관을 콕 찝는 스킬

※ puncture(펑쳐)

- 천자라는 의미로 사전적 뜻은 뾰족한 것에 의해 생긴 구멍 혹은 상처를 말한다.
- 임상에서는 말초정맥관 삽입 시 바늘로 혈관에 구멍낸 것을 'puncture(펑쳐)되었다'라고 표현한다.
- 바늘이 혈관 내로 진입하여 혈액이 잘 역류했음을 의미하기도 하고, '혈관이 터졌다'라는 의미로도 사용하기 때문에 상황에 따라 잘 이해하도록 한다.

04 다양한 상황의 바늘의 삽입각도 ❷ 바늘 삽입 후 혈관이 바로 천자(puncture)되지 않을 때

1. 바늘을 약간 뒤로 빼고(완전히 빠지지 않게 주의한다) 바늘의 각도를 높여 재진입하도록 한다.
2. 바늘이 삽입되면서 혈관 주변조직을 자극했기 때문에 교감신경 반응으로 인해 혈관은 이미 수축했을 것이다.
3. 아래로 더욱 깊이 들어간 혈관을 천자하기 위해서는 처음 진입했을 때의 각도보다는 조금 더 높여 세운 뒤 재진입하도록 한다.

05 다양한 상황의 바늘의 삽입각도 ❸ 꼬불거리는 혈관

1. 바늘의 각도를 낮추어 삽입한다.
2. 혈관의 상태에 따라 다르지만 일반적으로 꼬불거리는 혈관은 혈관벽이 약해져 있는 경우가 많다.
3. 단순 바늘 천자만으로도 쉽게 터져버리는 혈관이 많기 때문에 바늘의 각도를 매우 낮추어 천천히 삽입하도록 한다.

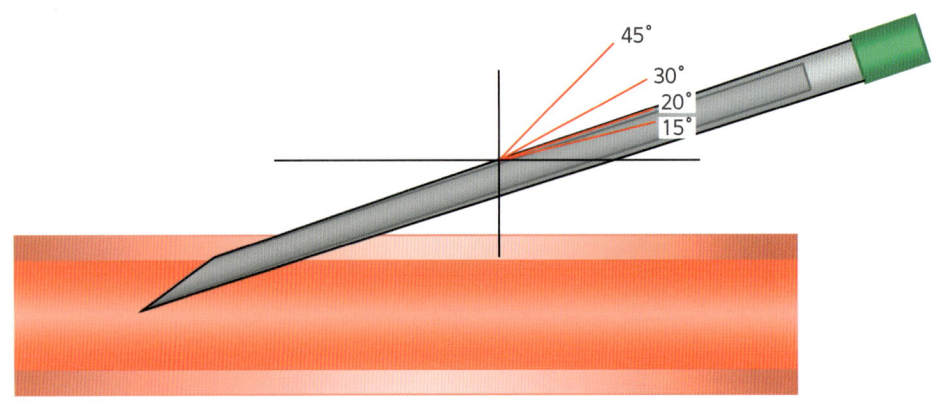

바늘의 삽입각도

4 혈관 천자 후 꼭 해야 하는 일

(1) 그림으로 알아보기

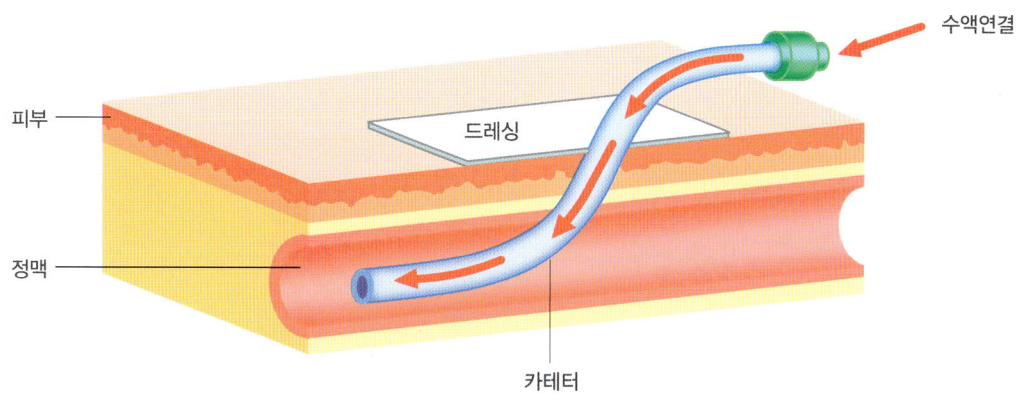

카테터 튜브(엔지오, 젤코)가 혈관 내로 잘 삽입된 모습

① 말초정맥관 삽입의 성공은 위의 그림과 같이 카테터 튜브가 혈관 내로 온전하게 들어가는 것이다.
② 카테터의 끝이 찌그러지거나 구부러지지 않고 원래 모양 그대로 들어가는 것이 중요하다. 왜냐하면 카테터의 끝이 구부러져 망가지거나 뭉개져서 좁아지면 원하는 수액 속도로 주입할 수 없고, 느린 수액의 흐름으로 인해 피떡(혈전)이 쉽게 생긴다.
③ 또한 찌그러진 카테터 튜브가 혈관으로 억지로 진입되면서 혈관벽을 찢을 수 있다.
④ 카테터 튜브가 망가지지 않고 혈관 내로 온전히 들어가기 위해서는 카테터의 바늘이 삽입되어 역류확인관(flash chamber)에 혈액이 보이기 시작하면 카테터를 눕혀(각도를 낮추어) 1~2mm 정도 충분히 더 진입해야 한다.

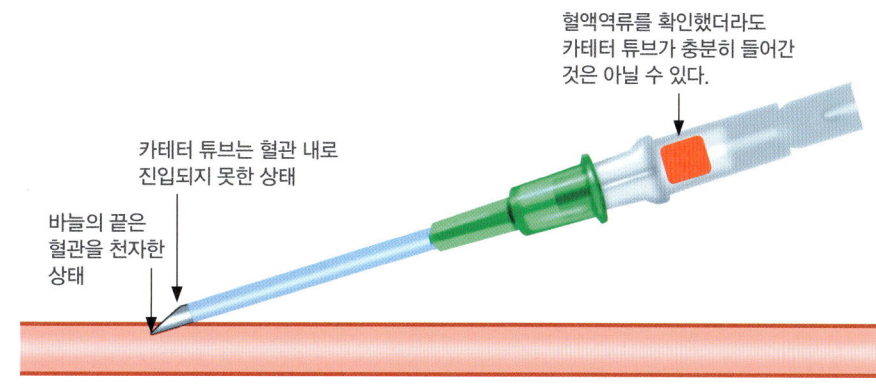

카테터 튜브를 망가뜨리지 않고 삽입시키는 방법 – ❶

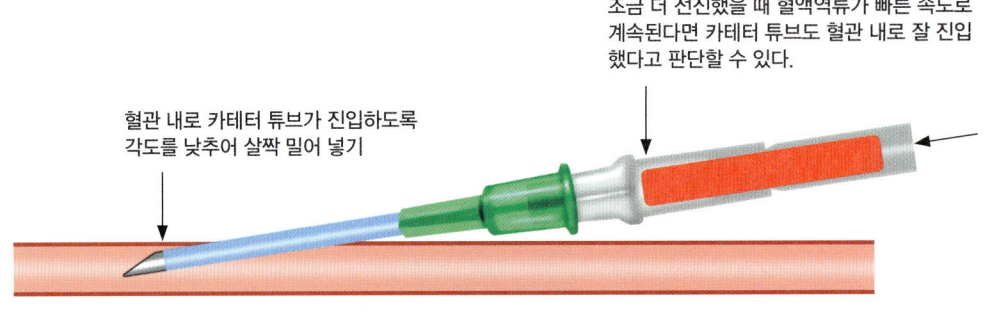

카테터 튜브를 망가뜨리지 않고 삽입시키는 방법 – ❷

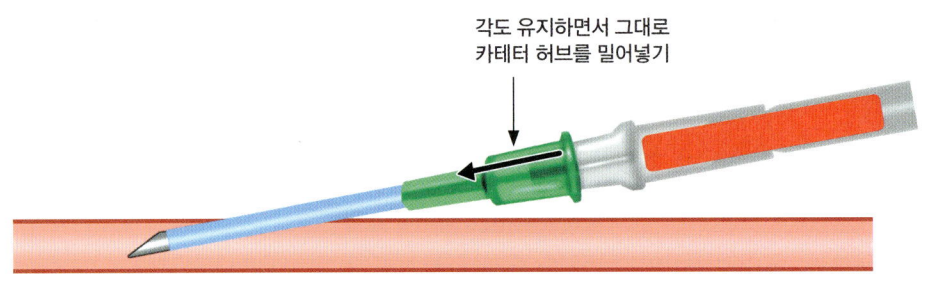

카테터 튜브를 망가뜨리지 않고 삽입시키는 방법 – ❸

5 카테터 튜브가 혈관 내에 진입했는지 확인하기

① 카테터 튜브가 혈관 내로 온전히 진입된 것을 가장 확실하게 확인하는 방법은 스타일렛(stylet)을 살짝 뒤로 빼보아 카테터 튜브와 허브로 혈액이 역류되는지 확인하는 것이다.

② 카테터 튜브의 끝이 혈관 내로 잘 진입되었을 경우 스타일렛을 빼는 순간 혈액이 뒤로 역류하여 카테터 튜브가 피로 물들고 허브에 혈액이 차는 것을 관찰할 수 있다.

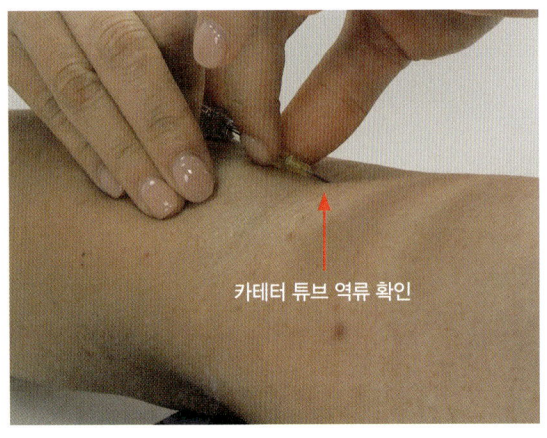
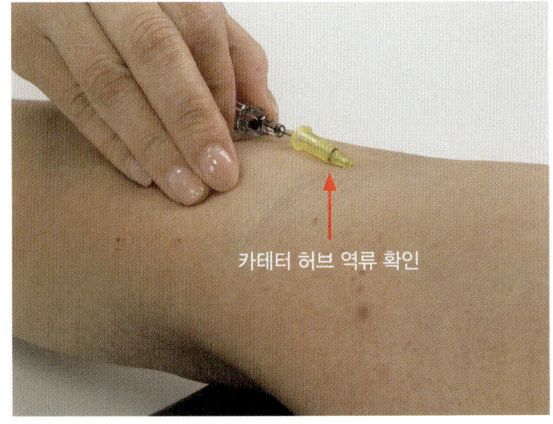

스타일렛(stylet)을 뒤로 빼보아 카테터 튜브와 허브의 혈액역류를 확인하기

6 카테터 튜브(허브)를 밀어넣을 때 저항감 확인하기

① 마지막으로 중요한 것은 카테터 튜브를 밀어넣으면서 억지로 들어가는 저항감(뻑뻑함)이 없는지 확인하면서 넣는 것이다.

② 삽입과정 중 바늘의 위치가 바뀌어 카테터가 혈관 밖으로 나갔을 경우 허브를 밀어넣을 때 저항이 느껴지면서 뻑뻑하다. 이때는 억지로 밀어넣지 말고 저항감이 없는 공간을 다시 찾거나 혈관이 터졌는지 확인해야 한다.

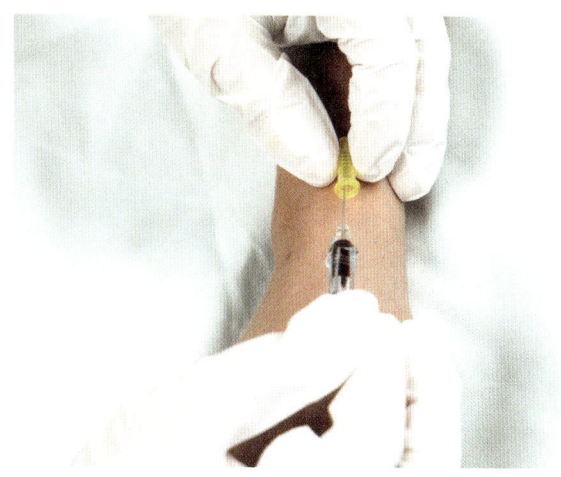

카테터 튜브를 삽입하면서 저항감은 없는지 확인하기

5 수액이나 헤파린 캡 등을 연결 전 지혈대(토니켓) 풀기

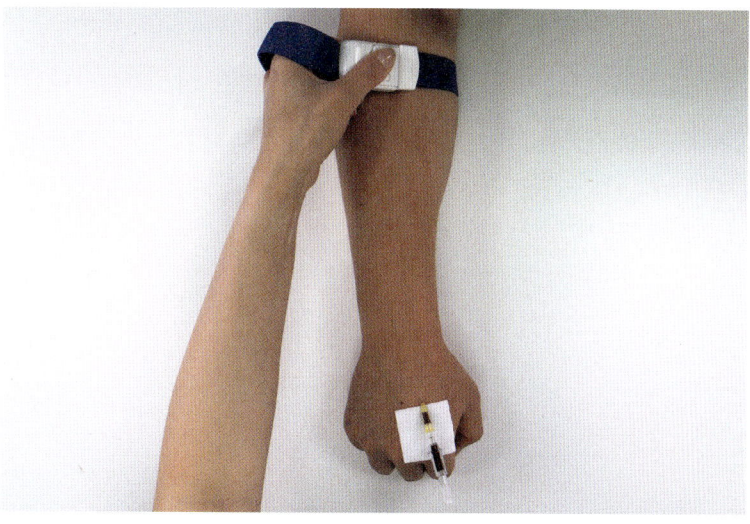

지혈대(토니켓) 풀기

6 스타일렛(바늘) 제거 후 커넥터(수액 혹은 헤파린 캡) 연결하기

1 수액연결을 위해 스타일렛을 뺄 때

(1) 아래 알코올 솜 대어 주기(선택사항)

① 말초정맥관을 삽입한 후 바늘(stylet)을 제거하기 전 카테터 허브 아래에 알코올 솜을 대어준다.

② 알코올 솜을 대어 주면 혈액이 조금 흘러나와도 흡수되어 깨끗하게 연결할 수 있다.

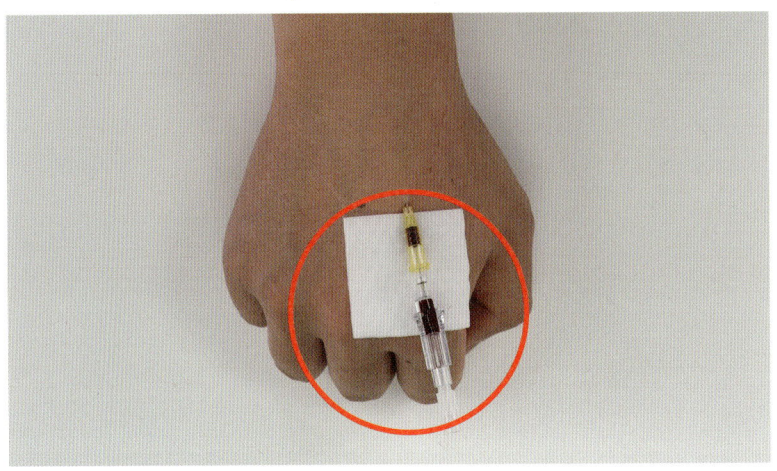

카테터 허브 아래 알코올 솜 대어 주기

(2) 스타일렛 제거 전 카테터 튜브의 끝을 손가락으로 세게 눌러주어 혈류막기

① 수액커넥터나 헤파린 캡을 연결하기 위해서는 스타일렛(바늘)을 제거해야 한다.

② 스타일렛(바늘)을 제거하면 카테터 허브로 혈액이 역류하기 때문에 카테터 앞의 혈관을 손가락으로 세게 눌러 혈류를 막아줘야 한다.

③ 이때 중요한 것은 카테터를 누르지 않고 카테터 앞 혈관을 눌러야 한다는 점이다.

④ 카테터를 누르면 혈류가 막히지 않아 혈액이 흘러내리고 카테터도 손상될 수 있다.

⑤ 혈관이 눌려 납작해질 정도로 엄지손가락으로 세게 누르는 것을 추천한다.

⑥ 카테터 튜브의 길이를 생각하여 튜브 바로 앞의 혈관을 누르도록 한다.

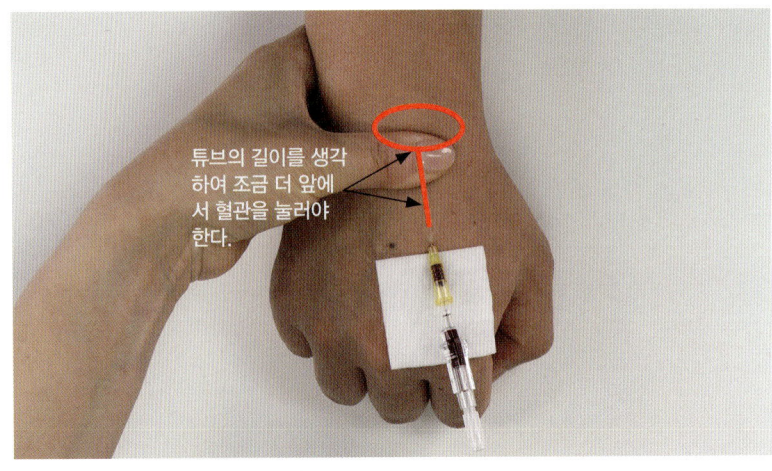

카테터 튜브의 끝을 손가락으로 세게 눌러주어 혈류막기

7 카테터 허브와 커넥터(수액 혹은 헤파린 캡) 연결하기

① 스타일렛(바늘)의 제거 즉시 수액을 연결한다. 허브와 수액커넥터를 양손으로 안정적으로 잡고 약간 비틀어 꽂으면 단단하게 연결된다.
② 이때 수액의 조절기(roller clamp, regulator)가 가까이 있다면 한 손은 허브를 안정적으로 잡고 다른 한 손은 조절기를 열어 수액이 잘 들어가는지 확인한다.
③ 수액의 조절기가 멀리 있다면 말초정맥관 허브 위에 멸균테이프를 붙인 뒤 수액 조절기를 열어 카테터 굵기에 알맞은 속도로 주입되는지(잘 들어가는지) 확인한 후 처방된 속도로 맞춘다.

8 말초정맥관 삽입과정

말초정맥관 삽입과정 정리

① 지혈대(토니켓) 묶기
② 반대쪽 손으로 피부나 혈관 고정하기
③ 피부소독하기
④ 사면이 위로 가게 하여 카테터 바르게 잡기
⑤ 바늘의 방향과 각도를 설정한 뒤 그대로 삽입하기
⑥ 혈액의 역류(맺힘)가 확인되면 각도 낮춘 뒤 카테터 튜브가 충분히 들어갈 정도로 조금 더 진입하기
⑦ 스타일렛(바늘)만 살짝 뒤로 빼보아 카테터 튜브의 혈액역류까지 확인하기(스타일렛 뒤로 너무 많이 뺐다면 카테터 튜브 지탱될 정도로 다시 진입시켜주기)
⑧ 카테터 허브만 잡고 저항감이 없는지 확인하며 끝까지 밀어넣기
⑨ 지혈대(토니켓) 풀기
⑩ 연결하고자 하는 커넥터(수액 혹은 헤파린 캡)를 가까이 가져오기
⑪ 스타일렛(바늘)제거하기 전 혈류막기(혈관누르기)
⑫ 스타일렛(바늘)제거 직후 커넥터(수액 혹은 헤파린 캡) 연결하기
⑬ 수액의 조절기를 열어 수액 속도를 확인 후 처방속도로 조절하기
⑭ 드레싱

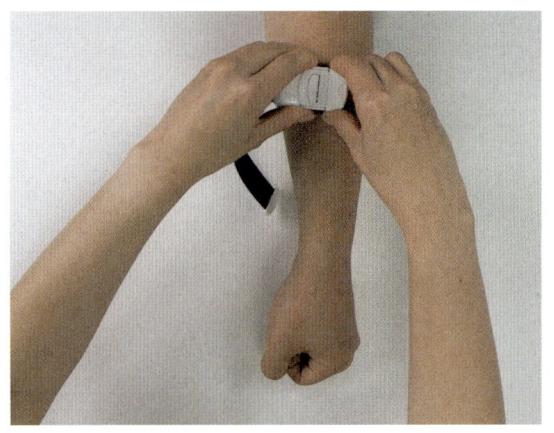
지혈대 묶기

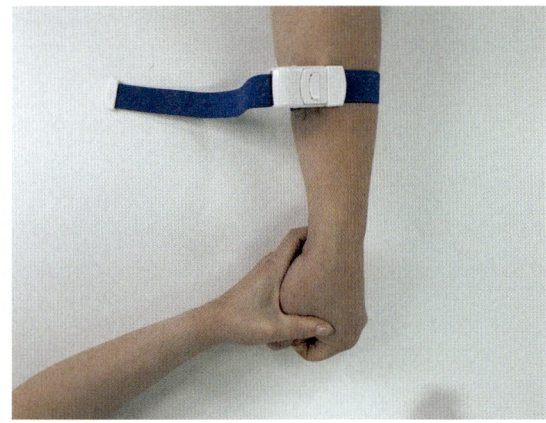
혈관고정하기

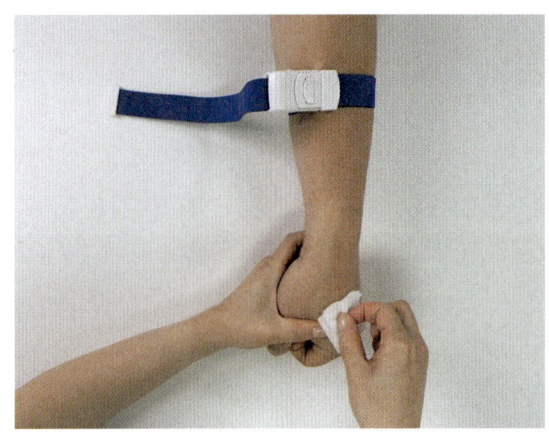
피부소독하기

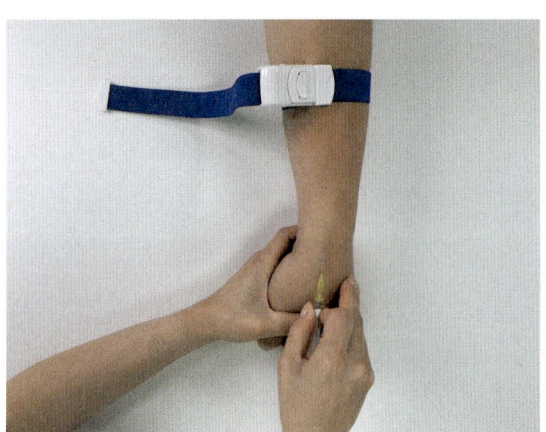
사면이 위로 가게 하여 카테터잡기

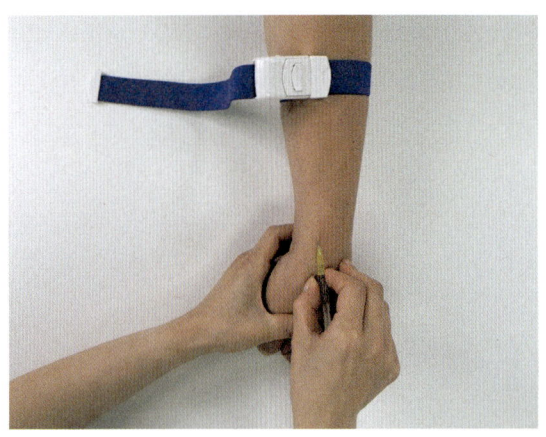
혈액의 역류(맺힘) 확인

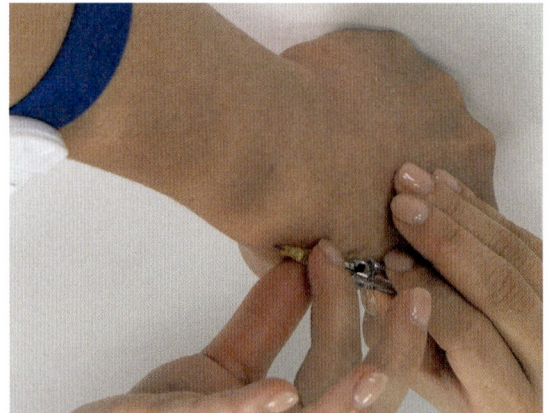
카테터 허브의 역류 확인

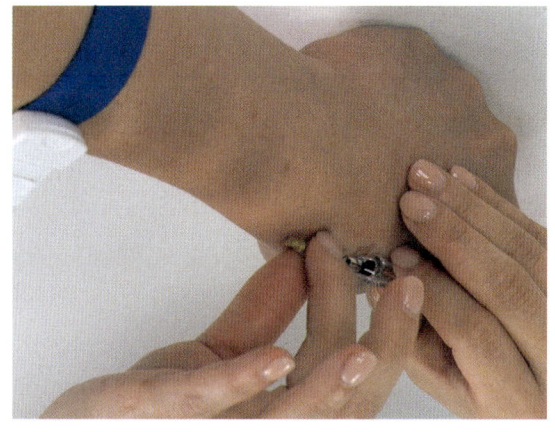
카테터 허브 삽입(저항감 확인 필요)

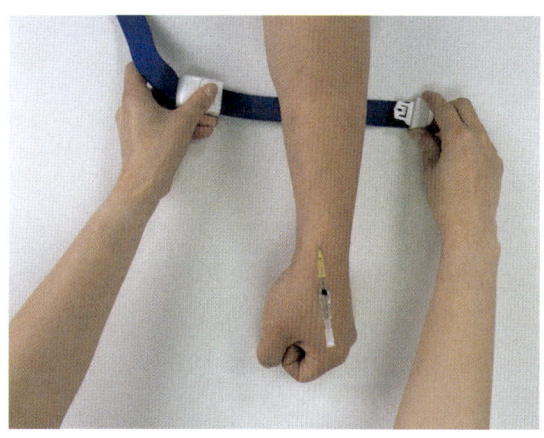
지혈대 풀기

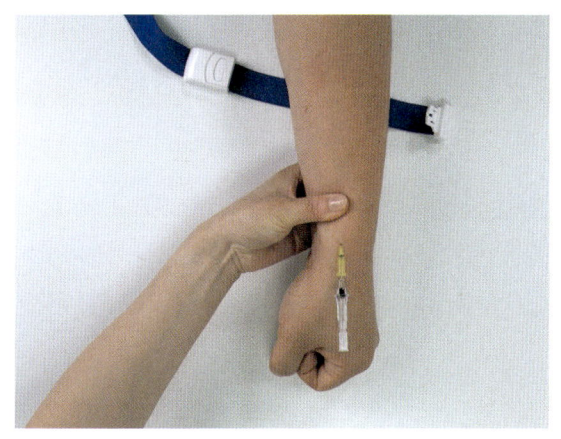
스타일렛 제거 전 혈관 누르기

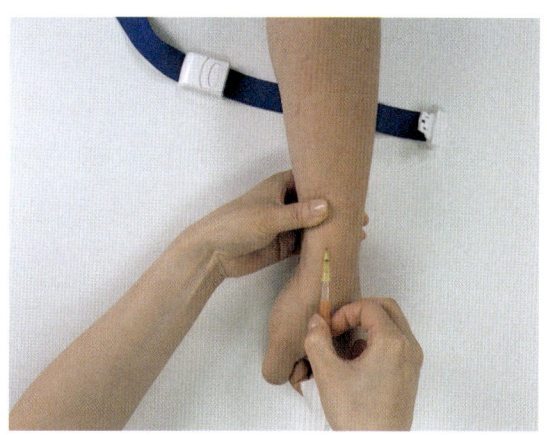
수액 연결하기

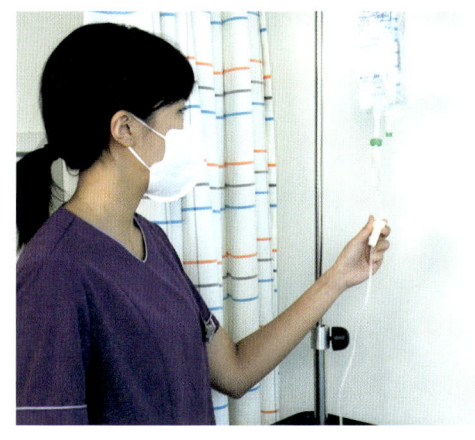
수액속도 확인 후 조절하기

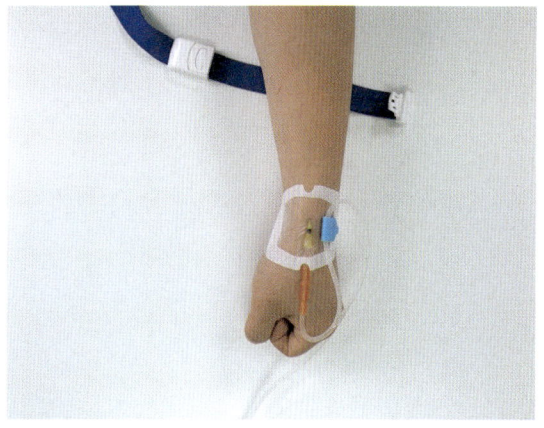
드레싱하기

03 | 말초정맥관 삽입 후 관리

1 수액 연결

1 커넥터 종류별 연결방법

(1) 루어 슬립 커넥터(luer slip connector)

① 루어 슬립 커넥터(luer slip connector)는 커넥터 끝에 돌림 잠금기능이 없는 슬립형태의 커넥터이다.
② 카테터 허브와 커넥터를 약간 비틀면서 꾹 끼워주면 잘 빠지지 않게 단단히 연결된다.
③ 3-way(쓰리웨이)는 일반적으로 수액라인 중간에 연결하여 수액의 흐름을 제어하거나 투약을 위한 주입구(포트, port)로 사용하는 의료용품이다.
④ 이 3-way(쓰리웨이)를 병원지침에 따라 혹은 사용목적에 따라 수액 세트 커넥터의 끝에 연결하여 카테터 허브와 바로 연결하기도 한다.
⑤ 이때 피부가 3-way에 눌려 손상받고 있지는 않은지 자주 관찰하도록 한다.
⑥ 허브나 3-way 아랫부분에 거즈나 상품화된 패드를 대어 주어 피부압박을 줄이도록 한다.

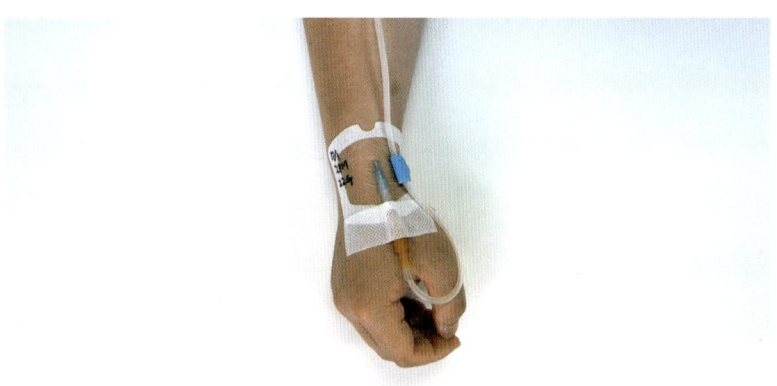

루어 슬립 커넥터(luer slip connector) 연결

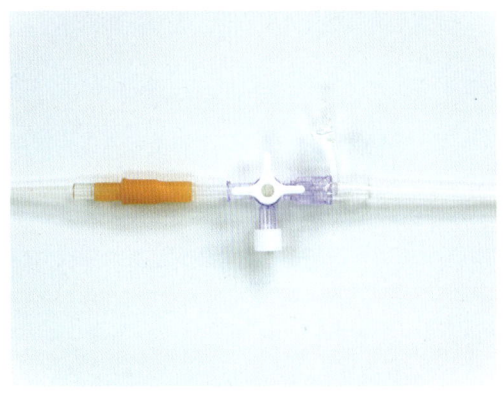

3-way를 수액 세트 중간에 연결한 예

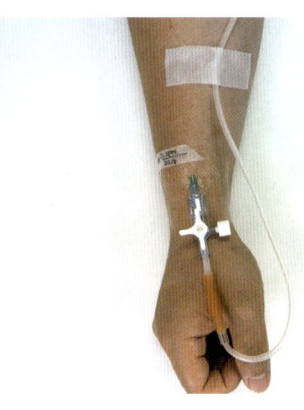

카테터 허브에 3-way를 직접 연결한 예

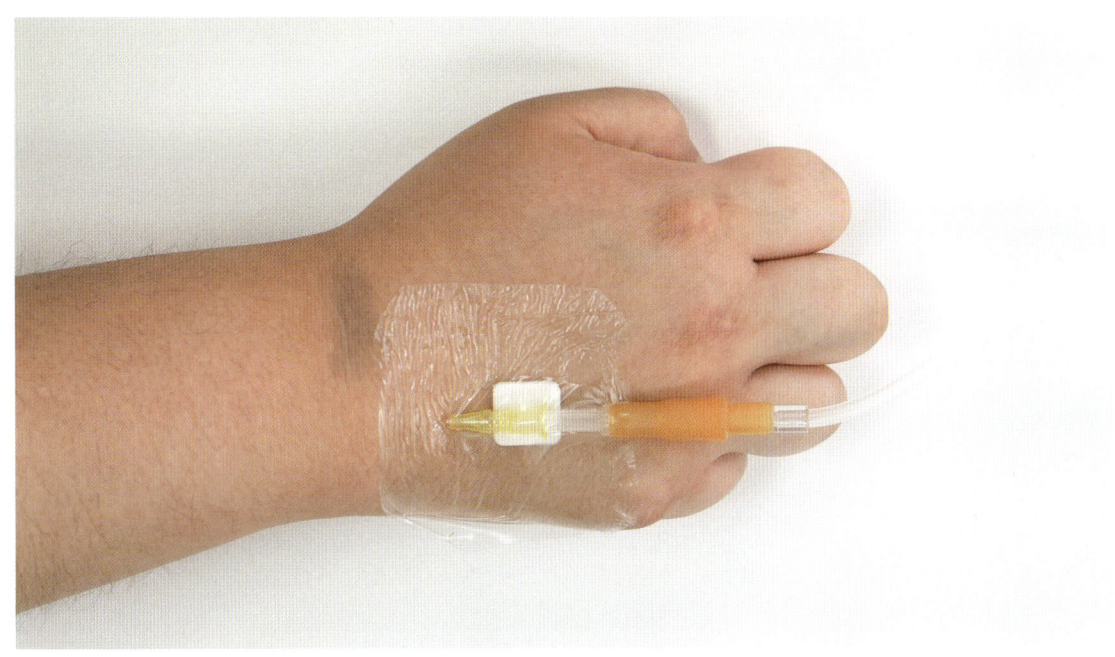

상품화된 패드를 압박부위에 받친 모습(픽스밴드)

(2) 루어 잠금 커넥터(luer lock connector)

① 루어 잠금 커넥터(루어락, luer lock connector)는 끝이 나사처럼 돌려서 끼울 수 있는 잠금 기능이 있다.
② 연결할 때 카테터 허브와 커넥터 끝을 각각의 손으로 잡아 끝까지 비틀어 돌려야 한다.
③ 커넥터가 더 이상 돌아가지 않을 때까지 세게 잠그도록 해야 한다. 헐겁게 돌려 놓으면 수액이나 혈액이 새어나오는 경우가 많다.
④ 루어락(luer lock connector) 커넥터의 경우 잠금부분이 피부에 눌릴 수 있어 자주 세심한 관찰이 필요하다.
⑤ 루어락(luer lock connector) 커넥터의 잠금부분 아래에 거즈나 상품화된 패드를 대어 주어 피부압박을 줄이도록 한다.

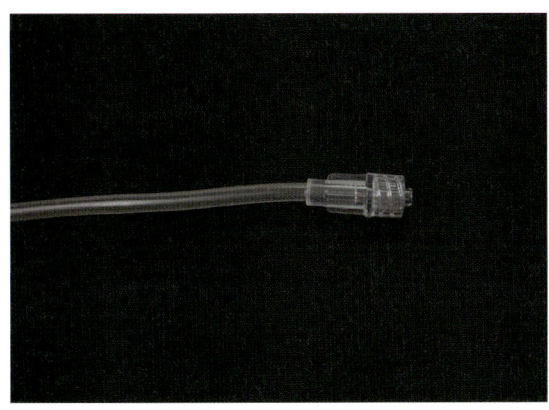

루어 잠금 커넥터(루어락, luer lock connector)

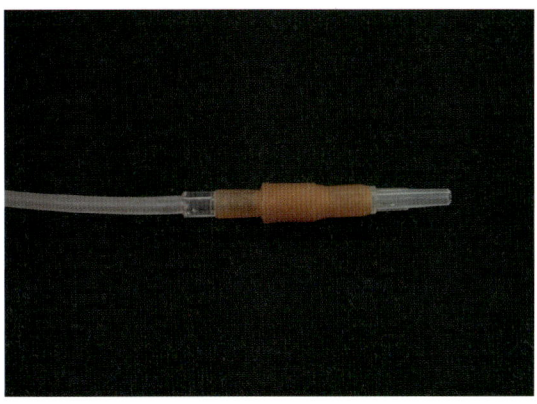

루어 슬립 커넥터(luer slip connector)

One Point Lesson • 3-way stopcock(쓰리웨이)

3-way(쓰리웨이)는 일반적으로 수액라인 중간에 연결하여 수액의 흐름을 제어하거나 투약을 위한 주입구(포트, port)로 사용하는 의료용품이다. 3-way는 방향을 돌려 수액의 흐름을 정지시키거나 개방(오픈)하여 흐름을 유지할 수 있다. 세 번째 포트(side방향)에는 수액을 추가하거나 투약 주입구(포트, port)를 추가하여 약물 주입구로 사용할 수 있다. 3-way의 회전탭에는 화살표시가 되어 있어 수액튜브(라인)과 화살표를 같은 방향으로 맞추면 개방된다. 'ㅗ'자 모양의 회전탭을 개방하고자 하는 방향과 일치하게 맞추면 3-way 주입구가 열려 주입할 수 있다.

01 기능

1. 수액의 흐름을 중지하거나 재개
2. 수액 세트와 연장튜브(extension tube)의 연결기능
3. 수액 또는 약물 추가 : 세 번째 포트를 통해 수액 또는 약물 추가

02 장점

1. 세 번째 포트로 추가 수액이나 약물을 주입하기 때문에 정맥주입을 위한 천자를 여러 번 하지 않아도 된다.
2. 여러 개의 수액 세트 연결이나 투약이 필요하다면 여러 개의 3-way 연장하여 적용할 수 있다.
3. 의료물품 간소화 : 추가 장비의 필요성을 줄여준다. 예를 들어 3-way를 설치함으로 인해서 투약을 위한 헤파린 캡이나 바늘, 플라스타(반창고) 등을 준비하지 않아도 된다.
4. 안전성 향상 : 예를 들어 3-way가 없다면 기존 수액 세트에 다른 수액 세트를 추가하고자 할 때 Y-port에 바늘을 꽂아야 하고 고정을 위한 플라스타(반창고) 등을 준비해야 한다. 바늘이 손상되어 부러지는 사고 등의 위험성이 생길 수 있어 바람직하지 않다. 또한 감염의 위험도 증가한다.
5. 사용 편의 : 3-way의 회전식 탭을 돌려 방향을 쉽게 설정하여 수액흐름의 개폐를 조절할 수 있다.

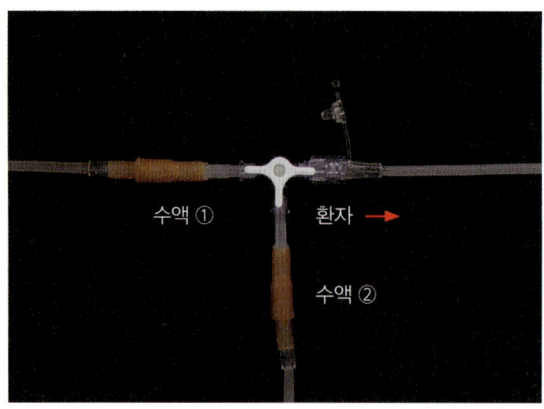

3-way의 세번째 포트(port)로 추가수액 주입

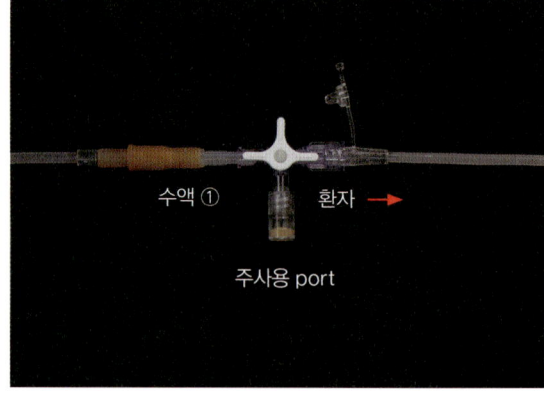

3-way의 세 번째 포트로 주사용 포트(port) 연결

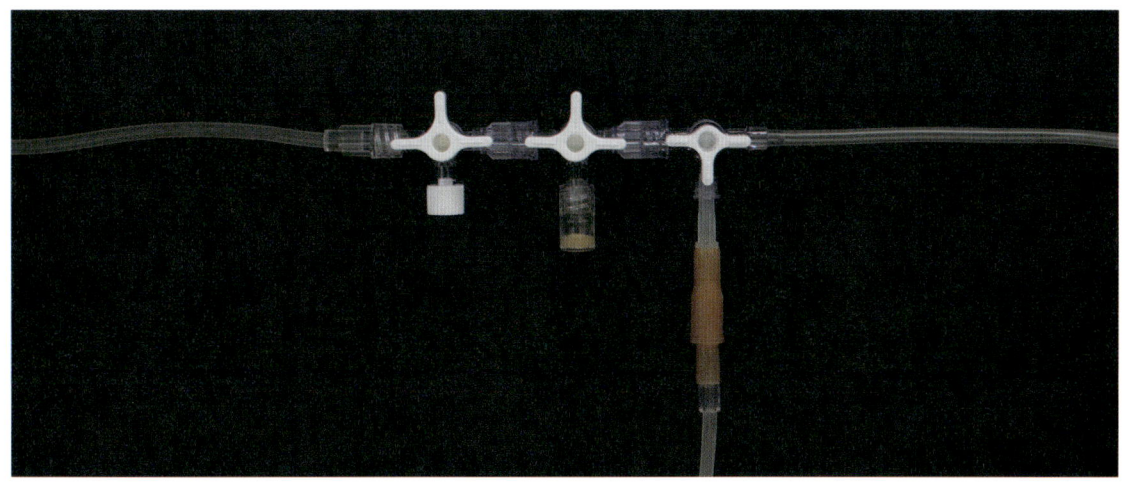

3-way 여러 개를 연장한 예

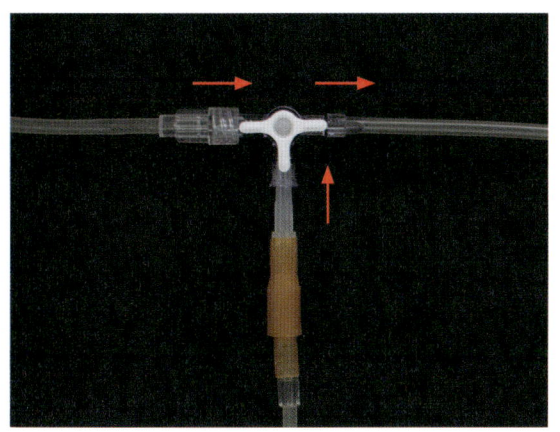

세 방향 모두 열린 상태

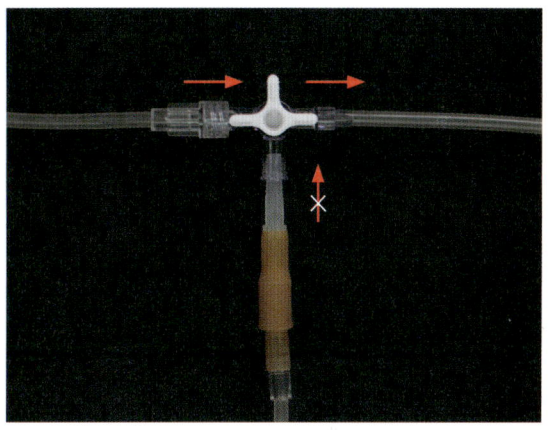

두 방향 열린 상태(세 번째 포트는 잠긴 상태)

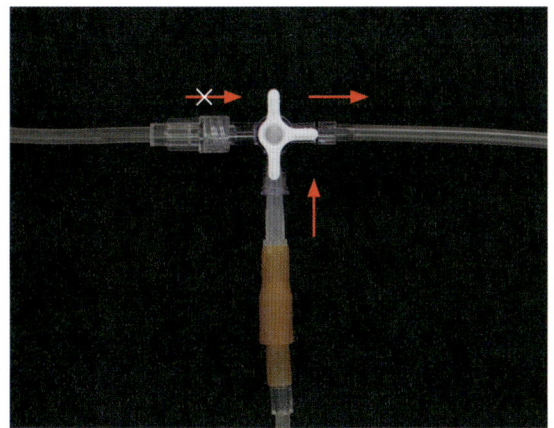

두 방향 열린 상태(메인 수액라인은 잠긴 상태)

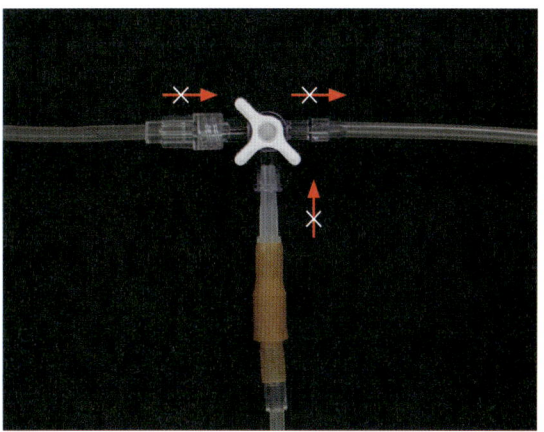

모두 잠긴 상태

2 수액 세트 관리

(1) 수액 세트 사용 원칙

① 수액 세트는 일반용과 정맥주입펌프용을 구분하여 사용한다.

② 수액 세트는 자유흐름방지장치(anti-free-flow mechanism)와 루어락(luer-lock)이 있는 것을 사용한다.

※ **자유흐름방지장치(anti-free-flow mechanism)** : infusion pump, syringe pump

③ 약물농도와 수액 세트에 따라 주입속도조절기(예 regulator)를 표준화하여 사용한다.

④ 수액 세트에 부속기구(예 필터 등)를 연결하여 사용할 때, 오염이나 우발적인 분리를 방지하기 위해 내장형 부속기구를 사용한다.

⑤ 수액 세트에 흡착위험이 있는 약물을 투여하는 경우 흡착위험이 없는 재질의 수액 세트를 사용한다.

※ 나이트로글리세린, 다이아제팜, 인슐린, 프로포폴, 치료적 단백질, 과립구집락자극인자, 특정항생제(플루클로사실린, 사이클로스포린 등), 아미오다론 등

⑥ 프탈레이트류(예 di-(2-ethylhexyl)-phthalate, DEHP)를 함유한 수액 세트는 사용하지 않는다.

⑦ 의료기관의 정책에 따라 수액 세트에 사용시작(또는 교체) 날짜를 기록한다.

⑧ 수액주입체계의 변화(예 수액백(병) 교체, 부속기구 연결, 대상자 이송 등)가 있는 경우 수액백(병)에서 시작하여 대상자의 정맥관 연결부위까지 따라가면서 수액이 주입되는지를 확인한다.

(2) 수액 세트 교환

① 수액 세트는 수액 종류, 주입방법(지속적 또는 간헐적), 오염 또는 제품의 통합성 요인을 고려하여 정기적으로 교환한다.

② 일반 수액(지질용액, 혈액, 혈액성분 제외) 주입용 수액 세트는 다음의 주기로 교환한다.

- 지속적 주입 시 : 7일마다
- 간헐적 주입 시 : 사용 시마다 또는 24시간마다
- 오염 또는 기능불량인 경우 : 즉시 교환

③ 정맥영양용액 주입용 수액 세트는 매 24시간마다 또는 새로운 정맥영양용액으로 교체할 때마다 교환한다.

④ 지질용액 단독 주입용 수액 세트는 매 12시간마다 또는 새로운 지질용액으로 교체할 때마다 교환한다.

⑤ 프로포폴(propofol) 주입용 수액 세트는 제조사의 권고사항에 따라 6시간 또는 12시간마다 또는 새로운 프로포폴로 교체할 때마다 교환한다.

⑥ 말초정맥관을 교체하는 경우 수액 세트를 새로 교환한다.

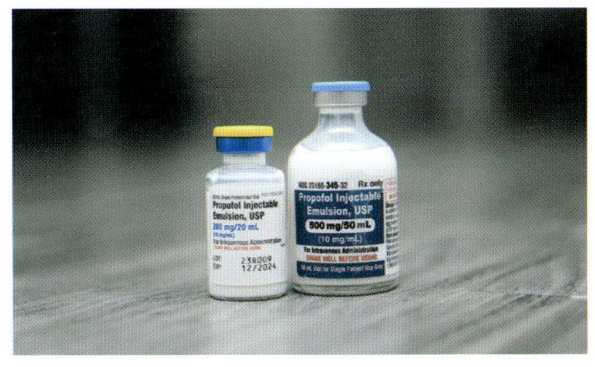
프로포폴(propofol, 지질이 포함되어 있음)

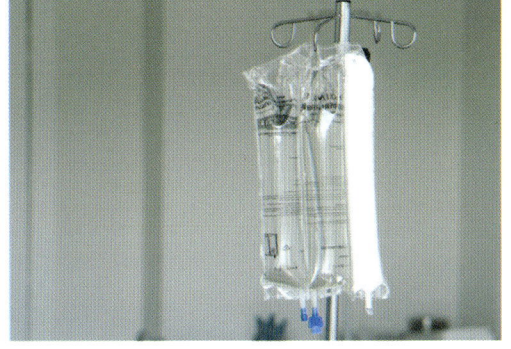
정맥영양용액

One Point Lesson • 수액 세트 내 공기제거 방법

구분	내용
수액튜브(라인) 톡톡 쳐서 공기 올리기	• 한 손으로 수액튜브(라인)을 팽팽하게 잡아당기고 있는 상태에서 다른 한 손의 엄지와 중지로 딱밤때리기를 하듯이 대립시켰다가 중지를 튕겨 수액튜브(라인)를 톡톡 친다. • 수액라인에 있던 공기 방울을 점적통(drip chamber)으로 올라가게 하는 방법이다.
수액튜브(라인) 돌돌 말아 올리기	• 공기방울이 들어있는 수액튜브(라인)의 아랫부분부터 시작하여 손가락이나 펜을 이용하여 돌돌 말아올려 공기 방울을 점적통(drip chamber)으로 올라가게 하는 방법이다. • 이때 공기방울이 있는 부분보다 많이 먼 아랫부분부터 말아 올라와야 공기방울을 점적통(drip chamber)으로 올라가게 할 수 있다.

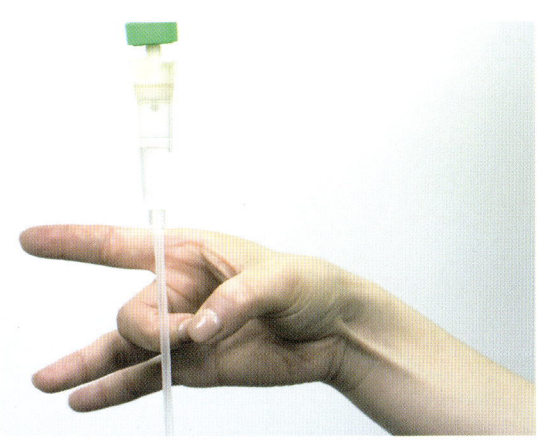
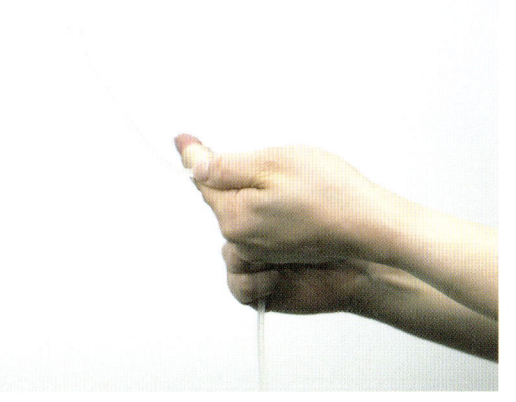

공기방울 제거 방법

2 헤파린 캡 연결

1 헤파린 캡 설치와 약물 주입

① 손위생을 실시한다.
② 처방 약물의 확인(5Rights)과 준비, 대상자 확인을 거친다.
③ 혈관카테터(angio catheter, IV catheter)를 삽입한다.
④ 카테터 허브 끝에 개봉한 헤파린 캡(heparin cap)을 돌려 잠근다. 이때 카테터가 빠지지 않도록 허브의 끝을 안정적으로 잡고 헤파린 캡을 돌려 고정되도록 한다.
⑤ 투명드레싱과 반창고로 카테터 삽입 부위를 고정한다. 드레싱부위에 삽입날짜, 시간, 카테터 크기, 시행자 이름을 적거나 라벨을 붙인다.
⑥ 소량의 생리식염수를 주입하여 헤파린 캡의 개방성을 유지한다.
⑦ 소독솜으로 주입구를 닦고 준비된 약물을 주입한다.
⑧ 주입이 완료되고 소량의 생리식염수를 주입하여 헤파린 캡의 개방성을 유지한다.
⑨ 헤파린 캡은 72시간마다 교환해야 한다.
⑩ 손위생을 실시하고 기록한다.

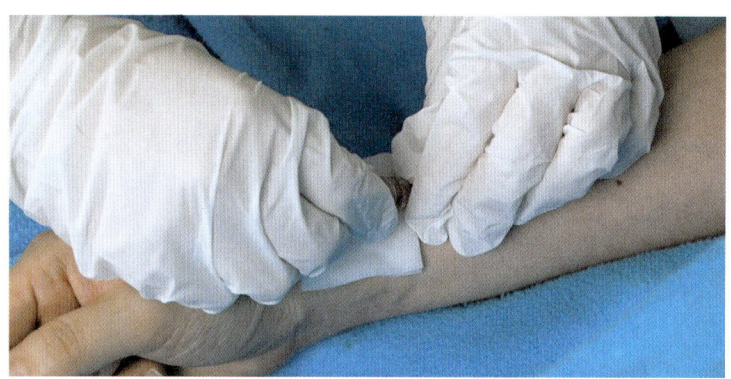

카테터와 헤파린 캡의 연결

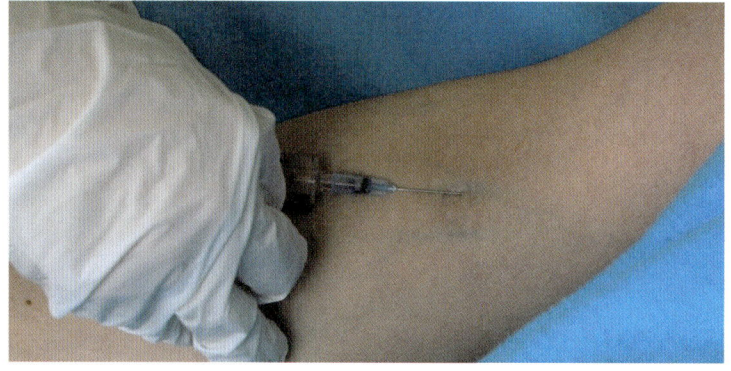

정맥주사 간헐적 정맥 내 주입

※ **헤파린 캡과 카테터 허브를 돌릴 때** : 너무 헐거우면 혈액이 역류되어 피가 새어나올 수 있다. 반대로 너무 꽉 잠그면 캡을 교체해야 할 경우 풀리지 않아 곤란할 수 있다.

One Point Lesson • 헤파린 캡 연결 후 관류

헤파린 캡을 통한 투약이나, 3-way를 통한 투약 후 정맥관 관류(flushing)를 시행해야 한다. 정맥관 관류(flushing)는 섬유소나 약물 침전물, 정맥관 내부의 잔해 등을 충분히 제거하기 위해 소량의 용액(생리식염수)으로 정맥관을 씻어내는 방법이다. 정맥관 관류(flushing)를 통해 정맥관이 막히는 것을 예방하고 개방성 유지를 할 수 있다.

01 정맥관 관류(flushing) 방법

1. 주사기(syringe)에 생리식염수를 재도록 한다. 말초정맥관은 5mL, 중심정맥관은 10mL를 잰다.

   ※ **관류용액의 양을 결정할 때** : 정맥관의 형태와 크기, 대상자의 연령과 체중, 제공받고 있는 수액요법의 종류를 고려해야 하며, 채혈을 하거나, 혈액성분을 수혈받거나, 정맥영양, 조영제, 다른 점도가 높은 용액을 주입한 경우에는 좀 더 많은 관류용액이 필요할 수 있다.

2. 주입구를 알코올 솜으로 충분히 닦고 완전히 건조되게 한다.
3. 용액을 천천히 주입한다. 이때 말초정맥관 관류 시 주입 압력을 낮추기 위해 가능하면 10mL 주사기를 사용하며 저항감이 있는지 확인한다.
4. 말초정맥관을 관류할 때 저항감이 있다면 억지로 힘으로 밀어 넣지 않고, 폐색 여부를 확인한다.
5. 말초정맥관 관류 시 박동성 관류 기법(pulsatile flush technique)을 부드럽게 적용한다.

   ※ **박동성 관류 기법** : 용액을 1mL씩 주입과 멈춤을 반복하면서 주입하는 방법

6. 주입 시 저항감이 없는지 사정하며 용액을 모두 주입한다.

02 정맥관 관류(flushing)를 시행하는 시기

1. 채혈 후
2. 지속적으로 약물을 주입하다가 간헐적 주입으로 전환할 때
3. 약물 주입 전후
4. 간헐적 수액 주입 전후
5. 정맥영양용액 주입 전후
6. 사용하지 않지만 유지가 필요한 말초정맥관

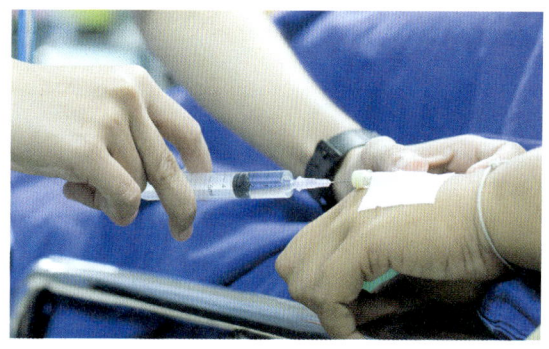

헤파린 캡(heparin cap) 관류(flushing)

03 관류용액별 부적합한 약물

1. 말초정맥관(midline 정맥관 포함) : 말초정맥관은 매 사용 후 방부제가 첨가되지 않은 생리식염수를 사용하여 관류(잠금)을 시행한다.
2. 생리식염수와 병용금기 약물을 투여하는 경우 : 생리식염수와 병용금기 약물을 투여하는 경우에는 5% 포도당으로 먼저 관류한 후 생리식염수로 다시 관류한다.
3. 관류용액별 부적합한 약물목록

생리식염수	5% 포도당
Aldesleukin	
Amphotericin B cholesteryl sulfate	
Amphotericin B	
Amphotericin B lipid complex	Baclofen
Amphotericin B liposomal	Bupivacaine
Dantrolene sodium	Cladribine
Daunorubicin liposomal	Clonidine
Dihydroergotamine mesylate	Dantrolene
Epotein alfa	Daptomycin
Filgrastim	Dihydroergotamine
Immune globulin	Interferone alfa-2
Liposomal doxorubicin	Itraconazole
Methoxamine	Levothyroxine sodium
Mycophenolate mofetil HCl	Methadone HCl
Nitroprusside sodium	Phenytoin
Norepinephrine bitartrate	Strptomycin
Oxaliplatin	Tenecteplase
Propafenone	Treprostinil sodium
Quinuprisi/dalfopristin	
Trimetrexate glucuronate	

2 헤파린 캡의 감염예방

말초정맥관 카테터 허브에 헤파린 캡(헤파린 락)을 연결하여 외부에서 공기나 이물이 들어가지 않는 폐쇄체계를 유지해야 한다. 헤파린 캡의 바늘삽입 부위는 실리콘으로 되어 있는데 알코올 솜으로 깨끗이 소독하여 충분히 건조시킨 뒤 바늘을 삽입하여 사용한다.

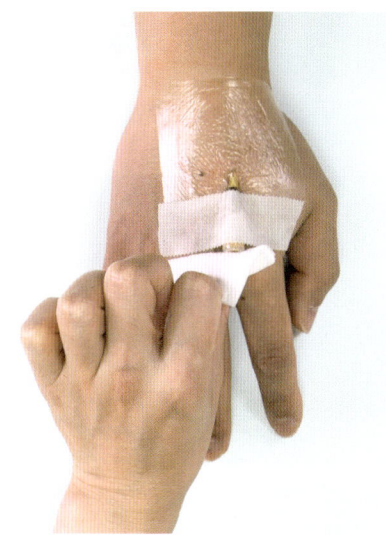

헤파린 캡(heparin cap)의 소독

3 드레싱 : 적절한 말초정맥관 고정은 말초정맥관 수명을 연장하고 합병증을 예방한다.

1 말초정맥관 드레싱의 목적

① 말초정맥관을 피부에 고정하여 혈관 내에서 올바른 위치를 유지하게 한다.
② 혈관 내 말초정맥관의 미세한 움직임 또는 피스톤 운동을 줄인다.
③ 삽입 부위와 외부 환경 사이에 물리적 장벽을 제공한다.

2 멸균·비멸균 드레싱

(1) 멸균 드레싱

① 카테터 삽입부위에는 멸균처리된 테이프를 사용한다.
② 투명 필름 테이프(tegaderm), keyhole notch 필름 테이프, 말초정맥관 삽입부위 고정기구(engineered stabilization devices, ESD) 등이 있다.

(2) 비멸균 드레싱

① 비멸균 드레싱은 멸균 테이프 부착 후 수액라인이나 주변 연결부를 부착하는 것을 말한다.
② 비멸균 테이프는 종이, 실크, 천, 실리콘, 폼 또는 플라스틱으로 만들어지며 주로 아크릴레이트 기반의 접착제를 포함해 피부에 잘 부착되도록 테이프 재료에 접착되어 있다.

3 드레싱 방법

흔히 사용하는 말초정맥관 고정방법으로는 멸균테이프, 멸균 반투과성 투명 드레싱(transparent semipermeable membrane dressing, 이하 멸균 투명 드레싱), 봉합, 접착성 고정기구(engineered stabilization device, ESD) 등이 있다(RCN, 2016).

(1) 투명 필름 드레싱

가) 특징

① 정맥관 삽입부위에 투명필름으로 붙이는 이유는 카테터 삽입부위의 이상반응을 즉시 관찰할 수 있기 때문이다.
② 발적, 화농, 누출, 카테터 이탈 등을 바로 관찰할 수 있어 정맥염 등 카테터 관련 합병증의 발생을 예방할 수 있다.
③ 투명 필름 테이프는 테가덤(tegaderm), 슈퍼픽스(superfix), 네오드레싱(neodressing) 등 상품명이 다양하다.

나) 방법

① 삽입부위 주변을 모두 포함하여 투명필름테이프 테가덤을 부착한다. 부착부위가 손에 닿지 않도록 주의하며(멸균유지) 필름 위의 종이(라이너)를 제거한다.
② 수액라인과 연결부위 등을 비멸균 테이프(반창고)으로 붙여준다.
③ 드레싱부위에 삽입날짜, 시간, 카테터 크기, 시행자 이름을 적거나 라벨을 붙인다.

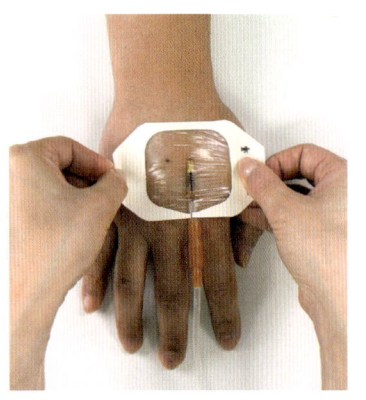 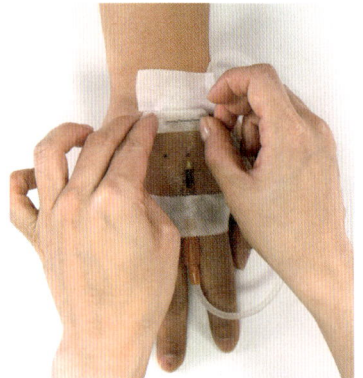 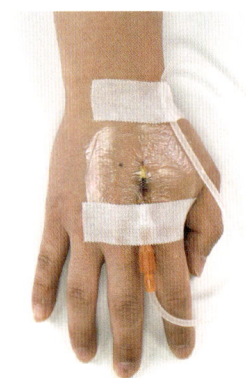

투명 필름 테이프 드레싱

(2) keyhole notch(열쇠구멍 표시)가 있는 투명 필름 테이프 드레싱

가) 특징

① keyhole notch(열쇠구멍 표시)가 있는 투명 필름 테이프는 열쇠구멍 모양의 홈이 파여있는 멸균테이프로, 삽입한 카테터 허브를 구멍에 맞추어 고정한다.
② 카테터의 삽입부위는 투명한 필름에 위치하게 되고 수액라인이나 헤파린 캡이 위치하는 곳은 양쪽에서 단단히 고정할 수 있는 위치가 된다.

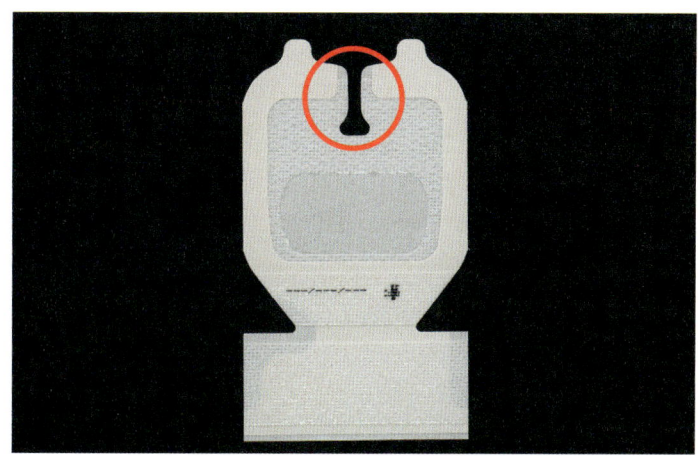

keyhole notch dressing tape(3M tegaderm IV advanced securement dressing)

나) 방법

① 카테터 허브의 테이프의 갈라짐이 시작되는 지점(keyhole notch의 최상단)과 맞추어 붙인다.
② 카테터 주위에 들뜸이 없도록 투명필름 부위를 완전히 밀착하여 붙인다.
③ 투명필름의 갈라진 양쪽 끝을 모아서 수액라인 혹은 헤파린 캡 아래 피부에 부착한다.
④ 필름 위의 종이(라이너)를 제거하면서 아래 필름을 단단히 눌러준다.
⑤ 수액라인과 연결부위 등을 비멸균 테이프(반창고) 등으로 붙여준다.
⑥ 드레싱부위에 삽입날짜, 시간, 카테터 크기, 시행자 이름을 적거나 라벨을 붙인다.

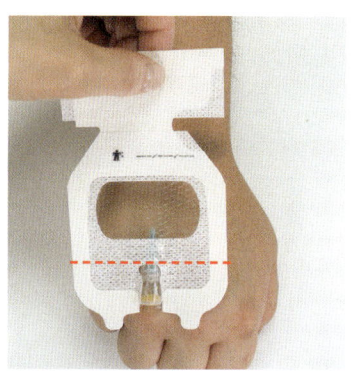 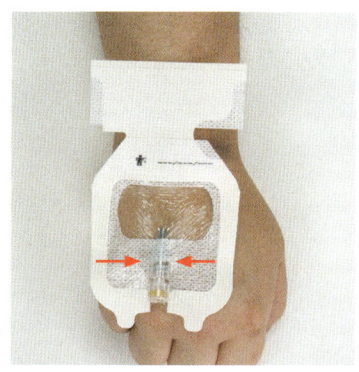 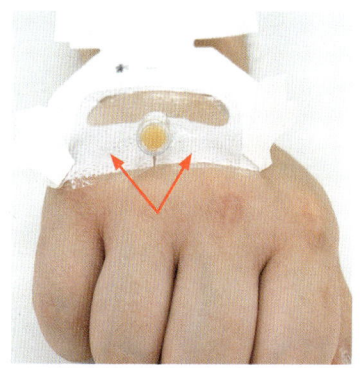

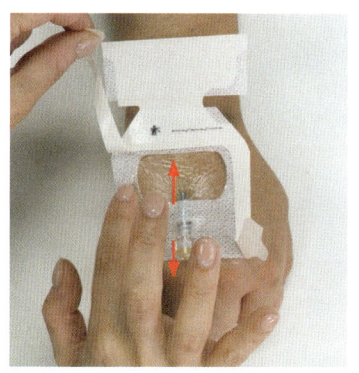 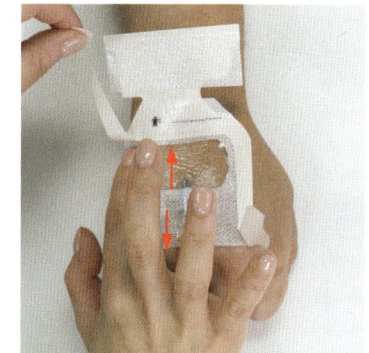 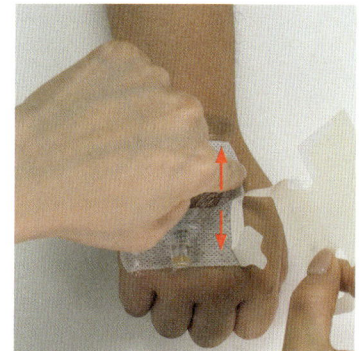

keyhole notch(열쇠구멍 표시)가 있는 투명필름테이프 드레싱

(3) 접착성 고정기구(engineered stabilization device, ESD)

가) 특징

말초정맥관 삽입부위 고정기구(engineered stabilization devices, ESD)는 말초정맥관 위에 부착하는 접착성을 가진 멸균테이프로 카테터 허브를 움직이지 못하도록 고정장치가 포함된 것이 특징이다.

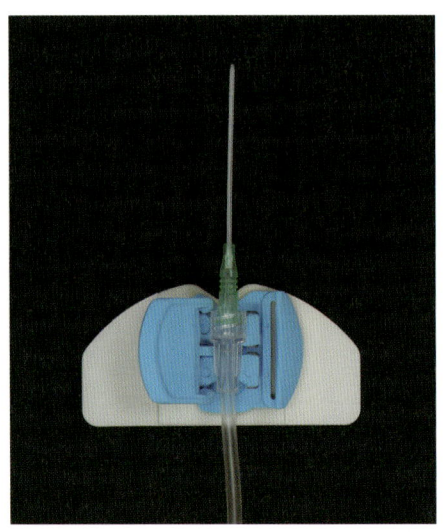

말초정맥관 삽입부위 고정기구(engineered stabilization devices, ESD)

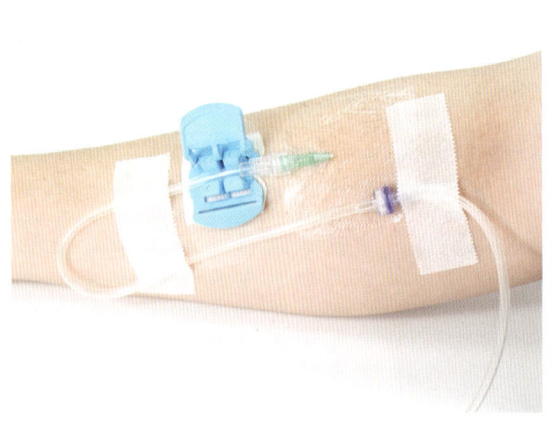 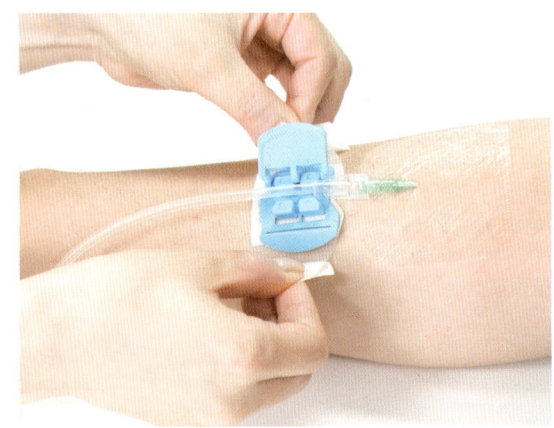

말초정맥관 삽입부위 고정기구 적용의 예

나) 방법

① 카테터 허브를 루어 잠금 커넥터(루어락, luer lock connector)로 연결한다.
② 카테터 삽입부위를 투명 필름 드레싱을 한다.
③ 루어락 커넥터 바로 아래 라인을 상품의 고정장치 홈에 맞추어 눌러 끼운다.
④ 양쪽 테이프의 이형지를 제거하여 피부에 부착한다.
⑤ 수액라인과 연결부위 등을 비멸균 테이프(반창고) 등으로 붙여준다.
⑥ 드레싱부위에 삽입날짜, 시간, 카테터 크기, 시행자 이름을 적거나 라벨을 붙인다.

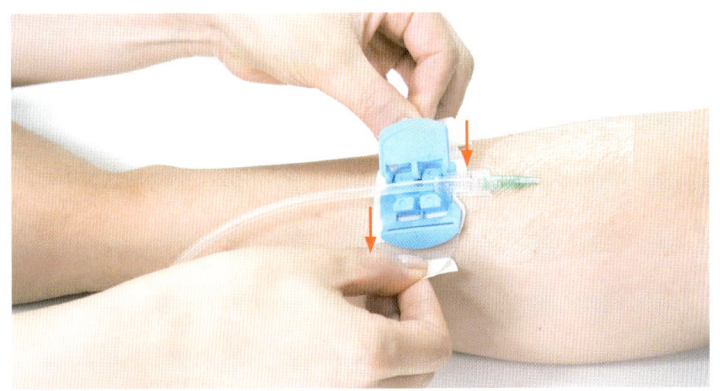

고정장치 양쪽 날개를 눌러 끼우기

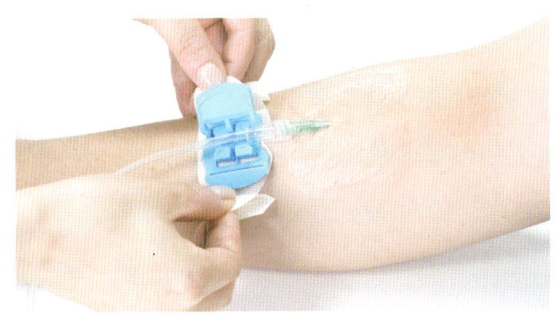

무봉합 고정장치

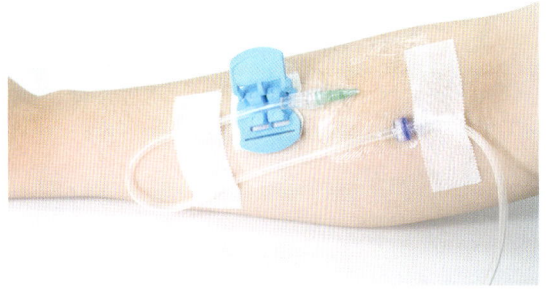

무봉합 고정장치와 비멸균 테이프

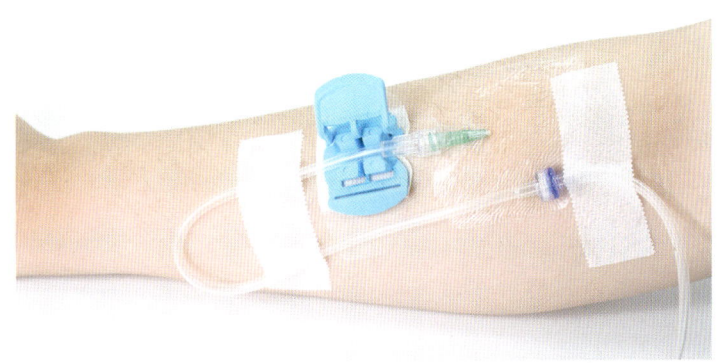

주 드레싱 extension tube를 고정하는 비멸균 테이프

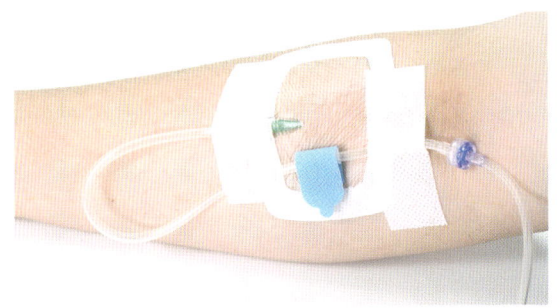

삽입부위에 멸균 테이프과 주 드레싱 위에 비멸균 테이프

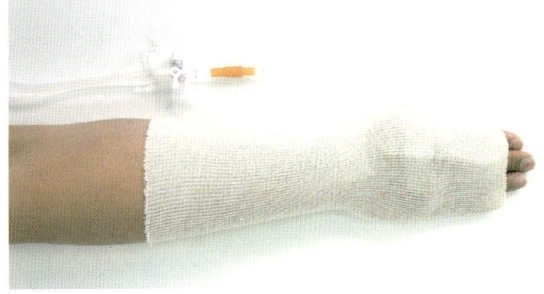

말초정맥관 위에 원통형 거즈망

말초정맥관 유지 관리에서 의료용 접착 테이프 및 보조 고정 제품 사용 예

One Point Lesson • 헤파린 캡의 드레싱

1. 헤파린 캡의 주입구를 막지 않도록 한다.
2. 헤파린 캡과 허브의 연결부위를 반창고(테이프)를 붙여주어 안정적으로 고정한다.
3. 헤파린 캡 드레싱 후 관류를 잊지 않도록 한다.

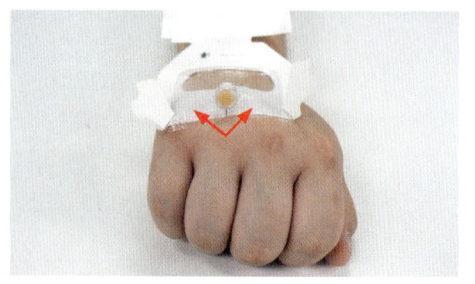

헤파린 캡 드레싱

4 드레싱 주의사항

① 카테터 삽입부위에 멸균 필름을 부착할 때 오염되지 않도록 주의한다.
② 깨끗하고 건조하며 손상되지 않은 말초정맥관 드레싱을 유지한다.
③ 멸균 테이프의 고정이 들뜨거나 헐거운 곳이 없이 단단하게 고정한다.
④ 고정이 불량하면 합병증(정맥염, 혈전증, 폐색, 침윤, 이탈, 감염 등)의 발생률이 높아지므로 말초정맥관의 유지가 어렵다.

5 부목(arm board)의 적용

① 말초정맥관을 관절이 구부러지는 부위인 손목, 팔, 팔꿈치, 발, 발목 등에 삽입한 경우 수액주입을 용이하게 하고 합병증을 줄이기 위해 관절고정기구(부목, arm board)의 사용을 고려한다.
② 적절한 관절고정은 수액주입이 원활해지고 말초정맥관이 막히는 것을 예방하고, 정맥염, 침윤 등 합병증 위험이 감소된다.
③ 주와정맥(팔오금정맥, cubital vein)은 팔꿈치가 굴곡되는 부위에 위치하기 때문에 말초정맥관 삽입부위로 권장되지 않지만 어쩔 수 없이 삽입한다면 관절고정기구(부목, arm board)를 적용하여 관절을 고정하는 것이 좋다.

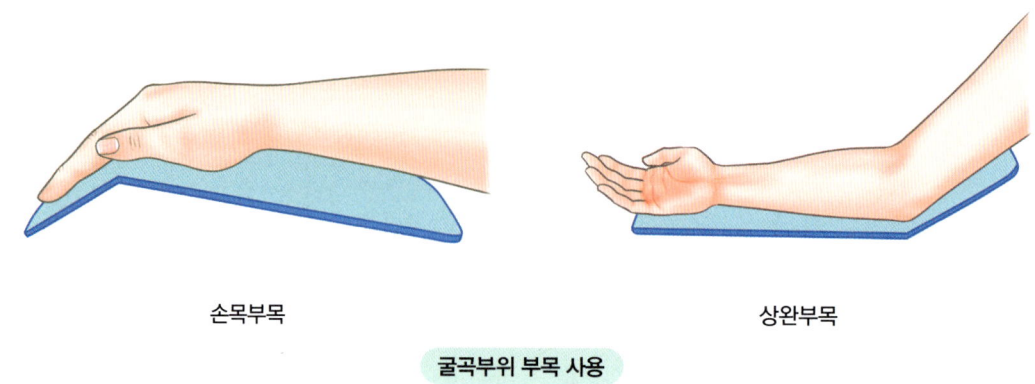

손목부목 상완부목

굴곡부위 부목 사용

4 말초정맥주사 후 부작용 및 합병증

1 말초정맥관 삽입 상태의 평가

① 말초정맥관 삽입부위와 드레싱 상태에 대한 평가는 근무 교대마다 한 번 이상(8~12시간마다)하는 것이 바람직하다.
② 드레싱 및 고정 장치의 통합성, 대상자의 불편/통증, 말초정맥관 삽입부위 관련 모든 변경사항을 지속적으로 평가하고 기록한다.
③ 대상자 요인(예 나이, 컨디션, 인지상태), 수액종류 및 빈도, 의료환경과 같은 요소에 따라 평가하는 빈도가 달라진다.
④ 말초정맥관 삽입부위, 전체 수액주입요법 및 대상자의 합병증의 징후를 표준화된 도구(아래표)를 사용하여 평가한다.
⑤ 입원환자에게는 매 4시간마다 말초정맥관을 평가하고, 중환자 및 진정상태이거나 인지기능이 떨어진 대상자에게는 매 1~2시간마다, 신생아 및 소아에게는 매 시간마다, 발포제를 포함한 약물주입 대상자는 더 자주 평가한다(INS, 2024).

[표준화된 도구]

등급/점수	INS Phlebitis scale	Visual Phlebitis scale
0	증상없음	• 정맥관 삽입부위 상태가 양호
1	통증을 동반하거나 동반하지 않는 삽입부위 홍반	• 다음 중 하나의 증상이 나타남 - 정맥관 삽입부위 주변의 미미한 통증 - 정맥관 삽입부위 주변의 미미한 발적
2	홍반이나 통증을 동반한 삽입부위 통증	• 다음 중 두 개의 증상이 나타남 - 정맥관 삽입부위 통증 - 홍반(erythema) - 종창(swelling)
3	• 홍반을 동반한 삽입부위 통증 • 줄무늬 형성 • 촉지가능한 정맥코드	• 다음의 모든 증상이 나타남 - 정맥관을 따라 통증 - 경화(induration)
4	• 홍반을 동반한 통증 • 줄무늬 형성 • 2.5cm 이상의 촉지가능한 정맥코드 • 화농성 배액	• 다음의 모든 증상이 있고 광범위함 - 정맥관을 따라 통증 - 홍반 - 경화 - 촉지가능한 정맥코드
5	—	• 다음의 모든 증상이 있고 광범위함 - 정맥관을 따라 통증 - 홍반·경화 - 촉지가능한 정맥코드 - 발열(pyrexia)

출처 : Infusion Nurses Society(2024)

2 정맥주사 관련 부작용 및 합병증

부작용	정의 및 원인	증상	처치 및 예방법
침윤 (infiltration)	• 정맥주사 용액이 정맥천자 부위의 주변 피하조직으로 스며들어 발생 • 대상자가 주사부위를 움직이거나 주사바늘의 위치가 바뀌었을 경우 발생	• 천자부위 부종 • 창백 • 차가운 조직 • 주사용액 주입속도 감소나 중지	• 카테터를 제거하고 새로운 주사부위에 카테터를 삽입 • 주사부위를 움직이지 않도록 교육 • 주사부위 드레싱의 고정을 단단하게 함
일혈 (extravasation)	• 정맥주사 용액이 혈관 밖으로 누출되어 조직괴사의 위험성이 있는 상태 • 혈관의 손상, 혈액순환 감소, 잘못된 정맥확보 등으로 발생	• 수포 • 부종, 냉감 • 통증 • 작열감, 발적	• 카테터를 제거하고 새로운 주사부위에 카테터를 삽입 • 부종이 심한 경우 압박붕대 적용 • 역류시키거나 흡인하여 최대한 약물 흡수 • 일혈이 발생한 부위는 심장보다 높게 위치 • 일혈 부위를 표시하고 변화양상을 관찰 • 필요시 온·냉요법 적용
정맥염 (phlebitis)	• 정맥의 염증 • 카테터의 재질, 정맥주사 약물의 화학적 자극, 카테터의 해부학적 위치 등의 위험요인으로 발생	• 부종 • 통증 • 열감 • 발적	• 정맥로는 반드시 제거하여 새 정맥로 확보 • 피떡(혈괴)으로 인한 색전의 위험이 있으므로 카테터의 주기적인 교환 필요 • 천자 시 카테터가 오염되지 않도록 하며 무균술 적용 • 필요시 온·냉요법 적용
국소감염 (local infection)	• 천자부위의 국소적 감염	• 국소적 통증 • 천자 주변의 열감 및 발적	• 새 정맥로 확보 • 정맥 천자 시 철저한 무균술 적용 • 소독솜을 이용한 피부소독 후 천자, 정맥로 찾기 위해 다시 촉지를 했다면 새 소독솜으로 피부소독 필요
체액량 과다	• 단시간 내의 정맥주사 용액의 과다투여	• 짧은 호흡 • 호흡곤란 • 악설음 • 빈맥	• 주입속도를 줄이거나 중단 • 침상머리를 올리고 활력징후 감시
출혈	• 정맥천자 부위나 연결부위의 부주의한 연결 • 응고장애 대상자	• 혈액의 유출	• 압박드레싱 적용

04 | 말초정맥관 삽입을 성공하는 실무 팁

1 정맥혈관 : 대부분의 정맥혈관은 깊게 위치하지 않는다.

① 피부표면으로 두드러지지 않았다고 해서 매우 깊은 혈관은 아니다. 피부표면에서 만져지지 않더라도 바늘의 각도를 많이 세워서 삽입해야 할 혈관은 많지 않음을 기억해야 한다.
② 처음 정맥주사 실기를 시도하는 초보자일 때는 바늘의 각도를 대부분 낮추어 시도하는 것이 성공률을 높일 수 있다.
③ 바늘을 높은 각도에서 삽입하여 혈관천자 후 낮추어 진입하는 것은 혈관 내의 공간이 충분히 느껴질 때 즉, 충분히 훈련되고 난 후 시도하는 것이 좋다.

2 바늘의 구조

① 바늘의 구조를 기억한다.
② 스타일렛 바늘의 1~2mm 뒤에서 카테터(튜브)가 시작된다.

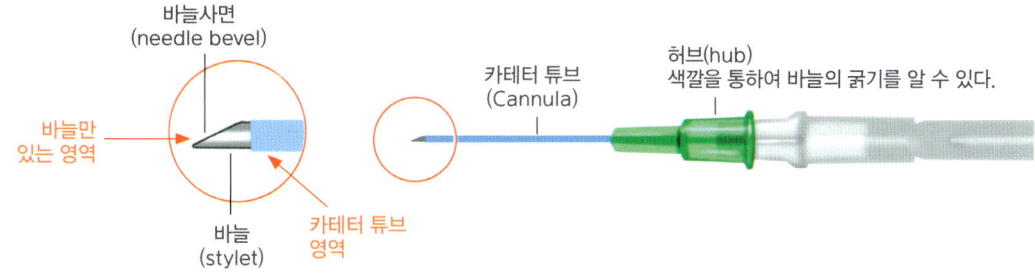

카테터의 구조

③ 바늘이 혈관 내로 삽입되어 혈액이 역류되더라도 카테터(튜브)가 혈관 내로 충분히 들어간 것은 아닐 수 있음을 항상 명심한다.
④ 역류되는 지점에서 각도를 낮추어 1~2mm 이상 충분히 더 진입해야 카테터(튜브)도 혈관 내부로 진입하여 혈관을 손상시키지 않고 안정적으로 삽입할 수 있다.
⑤ 바늘만 혈관 내로 거치되고 카테터 튜브는 진입되지 않은 상태에서 카테터를 억지로 밀어넣으면 혈관이 찢어져 터진다는 사실을 기억한다(아래의 그림에서 파란색 원 참고).

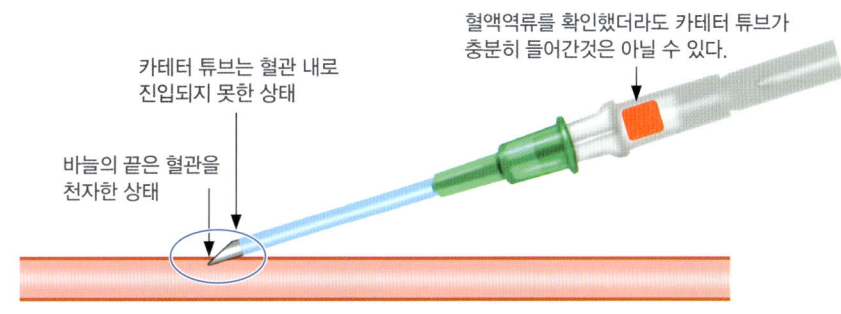

카테터 튜브가 혈관 내로 충분히 진입하지 않은 상태

3 가장 좋은 혈관 선정하기

1 고무 토니켓과 가장 유사한 혈관찾기

① 선정할 수 있는 혈관 중 가장 적절한 혈관을 찾는 것이 성공률을 높인다.
② 가장 적절한 혈관이란 혈관의 굵기가 크고 혈관벽의 두께가 두꺼우며 탄력성이 좋은 것을 말한다.
③ 또한 대상자의 불편감 감소와 수액 등의 고정이 용이하도록 심장 방향으로 올곧게 나아가는 혈관이 좋다.
④ 고무 토니켓은 매우 건강한 혈관의 두께, 탄력성, 굵기와 유사하다. 대상자의 상태, 시술(수술)의 위치, 자세 등에 의해 선정한 사지에서 이 고무 토니켓과 가장 유사한 것을 고르는 것이 성공의 열쇠이다.

2 평소 고무 토니켓으로 훈련을 많이 하기

① 손가락으로 고무 토니켓을 꾹꾹 눌러보면서 혈관 모양의 탄력성에 익숙해지도록 훈련시킨다.
② 고무 토니켓을 책상이나 테이블에 위아래로 단단히 테이프로 붙인 뒤 연습용 바늘로 천자(puncture)연습을 하여 각도조절 훈련을 하면 좋다.

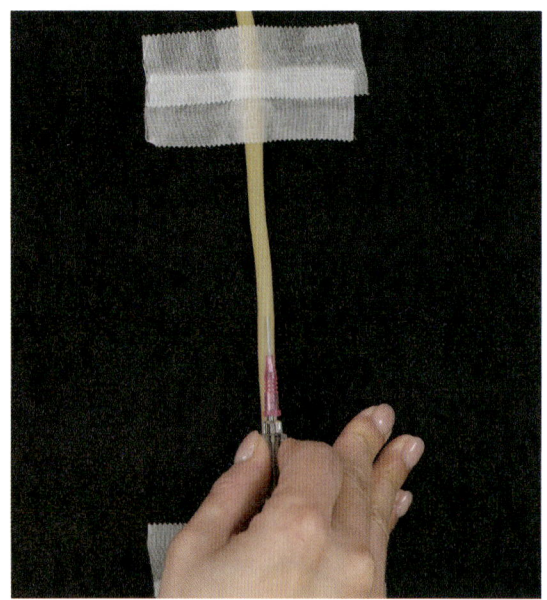 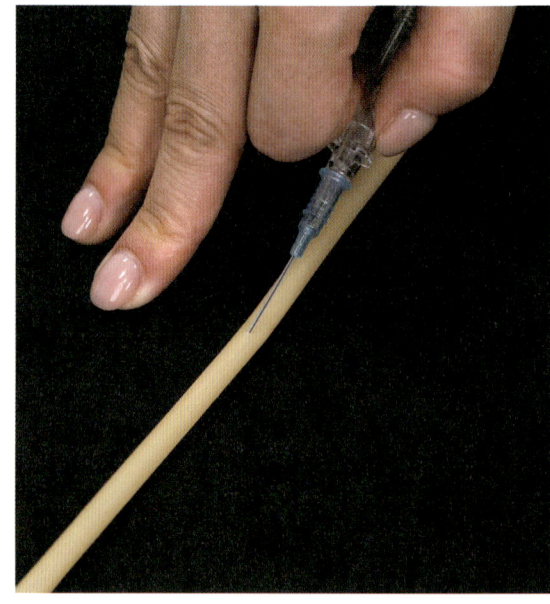

고무 토니켓으로 연습하기

3 혈관의 해부학적 위치를 숙지하기

① 말초정맥관을 주로 삽입하는 정맥혈관의 해부학적 위치를 익혀둔다.
② 사람마다 약간의 위치나 상태의 차이는 있지만 기본 해부학적 위치에서 크게 벗어나지 않는다.
③ 해부학적 위치를 충분히 숙지하면 눈에 보이는 혈관뿐만 아니라 육안으로 보이지 않는 혈관을 손가락으로 빠르게 촉지하며 찾을 수 있어 선택할 수 있는 혈관이 많아진다.

4 선정한 혈관에 대한 분석 열심히 하기

혈관마다 특성은 다양하다. 바늘 삽입 전 혈관의 굵기, 두께, 탄력성, 방향성에 대한 분석을 통하여 바늘의 삽입각도와 방향 등을 결정한다.

1 굵기

사진	특성	주의사항
	굵기가 매우 좋지만 도망가는 혈관	• 보조손을 사용하여 혈관 고정이나 피부고정을 한다. • 혈관 움직임(도망감)을 최소화하여 바늘을 삽입한다. • 도드라진 혈관의 최상단부 정중앙을 타켓하여 천자(puncture)되도록 한다.
	굵기가 매우 얇은 경우	• 가볍게 피부를 톡톡 쳐서 자극하여 조금 더 팽창되게 한다. • 따뜻한 찜질로 혈관을 확장되게 한다. • 얇은 굵기의 카테터(24G)로 삽입한다. • 각도를 높여 진입하지 않는다. • 가능한 혈관 중 최대한 두께가 두껍고 탄력성이 좋은 혈관으로 선정한다.

2 두께

사진	특성	주의사항
	혈관벽이 얇은 경우	• 바늘삽입만으로 혈관이 터질 수 있다. • 카테터 튜브 삽입 시 부드럽게 천천히 삽입한다. • 카테터 튜브 삽입 시 저항감(뻑뻑함)이 없는지 끝까지 확인하며 조심스럽게 삽입한다. • 바늘 삽입 시 혈관벽을 바로 천자하지 않으면 혈관이 수축되어 실패율이 높아진다.

3 탄력성

사진	특성	주의사항
	구불거리는 혈관	• 피부나 혈관을 당겨 최대한 일직선으로 만든다. • 당길 때 너무 세게 당겨 혈관이 납작해지지 않도록 주의한다.

4 깊이

사진	특성	주의사항
	깊게 위치한 혈관	• 바늘의 진입을 혈관이 만져지는 지점의 약간 뒤에서 시작하고, 바늘의 각도를 높여 들어간다.
	표면에 위치한 혈관	• 바늘의 각도를 매우 낮춘다(거의 피부에 붙여서 진입하는 느낌). • 피부를 지나 혈관이 즉시 천자(puncture)되는 것을 목표로 삽입한다.

5 방향

사진	특성	주의사항
요측피정맥 척측피정맥 정중 요측피정맥 주정중피정맥 요측피정맥	일직선이 아닌 다양한 방향의 혈관	• 혈관이 생긴 모양 그대로 바늘의 방향을 맞추어 삽입한다. • 삽입 즉시 혈관이 수축하여 방향성을 혼동할 수 있다. • 삽입 전 촉지를 충분히 하여 방향을 숙지하거나 대상자의 양해를 구해 손톱자국을 내어 표시를 할 수 있다.

05 | 말초정맥관 삽입의 실패 이유

1 보조손의 고정자세를 자주 바꿀 때

① 보조손으로 혈관을 당겨 고정하면 혈관의 모양, 방향이 바뀔 수 있다.
② 바늘 삽입 도중 고정한 보조손을 자주 움직이게 되면 혈관의 방향이나 위치가 바뀌게 되어 천자(puncture)에 실패하거나 혈관이 터질 수 있다.
③ 혈관이나 피부를 고정하던 보조손을 바늘 삽입 도중 놓아버렸을 때 당겼던 혈관은 멀리 위치해 버리게 된다. 삽입한 바늘 끝이 혈관벽으로 도달할 수 없게 되는 경우가 많다.

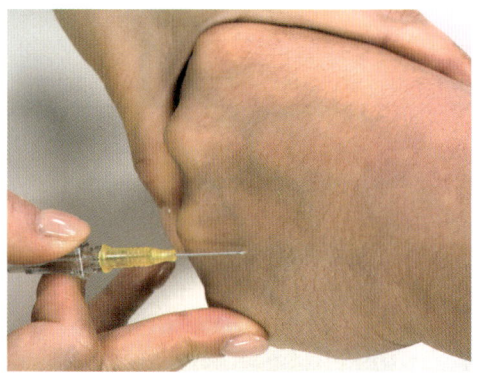

피부를 고정한 보조손

④ 혈관을 천자하여 카테터튜브가 충분히 삽입될 때까지 보조손을 움직이지 않도록 한다.

2 카테터 튜브 삽입 시 저항감을 끝까지 확인하지 않을 때

① 말초정맥관의 삽입은 카테터 튜브를 혈관 내로 완전히 거치시키는 것이 최종 목표이다.
② 카테터를 망가지지 않게 삽입하려면 카테터 튜브를 삽입할 때 저항감이 없는지 확인해야 한다.
③ 삽입 시 뻑뻑함이 없이 부드럽게 '쑥' 밀려 들어가는 느낌이어야 한다.
④ 카테터 튜브가 저항감이 없이 혈관 내로 들어가는 것을 정확하게 확인하려면 카테터 허브를 손톱으로 밀지 말아야 한다.
⑤ 손톱으로 밀어넣게 되면 카테터 안을 오염시킬 뿐만 아니라 저항감도 세심하게 느낄 수 없게 된다.
⑥ 보조손의 엄지와 검지로 카테터 허브를 안정적으로 잡고 밀어넣으면서 저항감을 예민하게 체크하도록 한다.

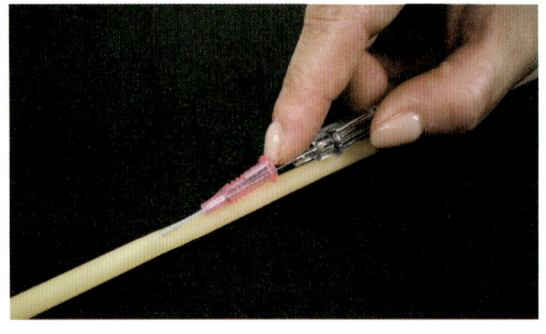
[×]

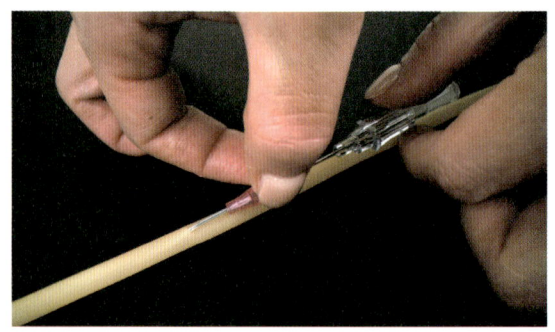
[○]

카테터 허브(카테터 허브의 내부를 손톱으로 밀지 않도록 유의함)

3 바늘각도를 너무 높였을 때

① 바늘의 각도를 너무 높혀서 들어갈 때 혈관 윗벽뿐만 아니라 후벽까지 천자하게 되어 결국 터지는 혈관이 되는 경우가 많다.
② 낮은 각도로 삽입하고 윗벽이 천자되는 순간 각도를 더욱 낮추어 카테터 튜브를 진입시키는 방법이 성공률을 높인다.

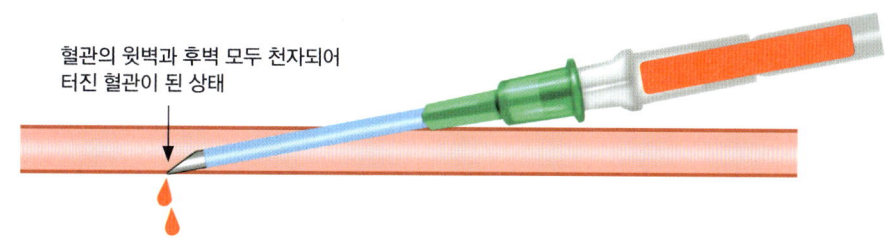

바늘각도

※ 바늘각도를 너무 높였을 때 후벽까지 천자되어 혈관이 터질 수 있다.

4 혈액역류관(flashback chamber)의 혈액 확인을 늦게 했을 때

① 혈액이 혈액역류관(flashback chamber)에 역류되는 순간 각도를 낮추어야 혈관 후벽을 터뜨리지 않는다.
② 바늘을 삽입하면서 혈액역류관(flashback chamber)을 주의깊게 관찰하며 진입한다.

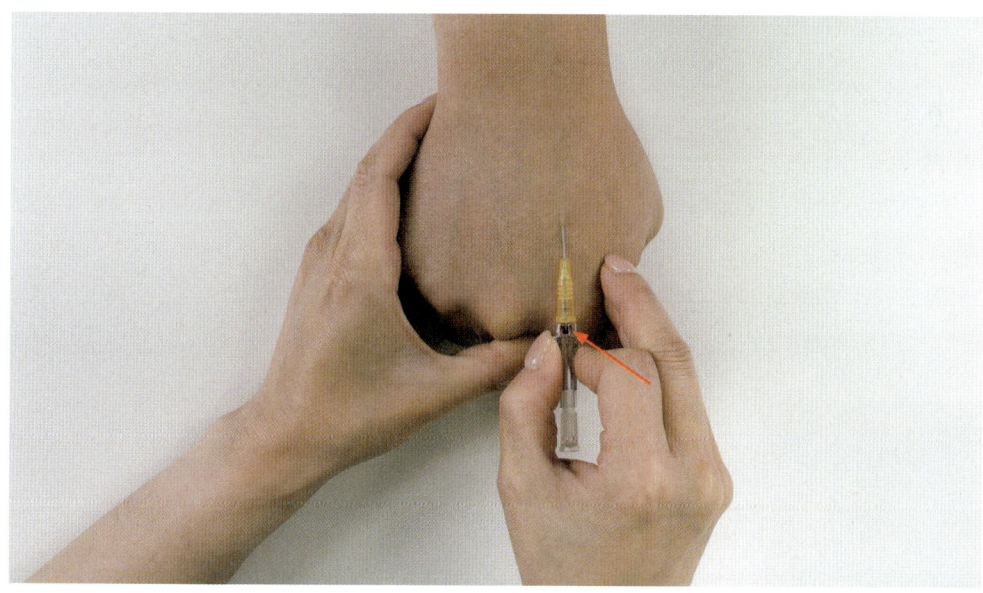

역류확인관 역류 확인

06 | 정맥관 삽입을 위한 최신 장비

1 정맥관

구분	내용
정맥초음파 (vein ultrasound)	• 초음파를 이용해 정맥의 위치, 크기, 혈류 상태 등을 실시간으로 시각화하는 장비 • 주로 중심정맥 삽입, 혈전 진단 등에 사용됨
근적외선 도구 (near-infrared device)	• 근적외선 빛을 사용해 피부 아래 정맥을 시각화하는 장비 • 정맥 채혈이나 주사 시 혈관 찾기 용이
정맥 이미징 장비 (vein imaging device)	• 근적외선 또는 다른 광학 기술을 사용해 정맥 패턴을 화면에 투사하거나 표시하는 장비 • 혈관 접근이 어려운 환자에게 유용
침윤/일혈 모니터링 장비 (infiltration/extravasation monitoring device)	• 수액이나 약물이 혈관 밖으로 새어나오는 상황(침윤/일혈)을 감지하는 센서 기반 장비 • 빠른 대응 가능하게 함

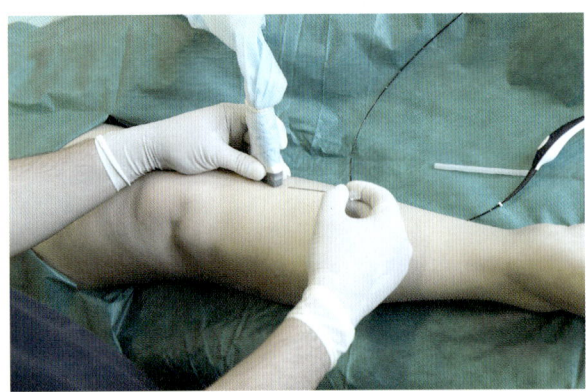

정맥초음파(vein ultrasound)

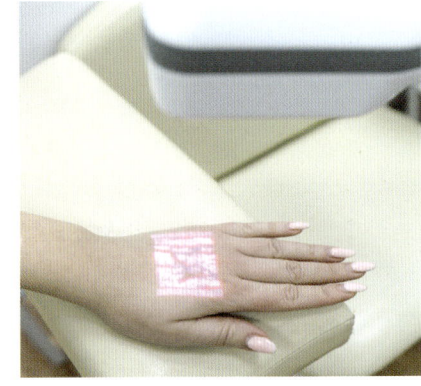

근적외선 도구[near-infrared(NIR) device]

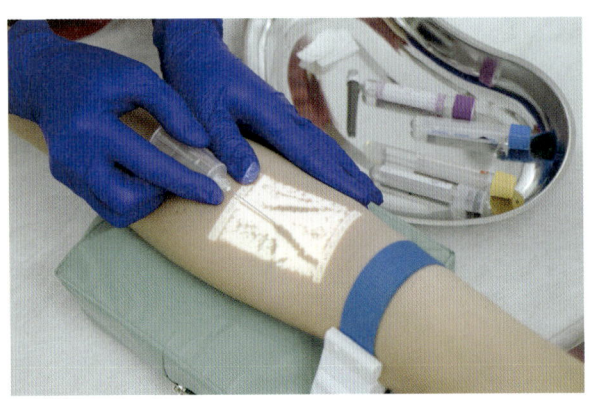

정맥 이미징 장비(vein projector device)

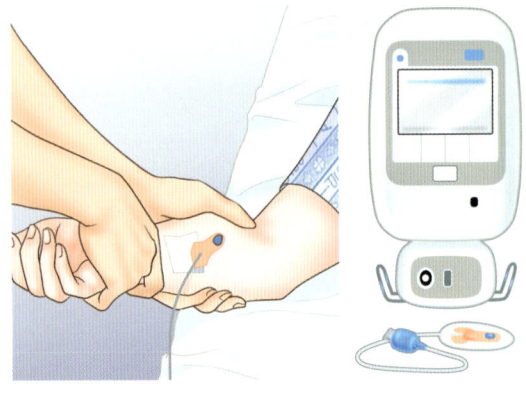

침윤/일혈 모니터링 장비(infiltration/extravasation monitoring device)

PART 04

소아 및 노인의 말초정맥관 삽입

01 소아 말초정맥관의 삽입

02 노인 말초정맥관의 삽입

01 소아 말초정맥관의 삽입

1 소아 말초정맥관의 삽입의 준비

1 소아 말초정맥관 삽입 시 준비물품

① 성인 말초정맥관 삽입 시 준비할 물품과 동일하다.
② 소아의 혈관은 가늘고 짧은 경우가 많으므로 주로 24G 카테터를 준비한다.
③ 신생아나 영아의 경우 말초정맥이 깊숙하게 위치하는 경우가 많기 때문에 대상자 관절을 꺾거나 자세를 잘 맞추어 바늘의 각도조절이 편하게 해야 한다.
④ 팔이나 다리의 적절한 자세 조절을 위해 해당부위 아래에 받칠 수 있는 작은 채혈베개나 큰 면플라스타롤(roll) 등을 준비하면 좋다.
⑤ 구부러질 수 있는 관절 근처에서 카테터 삽입을 하였다면 관절 고정을 위해 암보드(arm board)를 준비하도록 한다.
⑥ 또한 소아의 피부는 매우 연약하기 때문에 투명필름드레싱과 종이 플라스타를 준비한다.
⑦ 소아의 경우 주입되는 수액을 정확한 속도로 주입하기 위해 대부분 수액정량조절(dosi-flow) 세트를 적용하여 수액 세팅을 한다.
⑧ 이는 소아에게 수액이 빠른 속도로 과잉 주입되면 심장과 신장에 무리를 주어 매우 치명적일 수 있기 때문이다.

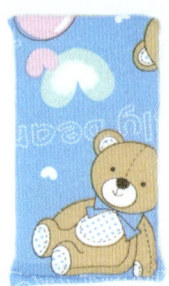
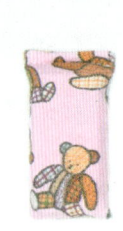
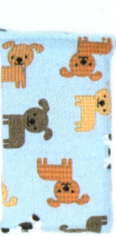
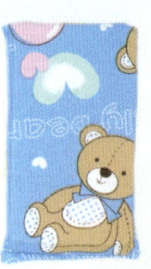

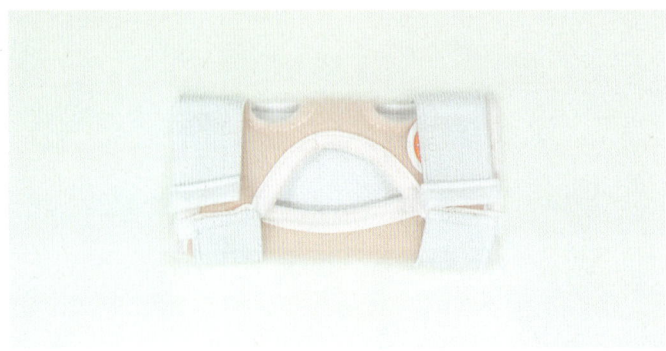

소아용 암보드(arm board)

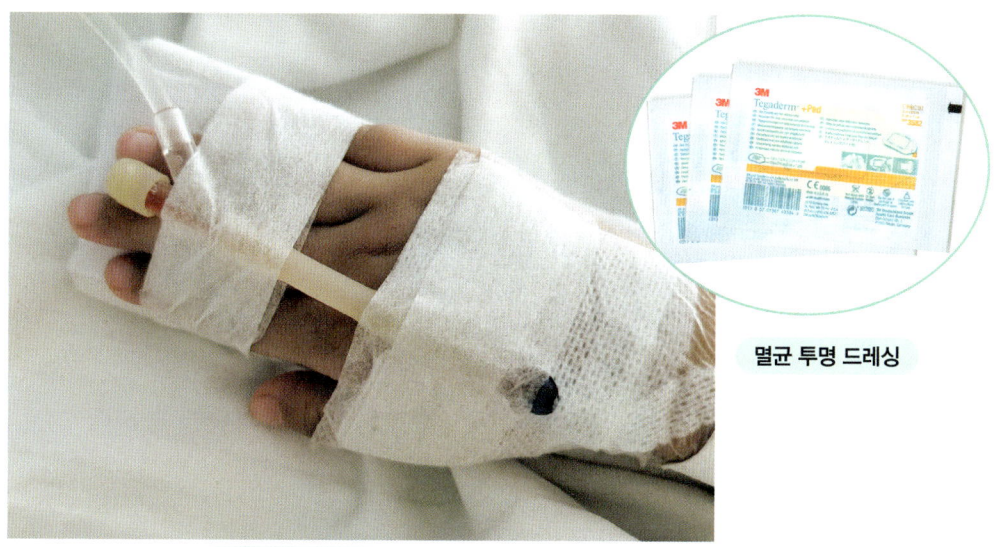

암보드 적용모습

멸균 투명 드레싱

2 소아 말초정맥관 삽입부위의 선정

(1) 생후 0~2개월

① 미숙아의 경우 혈관이 미숙하게 발달하여 가늘고 구불거리며 혈관벽도 매우 얇다.
② 일반적으로 제대정맥관이나 경피적 중심정맥관(percutaneous central venous catheter)을 삽입하지만 가능한 경우 말초정맥관(IV catheter)을 삽입한다.
③ 일반 신생아의 경우 혈관이 잘 드러나기도 하지만 손발이 매우 작아 바늘 삽입을 위한 자세를 잡기가 어렵다.
④ 혈관의 길이가 짧은 경우 뒤에서 바늘 진입을 시작하여 카테터의 일부만을 혈관에 삽입할 수 있다.

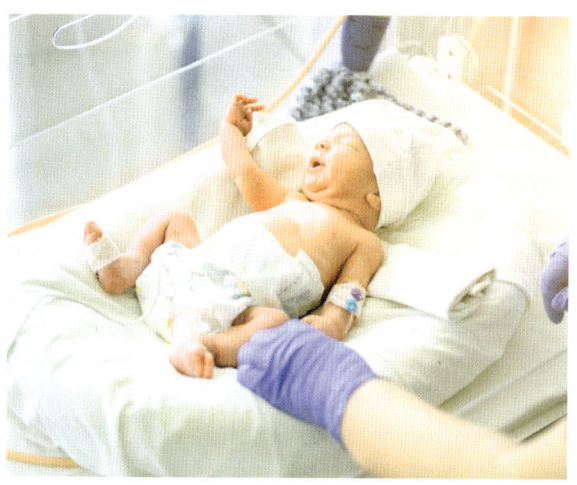

주정중피정맥(median cubital vein)에 중심정맥관을 삽입한 모습

(2) 생후 2~6개월

① 이 시기의 영아는 성장속도가 매우 빠르다.
② 손발이 통통한 경우가 많기 때문에 깊은 혈관에 접근하기 어렵다.
③ 촉지하는 손가락으로 꾹꾹 눌러보아 깊이를 판단하고 바늘의 각도를 높여 진입하면서 혈액이 나오는 순간 카테터 튜브(젤코)를 밀어넣도록 한다.

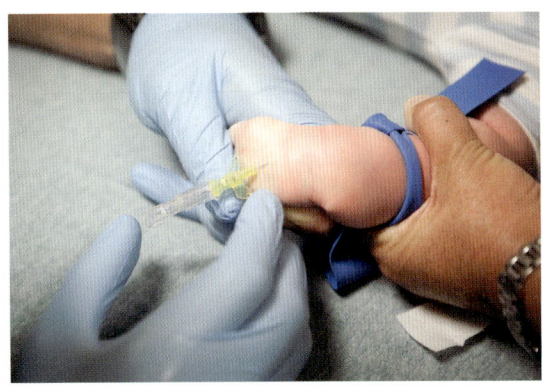 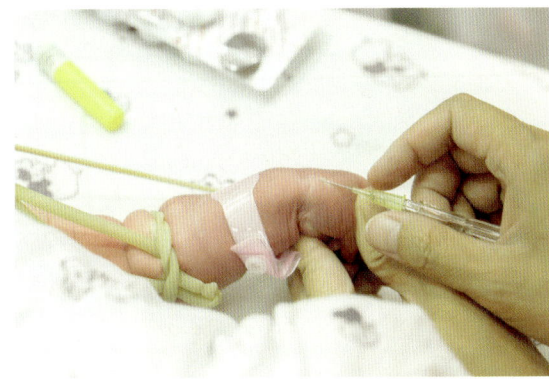

영아의 말초정맥관 삽입

One Point Lesson • 영아의 말초정맥관 삽입

1. 보호자가 안고 있는 상태에서 혈관을 찾도록 해서 아이가 안정감을 느낄 수 있도록 한다.
2. 여러 사람의 도움을 받아 사지를 심하게 움직이지 않도록 한 뒤 삽입을 시도한다.
3. 보호자도 함께 불안해하며 진정되지 않을 경우 아이가 더욱 두려워하게 되니 침착하게 협조해줄 것을 요청한다.
4. 또한 보호자에 대한 충분한 정서적 지지를 제공한다.

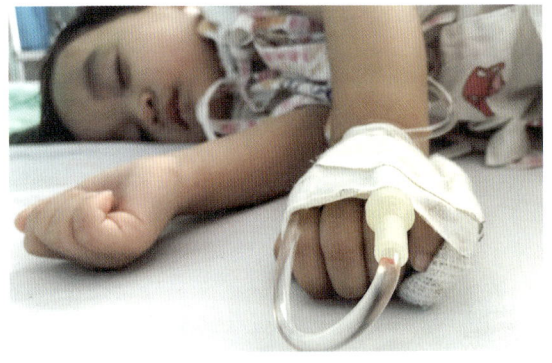

영아의 손에 말초정맥관 삽입 후 암보드의 적용

구분	내용
생후 6~12개월	• 이 시기의 영아는 운동발달이 급격하게 되면서 움직임이 많아지므로 가급적 발보다는 팔에 말초정맥관을 삽입하는 것이 오래 유지될 수 있다. • 손이나 팔에 접근할 혈관이 없을 때 발에 시도하도록 한다.
유아~학령전기	• 주사에 대한 두려움이 가장 큰 시기이다. 과도하게 발버둥치거나 크게 울음을 터뜨릴 수 있다. • 말초정맥관이 삽입되는 도중 팔이나 다리를 빼버려 바늘이 빠지는 경우가 있기 때문에 끝까지 팔다리를 붙잡고 지지될 수 있도록 하는 것이 중요하다.

3 소아 말초정맥관 삽입 자세

소아의 말초정맥관 삽입에서는 대상자의 자세가 매우 중요하다. 또한 말초정맥관 삽입 시 소아는 불안감에 의해 울면서 몸을 비틀거나 많이 움직이게 된다. 보호자나 다른 직원의 도움을 받아 소아가 삽입부위를 움직이지 못하게 잡아 사지를 고정하는 것이 중요하다.

One Point Lesson • 연령별 말초정맥관 삽입 가능 부위 및 삽입을 위한 자세

01 연령별 말초정맥관 삽입 가능 부위

부위	연령	선택 가능한 말초정맥
손등	소아 및 성인	cephalic(요측피정맥, 노쪽피부정맥), basilic(척측피정맥, 자쪽피부정맥), dorsal metacarpal veins(등쪽손허리정맥), dorsal venous network(등쪽정맥망)
전완	소아 및 성인	cephalic(요측피정맥, 노쪽피부정맥), basilic(척측피정맥, 자쪽피부정맥), Median antebrachial veins(정중전완정맥, 정중아래팔정맥)
전주와	소아 및 성인	cephalic(요측피정맥, 노쪽피부정맥), accessory cephalic(부요측피정맥, 부노쪽피부정맥), basilic(척측피정맥, 자쪽피부정맥), median cubital veins(정중주와정맥, 정중팔(오금)꿈치정맥)
발등, 발목	신생아, 영아, (상지의 선택지가 없는) 성인	dorsal venous arch(발등정맥활), dorsal plexus(등쪽정맥얼기), great saphenous(대복재정맥), lesser(small) saphenous veins(소복재정맥)
종아리, 허벅지	신생아, 영아, (상지의 선택지가 없는) 성인	great saphenous(대복재정맥), lesser(small) saphenous(소복재정맥), popliteal veins(슬와정맥, 오금정맥)
두피	신생아, 영아	superficial temporal(표재측두정맥, 얕은관자정맥), frontal(전두,이마정맥)/metopic(전두,이마정맥) occipital(후두, 뒤통수정맥), posterior auricular(뒤쪽귓바퀴정맥), orbital veins(안와정맥)
배꼽	신생아	umbilical vein(제대정맥, 배꼽정맥)

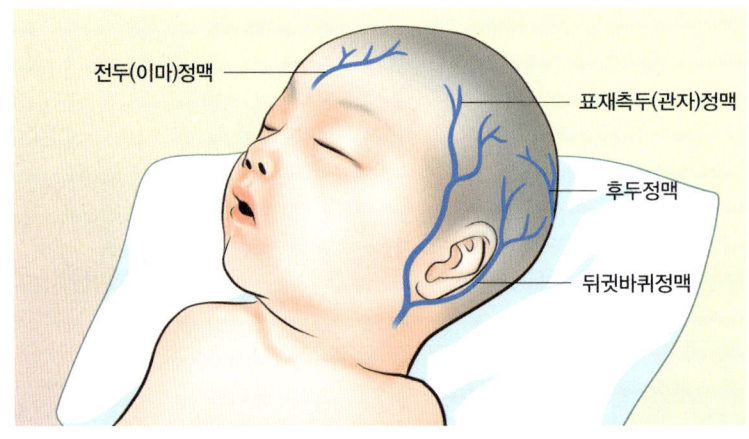

이마부위 정맥

02 말초정맥관 삽입을 위한 자세

1. 바로누운자세(앙와위)

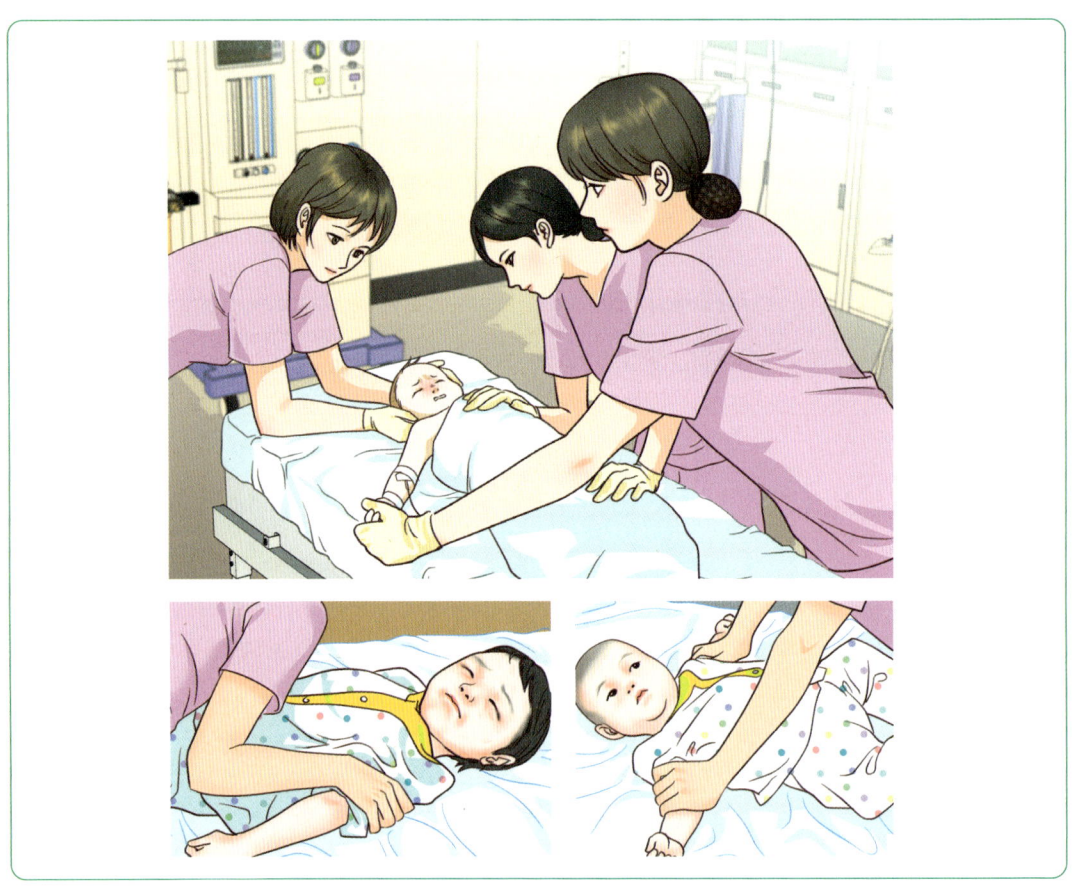

말초정맥관 삽입을 위한 소아의 앙와위

2. 앉은 자세(좌위)

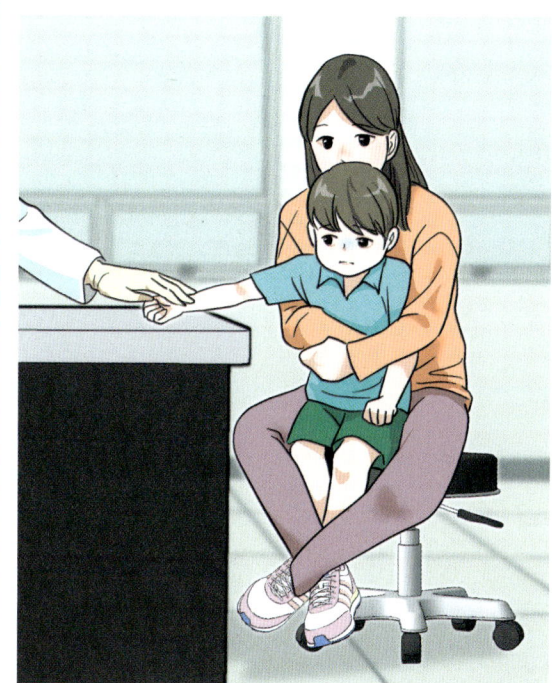

보호자와 소아가 같은 방향을 바라보고 앉는 자세
(Back to the chest bear hug)

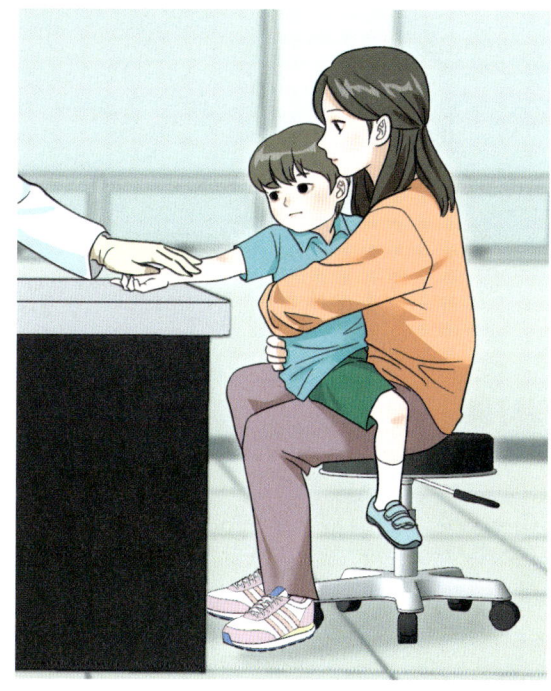

보호자와 소아가 서로 바라보며 안고 있는 자세
(chest to chest bear hug)

말초정맥관 삽입을 위한 소아의 좌위

4 소아의 손과 발 고정

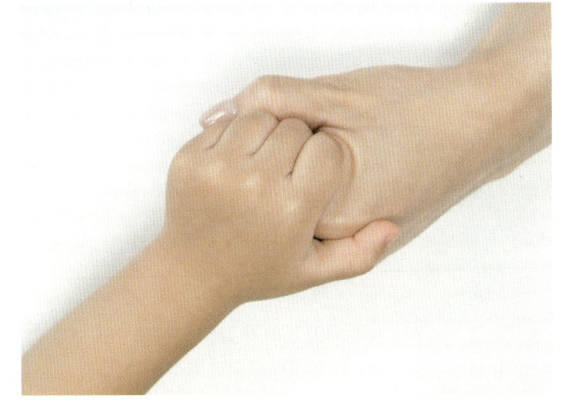
손가락 부분만 잡아 고정함 [×]

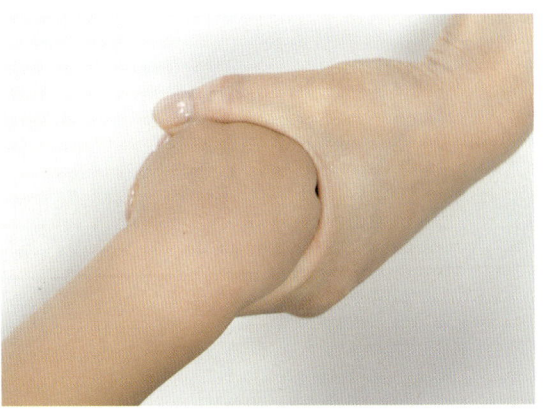
손가락 전체적으로 잡아 고정함 [O]

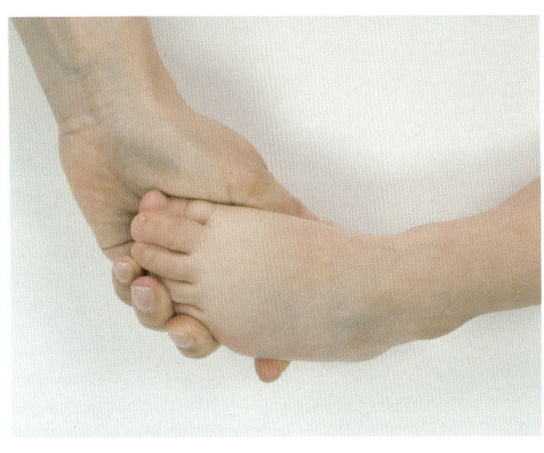
발 양쪽만 잡아 고정함 [×]

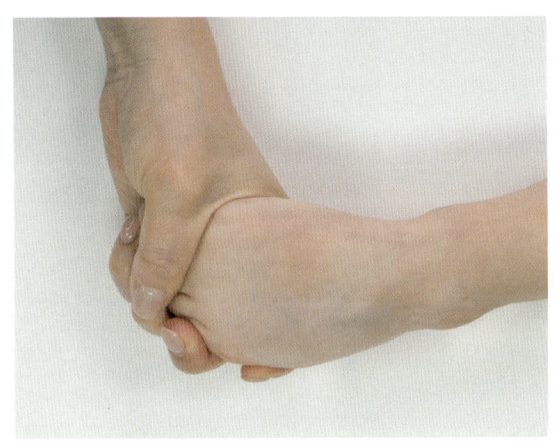
발을 전체적으로 잡아 고정함 [O]

바른 고정자세

2 소아 말초정맥관 삽입 방법 및 주의사항

1 소아의 말초정맥관 삽입 준비

① 소아의 말초정맥관 삽입은 물품을 완벽하게 준비한 뒤 시작해야 한다.
② 대상자가 발버둥치거나 찌르는 순간 움직일 수 있어 많은 인원이 소아를 고정하고 있기 때문에 대체로 삽입과 동시에 빠른 고정이 이루어져야 한다.
③ 필수 준비물과 작은 굵기의 카테터(주로 24G), 암보드(arm board), 그리고 피부손상이 적은 종이플라스타(반창고)를 함께 준비한다.

2 정맥주사의 각도

① 소아 대상자들은 연령에 따라 혈관의 깊이가 다양하다. 손발이 통통해 혈관이 깊게 만져질 수도 있고 혈관이 표면에 올라와 있기도 하다.
② 촉지하는 손가락의 감각에 따라 혈관의 깊이를 가늠하여 각도를 설정하도록 한다.
③ 대체로 소아의 혈관은 바늘의 각도를 높이지 않고 삽입하도록 한다. 다만, 깊게 위치한 혈관인 경우 깊이에 따라 바늘각도를 약간 높여 진입할 수 있다.
④ 소아 대상자들은 바늘에 찔리는 순간 팔이나 다리를 빼면서 더욱 움직이기 때문에 바늘 삽입 후 혈액이 역류하는 순간 허브를 바로 밀어 넣어 카테터를 빠르게 삽입하도록 해야 한다.

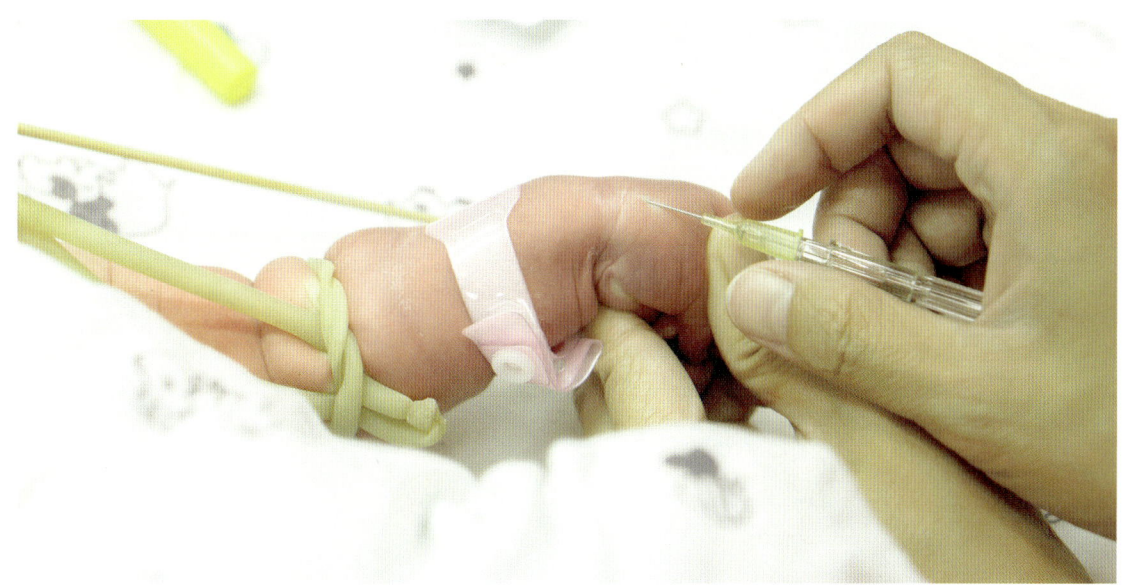

영아의 말초정맥관 삽입

3 소아 말초정맥관의 드레싱 방법

(1) 말초정맥관 드레싱

① 말초정맥관(IV catheter) 아래에 반창고, 거즈, 상품화된 패드 등을 깔아 엔지오의 허브 부분이 소아의 약한 피부를 누르지 않도록 한다.
② 패드를 깐 뒤 투명드레싱을 적용하고 나머지 수액라인 등은 종이플라스타로 붙인다.
③ 암보드(arm board)로 소아의 구부려지는 관절이나 신체부위에 밀착하여 종이플라스타로 둘둘 말아 고정한다.
④ 이때 반창고를 너무 세게 말아 붙이면 소아의 말초 혈액순환을 저해할 수 있으므로 암보드가 밀착되는 정도만 적용한다.

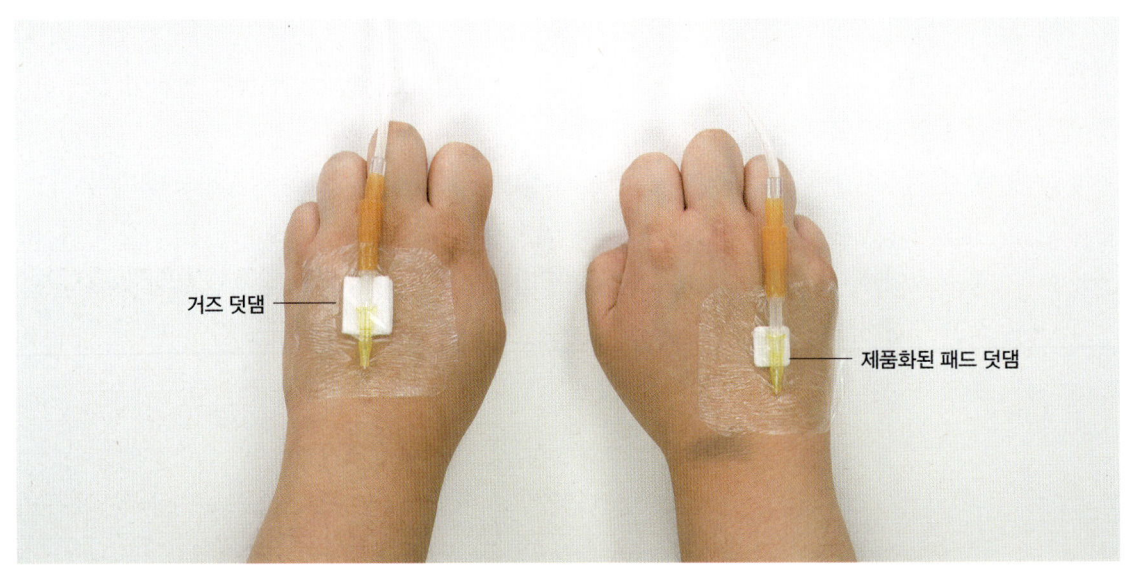

카테터 허브로 인한 피부손상 예방

- 거즈 덧댐
- 제품화된 패드 덧댐

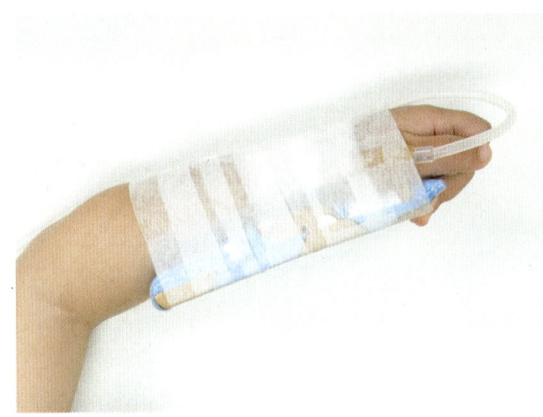

손목 부위에 적용한 arm board 올바른 예

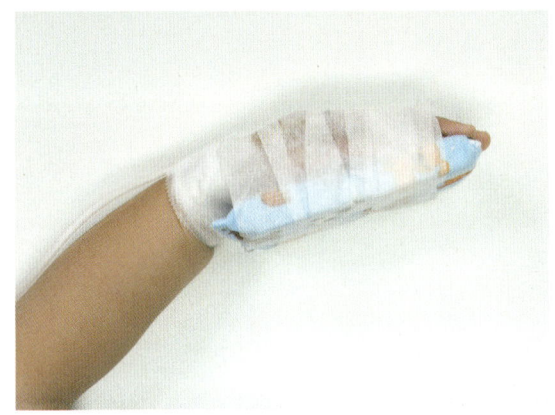

부적절한 예

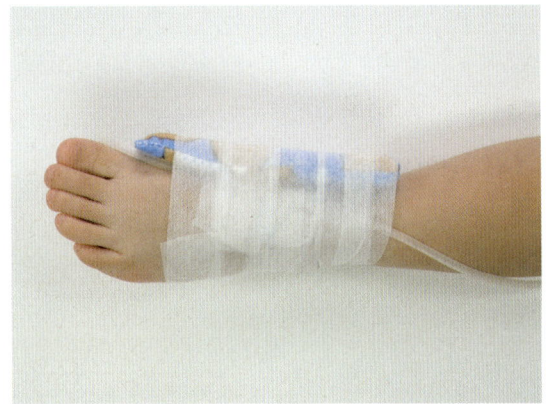

발목 부위에 적용한 arm board 올바른 예

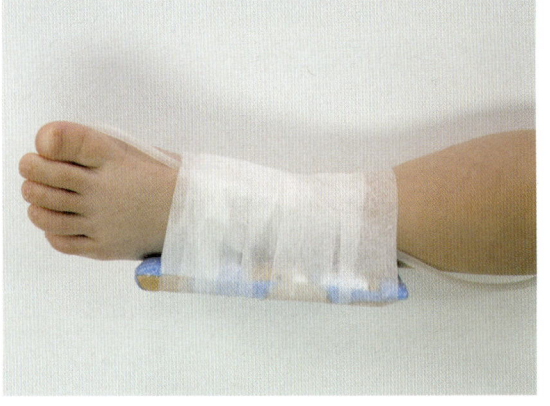

부적절한 예 – 반대쪽에 arm board 적용함

소아 암보드(arm board)를 바르게 적용한 예

One Point Lesson • 암보드(arm board)의 적용

01 암보드 사이즈

1. 암보드는 다양한 사이즈가 있다.
2. 적용할 신체부위의 사이즈에 맞추어 크기를 선택하도록 한다.
3. 한쪽 면이 스폰지로 되어 있는 암보드의 경우 푹신한 쪽을 소아의 피부면에 대고 관절부위가 움직이지 않도록 고정한다.
4. 벨크로(찍찍이)가 달려있는 암보드의 경우 벨크로의 까칠한 면이 소아의 피부에 닿지 않게 하여 피부자극을 예방한다.

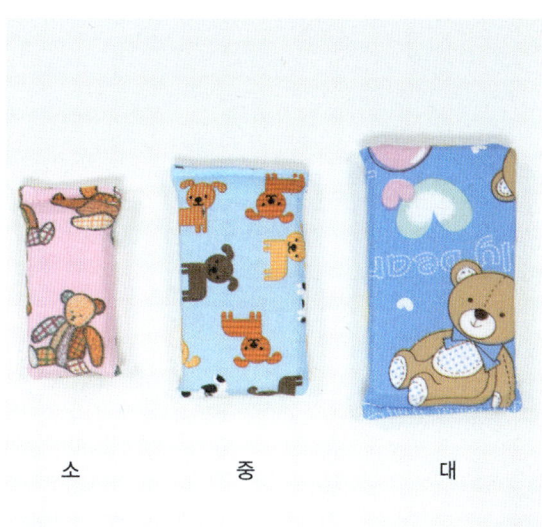
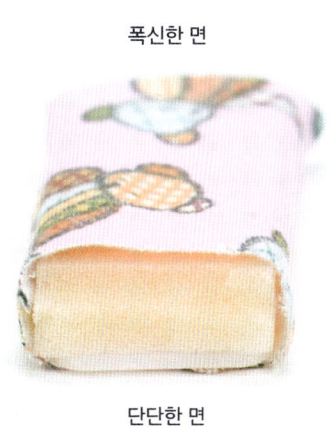

암보드(arm board)

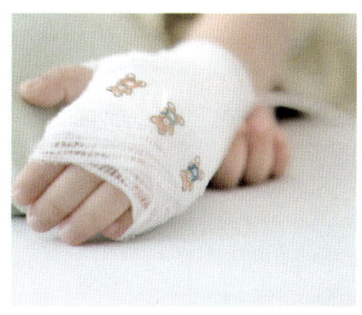
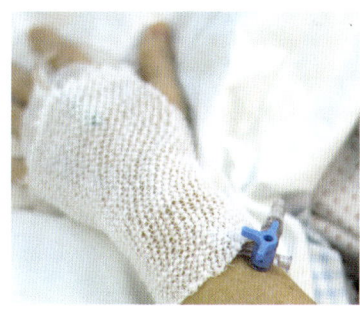
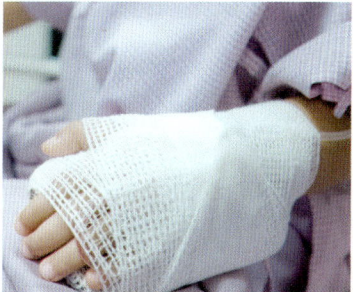

소아 말초정맥관의 보호

02 드레싱 주의사항

1. 소아는 말초정맥관을 삽입 후 드레싱하더라도 움직임에 주의하지 않기 때문에 쉽게 빠질 수 있다.
2. 고열이 나는 환아의 경우 발한으로 인하여 부착한 드레싱이 떨어지거나 헐거워질 수 있다.
3. 주사부위를 자주 관찰하여 드레싱 상태를 확인하도록 한다.

03 보호자 교육사항

1. 보호자에게 소아의 움직임에 의해 주사바늘이 빠지거나 수액줄에 걸려 넘어지지 않도록 주의시킨다.
2. 소아가 말초정맥관을 뽑지 않도록 팔꿈치보호대나 장갑보호대를 적용할 수 있다.
3. IV pole(수액걸대)이 불편하다고 수액을 걸대에서 빼서 임의로 너무 높거나 낮게 들지 않도록 주의시킨다.
4. 수액을 너무 높게 드는 경우 수액속도가 너무 빨라져 과량 주입될 수 있고, 수액을 너무 낮게 드는 경우 혈액이 역류하거나 수액속도가 너무 느려져 정맥주사가 쉽게 막힐 수 있다.

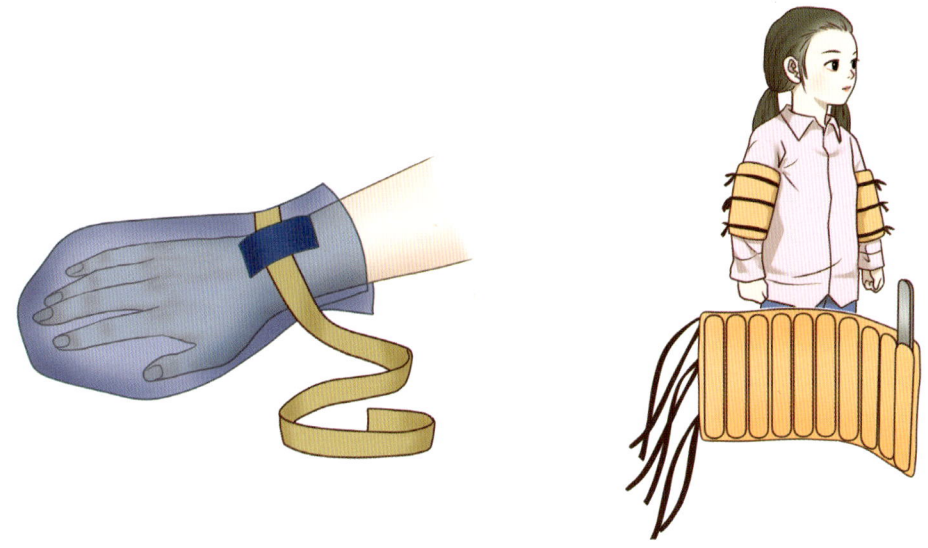

장갑보호대와 팔꿈치보호대

02 | 노인 말초정맥관의 삽입

1 노인 말초정맥관 삽입부위의 선정

① 노인의 말초정맥관 삽입부위는 일반 성인의 정맥주사 부위와 다르지 않다. 다만, 혈관벽이 얇아 구불거리는 혈관이 많다.
② 노인의 혈관은 유연성이 있는 엔지오(젤코)만으로도 찢어질 정도로 약한 혈관이 많다.
③ 노인의 말초정맥관 삽입부위를 선정할 때는 최대한 혈관벽이 두꺼운, 탄력성이 가장 좋은 혈관으로 선정해야 한다.

2 노인 말초정맥관 삽입 방법 및 주의사항

① 노인의 혈관은 대부분 구불거리기 때문에 혈관벽이 두껍고 좋은 경우를 제외하고는 모두 바늘의 삽입각도를 매우 낮춰 천천히 진입해야 한다.
② 늘어난 피부를 팽팽하게 잘 잡아당겨 피부가 밀려 혈관의 위치가 바뀌는 일이 없도록 한다.

3 노인 말초정맥관의 드레싱 방법

① 노인의 피부는 연약하기 때문에 면플라스타나 실크플라스타보다는 투명드레싱과 종이플라스타(반창고)를 이용하여 붙여주면 피부손상을 줄일 수 있다.
② 노인의 피부는 건조한 경우가 많기 때문에 각질이 일어난 피부는 깨끗하게 닦아준 뒤 알코올 솜으로 소독하여 말초정맥관을 삽입하고 드레싱하도록 한다.

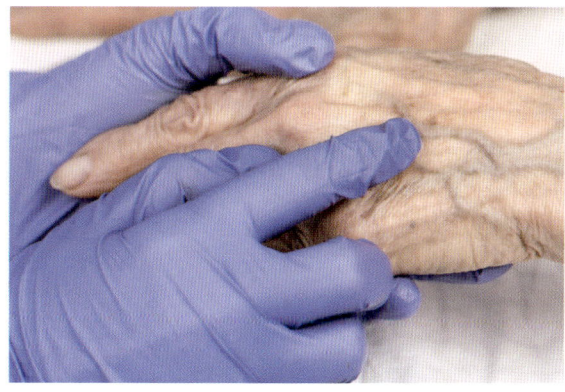

노인의 정맥혈관

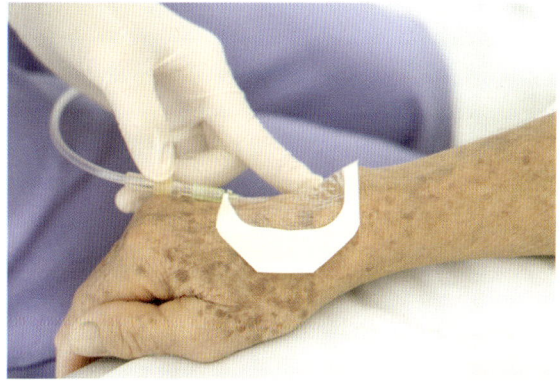

노인 말초정맥관의 드레싱

PART 05

말초정맥관의 수액주입 방법과 관리

01 수액정량조절(dosi-flow) 세트의 사용

02 인퓨전 펌프와 시린지 펌프의 사용

03 약물 계산

01 | 수액정량조절(dosi-flow) 세트의 사용

1 수액정량조절(dosi-flow) 세트

1 사용 목적

① 임상에서 흔히 'dosi-flow' 혹은 'dosi-set'로 부른다. 수액의 속도를 일정하게 주입시키기 위해 사용한다.
② infusion pump 등을 사용하지 않고 비교적 간단한 방법으로 수액의 속도를 일정하게 주입할 수 있다.
③ 기본 수액 세트의 형태에 속도를 조절하는 다이얼이 달려있는 구조이다.
④ dosi-flow set의 다이얼은 0~300mL/hr의 주입속도를 조절할 수 있다.

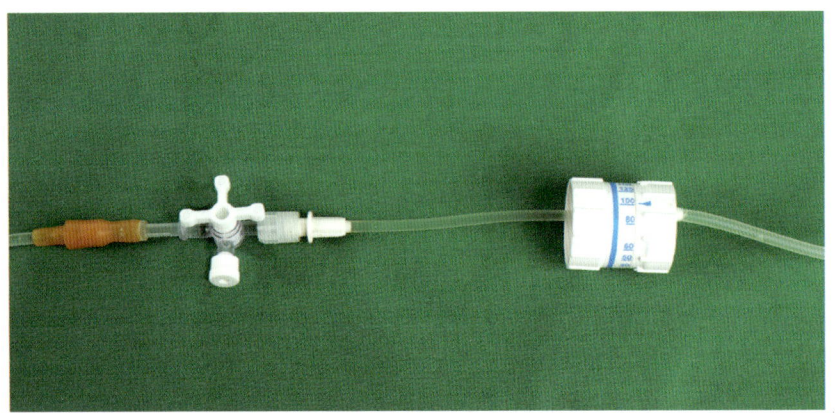

수액정량조절 세트(dosi-flow set)

2 사용 방법

① dosi-flow set의 다이얼에는 눈금이 표시되어 있다.
② 시간당 주입되는 수액의 용량(mL)를 나타낸다.
③ 다이얼의 화살표를 돌려서 처방된 수액속도의 눈금에 맞추도록 한다.
④ 다이얼에는 두 개의 숫자가 적혀있는 것을 볼 수 있다.
⑤ 제품에 따라 'bottle/bag'으로 되어 있거나 '40%/10%'로 되어 있다.
⑥ 'bottle/bag'으로 되어 있는 경우 수액용기의 종류에 맞추어 다이얼을 맞추도록 한다.
⑦ '40%/10%'로 있는 다이얼은 수액의 점성도(viscosity)에 따라 조절하라는 표시이다.
⑧ 일반 수액의 점도는 40% 미만이다.
⑨ 처방된 수액의 사용설명서(투약설명서)나 표시사항을 참고하여 수액속도를 알맞게 맞추도록 한다.

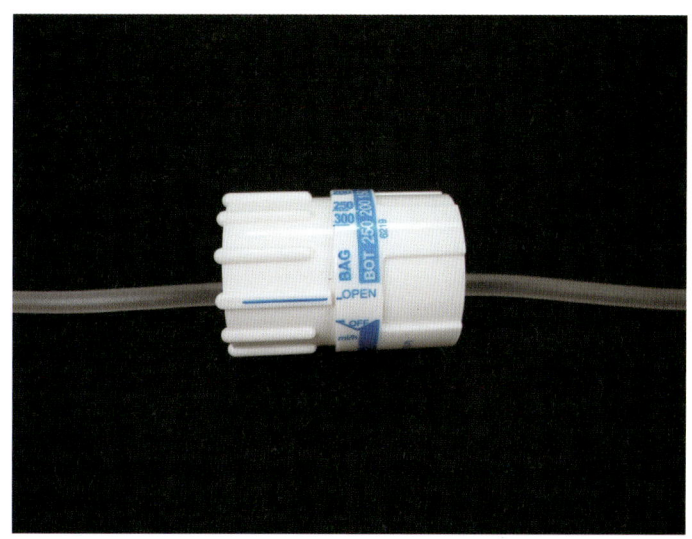

수액정량조절 세트(dosi-flow set)의 bottle / bag 표시

3 주의사항

① 수액 세트의 기본 조절기(regulator)는 완전히 개방(open)한다. 수액의 속도를 다이얼을 통해서 조절하고 있기 때문에 기본 조절기(regulator)를 일부 내리거나 잠가두면 수액이 들어가지 않거나 처방된 원하는 속도로 주입되지 않는다.

② 수액정량조절 세트(dosi-flow set)를 통한 정확한 정량주입을 시도하고자 해도 수액의 높이, 점성도(viscosity), 혈관의 상태, 카테터의 막힘 등으로 인해 원하는 속도로 들어가지 않을 수 있다.

③ 수액정량조절 세트(dosi-flow set)를 적용한 뒤 점적통(chamber)의 분당 방울수를 관찰하여 처방된 속도로 들어가는지 자주 사정하도록 한다.

④ 대상자와 보호자에게 수액정량조절 세트(dosi-flow set)를 임의로 조작하지 않도록 교육한다.

02 | 인퓨전 펌프와 시린지 펌프의 사용

1. 인퓨전 펌프(infusion pump)

1 인퓨전 펌프(infusion pump)의 사용목적
① 수액 비율의 정밀한 조절이 필요한 경우
② 수액의 과량주입을 방지하기 위해
③ 수액 세트 내 공기를 감지하여 안전한 주입
④ 수액의 정확한 속도 주입
⑤ 약물이 혼합된 수액의 투약오류 최소화

2 인퓨전 펌프(infusion pump)의 사용방법
① 인퓨전 펌프(infusion pump) 장비는 IV pole(수액걸이대)의 봉(pole)에 고정한다.
② 준비된 수액은 세트의 조절기를 잠그고 IV pole(수액걸이대)에 걸어둔다.
③ 인퓨전 펌프(infusion pump)의 도어(문)를 열고 수액라인을 지정된 표시가 있는 홈에 맞추어 끼워 넣는다.
④ 인퓨전 펌프(infusion pump)의 도어(문)를 닫고 전원 버튼(ON/OFF)을 눌러 전원을 켠다.
⑤ 처방된 수액 속도에 따라 flow rate를 설정한다. 장비에 따라 ▲▼ 버튼 또는 UP/DOWN 버튼을 눌러 숫자를 설정하도록 한다.
⑥ 토탈볼륨(total volume)을 설정한다. 처방된 수액의 총량을 정해진 시간 동안 주입하기 위해서 설정한다. T.vol 창에서 ▲▼ 버튼 또는 UP/DOWN 버튼을 눌러 숫자를 설정하도록 한다.
⑦ 설정을 모두 마친 뒤 수액 세트의 조절기를 완전히 열고 START 버튼을 눌러 주입을 시작한다.

3 인퓨전 펌프(infusion pump)의 주의사항
① 정맥주입 펌프용으로 제작된 수액 세트를 사용한다.
② 주입용량과 주입속도를 반대로 설정하지 않도록 주의한다
③ 이동하지 않을 때는 장비를 충전하여 정상작동이 유지되도록 한다.
④ infusion pump에는 내장배터리가 있어 이동 시 사용이 가능하지만 방전될 수 있으므로 이동하지 않을 때에는 충전하도록 한다.
⑤ 알람이 울려 수액 세트를 점검하고자 할 때 infusion pump의 도어를 열기 전 수액 세트의 조절기를 잠근 뒤 열도록 한다. 조절기를 잠그지 않고 도어를 열면 약물(수액)이 급속 주입(full drop)된다.
⑥ 정상 작동, 알람 작동상태, 외관 상태 등을 주기적으로 점검하여 자유흐름방지장치, 공기감지장치, 압력알람 및 폐색알람 등 안전장치의 정상작동을 확인한다.
⑦ 장비의 사용설명서를 숙지하여 정확한 사용과 점검을 시행하도록 한다.

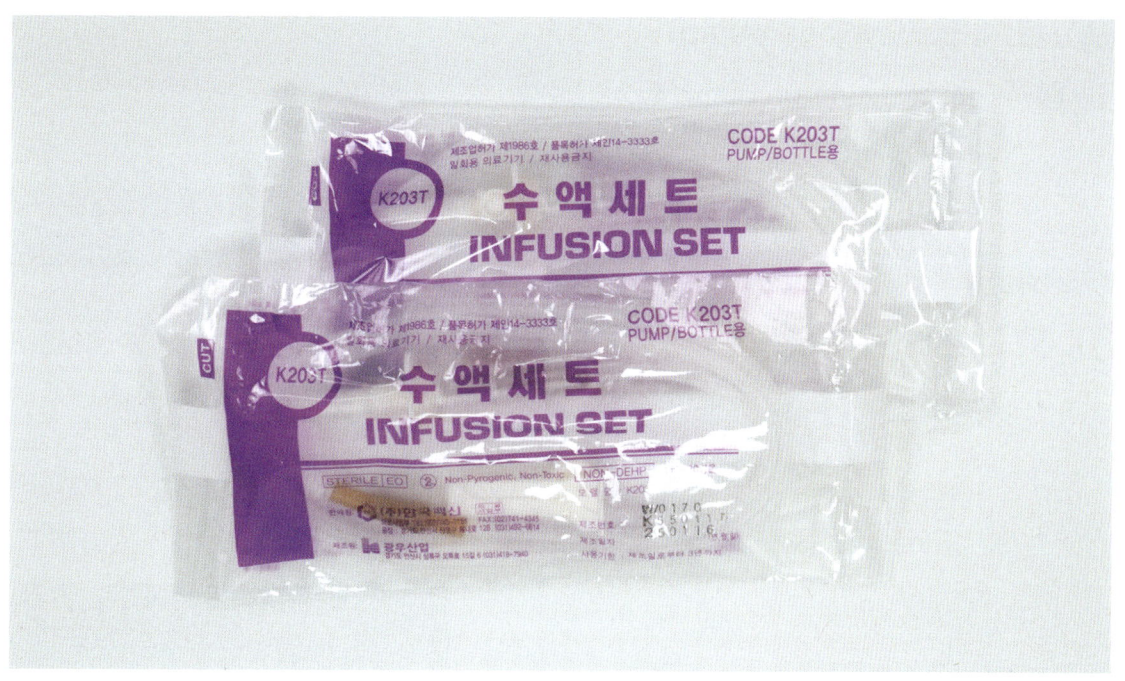

infusion pump용 수액 세트

> **One Point Lesson** • infusion pump의 알람(경보)

1. 세트 내 공기방울이 있을 때
2. 수액이 주입되지 않을 때
3. 도어가 열렸을 때
4. 주입속도의 변화
5. 배터리 잔량이 부족할 때
6. 수액이 모두 주입되었을 때
7. 총 주입 예정량이 모두 주입되었을 때

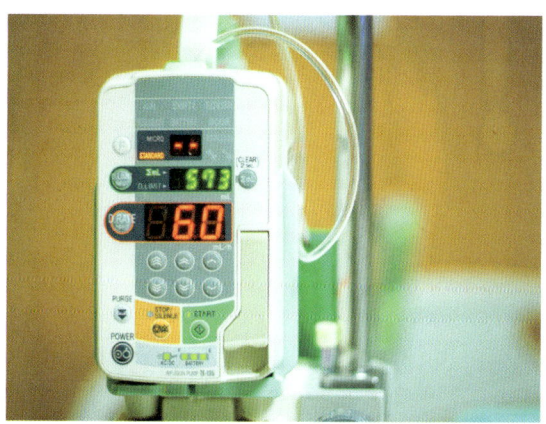 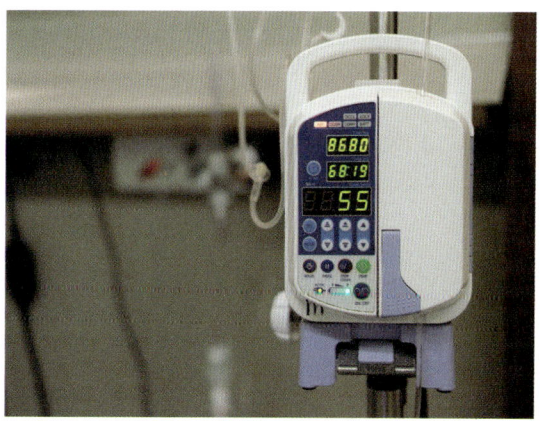

infusion pump

2 시린지 펌프(syringe pump)

1 시린지 펌프(syringe pump)의 사용목적

① 약물의 정밀한 주입이 필요한 경우 사용한다.
- 특히 마취제, 항암제, 혈관수축제, 진통제 등과 같이 정확한 용량이 중요한 약물을 투여할 때 사용된다.

② 약물의 과량 주입을 방지하기 위해 사용한다.
- syringe pump는 설정된 용량과 속도에 따라 정확히 약물을 주입하므로, 수동 방식으로 투여 시 생길 수 있는 과다 투여의 위험을 크게 줄여준다.

③ 약물을 정확한 속도로 주입하기 위해 사용한다.
- syringe pump는 혈중 약물 농도를 일정하게 유지할 수 있어 치료 효과를 극대화할 수 있다.
- syringe pump는 약물 투여의 정밀성, 안전성, 지속성을 보장하는 데 필수적인 장비이다.

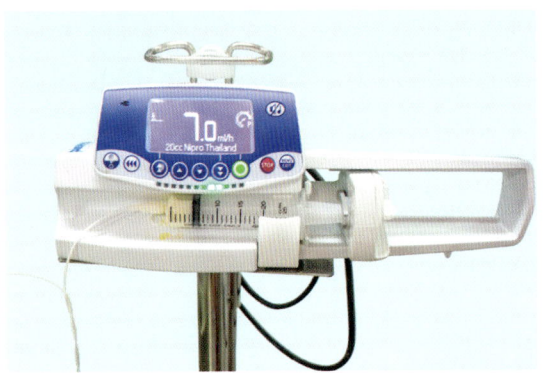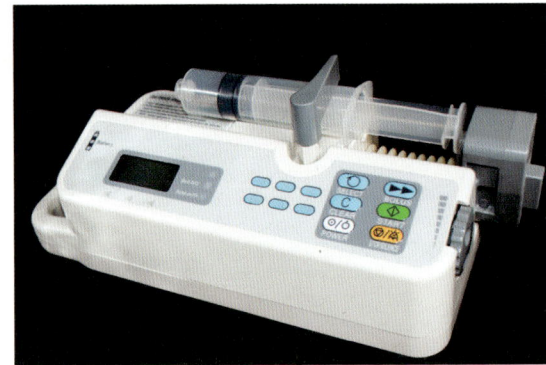

시린지 펌프(syringe pump)

2 시린지 펌프(syringe pump)의 사용방법
시린지 펌프(syringe pump)를 사용하여 약물을 주입할 때는 약물이 담긴 주사기에 익스텐션 튜브(extension tube)를 연결하여 공기를 제거한 후 주입하고자 하는 수액 세트의 3way에 연결하여 사용한다.

① 주사기 잠금장치[syringe barrel clasp(A)]를 연다.
② 해제 레버[disengagement lever(B)]를 아래로 누르고, 플런저 조절기(내관밀대 조절기, plunger driver)를 오른쪽으로 이동시킨다.
③ 주사기를 거치대의 정확한 위치에 올려 놓는다.
④ 주사기 잠금장치[syringe barrel clasp(A)]를 닫아 주사기를 고정한다.
⑤ 해제 레버[disengagement lever(B)]를 밀고, 플런저 조절기(내관밀대 조절기, plunger driver)가 주사기 내관 끝에 닿을 때까지 부드럽게 왼쪽으로 움직인다.
⑥ 설치를 재확인한다.
⑦ 전원을 켠 뒤 처방된 속도 cc/hr(mL/hr)를 ▲▼ 버튼 또는 UP/DOWN 버튼을 눌러 설정한다.
⑧ START 버튼을 눌러 주입을 시작한다.

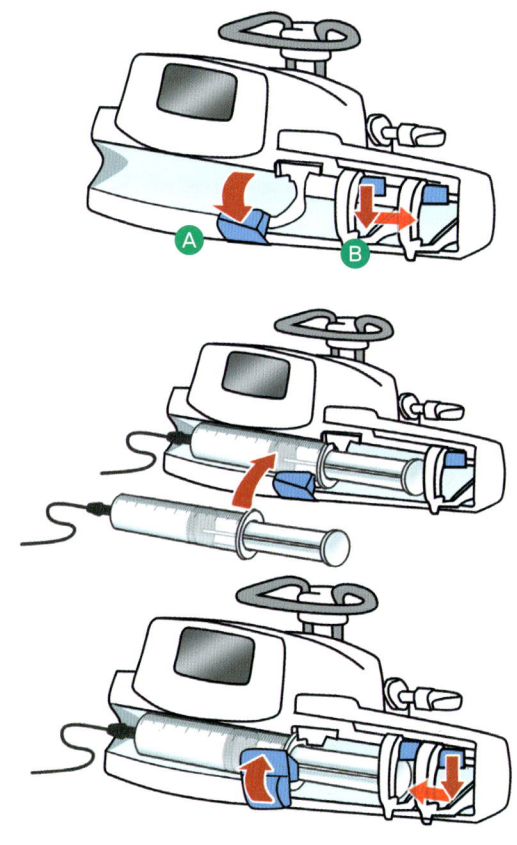

Syringe pump 세팅방법

3 시린지 펌프(syringe pump)의 주의사항

① 정확한 주입속도를 맞추기 위해 소수점까지 정확하게 설정하도록 한다. 소수점을 오인하여 너무 큰 용량이나 적은 용량으로 주입되지 않도록 한다.

예 10.0mL/hr (처방용량) → 100.0mL/hr (×)

② 이동하지 않을 때는 장비를 충전하여 정상작동이 유지되도록 한다.

③ 시린지 펌프(Syringe pump)에는 내장배터리가 있어 이동 시 사용이 가능하지만 방전될 수 있으므로 이동하지 않을 때에는 충전하도록 한다.

④ 알람이 울려 extension tube를 점검하고자 할 때 3way를 돌려 약물이 과량주입되는 사고를 예방한 뒤 주사기 고정장치를 열도록 한다.

⑤ 정상 작동, 알람 작동상태, 외관 상태 등을 주기적으로 점검하여 안전장치의 정상작동을 확인한다.

⑥ 장비의 사용설명서를 숙지하여 정확한 사용과 점검을 시행하도록 한다.

One Point Lesson ▸ 인퓨전 펌프와 시린지 펌프 버튼의 기능

구분		내용
ON/OFF	기능	• 전원을 켜고 끈다.
	사용방법	• ON : 버튼을 누르면 전원이 켜진다. • OFF : 버튼을 길게 누르면 전원이 꺼진다.
RATE/ F.Rate(mL/hr)	기능	• 시간당 주입량(유속)을 설정한다.
	사용방법	• RATE 버튼을 누른 후 주입속도에 맞추어 ▲▼ 버튼 또는 UP/DOWN 버튼으로 설정한다.
T.vol(mL)/ LIMIT	기능	• 총 주입량을 설정한다.
	사용방법	• T.vol버튼을 누른 후 주입량에 맞추어 ▲▼ 버튼 또는 UP/DOWN 버튼으로 설정한다.
I.vol(mL)/ ΣmL	기능	• 대상자에게 주입된 양을 보여준다.
	사용방법	• 버튼을 누르면 현재까지 대상자에게 주입된 양이 나타난다.
BOLUS/ PURGE	기능	• 일회용량을 주입한다.
	사용방법	• STOP(정지) 버튼을 눌러 지속적 주입을 정지시킨다. • BOLUS/PURGE 버튼을 지속적으로 누르고 있으면 일회용량이 주입되면서 들어간 용량이 화면에 표시된다. • 원하는 용량이 모두 주입되면 버튼에서 손을 떼어 주입을 멈춘다. • 다시 수액주입을 위해 START 버튼을 누른다.
CLEAR	기능	• 설정값을 초기화한다.
	사용방법	• 초기화하고자 하는 종류의 버튼을 누른다. • CLEAR 버튼을 누르면 숫자가 '0'으로 바뀐다.
STOP/ PAUSE	기능	• 주입을 멈춘다.
	사용방법	• 버튼을 누르면 수액주입이 즉시 중지된다.
START	기능	• 주입을 시작한다.
	사용방법	• 모든 설정을 마친 후 버튼을 눌러 수액주입을 시작한다.

03 | 약물 계산

1 처방된 수액의 주입 단위 확인하기
① 처방된 약물과 수액을 정확하게 투여하기 위해서는 정확한 속도로 주입하는 것이 필요하다.
② 처방을 확인하여 주입단위의 표시가 시간당 주입량(mL/hr)인지 분당 방울수(gtt/min)인지 확인한다.
③ 수액을 주입하는 방식을 확인하여 처방 주입속도를 그대로 맞추거나 주입 단위를 환산하여 입력한다.
④ infusion pump나 dosi-flow set로 주입할 때는 mL/hr로 주입속도를 맞추어 조절하고, 일반 수액 세트로 주입할 때는 분당 방울수(gtt/min)로 환산하여 맞추도록 한다.

2 gtt에 대하여 이해하기
① gtt는 guttae(drop)의 약어로 '방울', '점적'이라는 뜻의 라틴어이며, 지티티 혹은 가트라고 읽는다.
② 1gtt는 1방울이라는 의미이며 gtt/min은 수액 세트에서 1분당 떨어지는 방울의 수를 말한다. 예를 들어 20gtt/min은 수액이 1분에 20방울이 떨어지는 속도를 뜻하게 된다.
③ 수액의 속도는 1분을 초 단위인 60으로 바꾸어 계산한다. 예를 들어 20gtt/min은 20방울/60초이므로 3초에 1방울씩 떨어지는 속도로 맞추는 것이다.

gtt	방울 수	계산	속도
10gtt	1분당 10방울	10/60	6초에 1방울
20gtt	1분당 20방울	20/60	3초에 1방울
30gtt	1분당 30방울	30/60	2초에 1방울
40gtt	1분당 40방울	40/60	1.5초에 1방울
50gtt	1분당 50방울	50/60	1.2초에 1방울
60gtt	1분당 60방울	60/60	1초에 1방울

3 cc/hr의 계산
① 20gtt/min은 1분에 20방울이 떨어진다는 것이다.
② 20방울은 곧 1cc가 되므로 20gtt/min을 cc로 환산하면 1cc/min이다. 즉, 1분당 1cc가 들어간다는 것인데, 분단위를 시간단위로 바꾸고 주입량 1cc에 60을 곱해 환산하면 60cc/hr가 된다.
③ 1시간당 60cc가 들어가는 속도로 수액을 주입하는 것이다.

cc/hr	의미	cc/hr	의미
1cc/hr	1시간에 1cc	100cc/hr	1시간에 100cc
10cc/hr	1시간에 10cc	-	-

※ **현재 임상에서 사용되는 수액 세트** : 현재 임상에서 사용되는 수액 세트는 20방울이 1cc가 되도록 규격화되어 있다.

4 33 계산법

① 시간당 주입량(mL/hr), 분당 방울수(gtt/min)를 환산할 때 쉽게 계산하는 방법은 분당 방울수(gtt/min)에 3을 곱하면 시간당 주입량(mL/hr)이 된다.
② 시간당 주입량(mL/hr)을 3으로 나누면 분당 방울수(gtt/min)가 된다.

- 시간당 주입량(mL/hr) = $\dfrac{총\ 주입량(mL)}{주입시간(hr)}$
- 분당 방울수(gtt/min) = $\dfrac{주입량(mL) \times 20(gtt/min)}{주입시간(hr) \times 60(min)}$
- 1분당 떨어지는 방울수(gtt/min) = 시간당 주입량(mL/hr) ÷ 3 = gtt/min
- 시간당 들어가는 수액량(mL/hr) = 분당 방울수(gtt/min) × 3
- 1방울이 떨어지는 속도 = 60 ÷ gtt

예 외우기 쉽도록 임의로 계산하는 것이다.
- 30mL/hr = 10gtt = 60/10 = 6 → 6초에 1방울
- 60mL/hr = 20gtt = 60/20 = 3 → 3초에 1방울
- 180mL/hr = 60gtt = 60/60 = 1 → 1초에 1방울
- 45mL/hr = 15gtt = 60/15 = 4 → 4초에 1방울
- 90mL/hr = 30gtt = 60/30 = 2 → 2초에 1방울

5 수액속도 조절하기

1 처방 예시 및 의미

> 처방 예시 : 5% D/W 1L 60gtt/min

(1) 처방의 의미

① "5% 포도당 1L 수액을 분당 60방울로 주입해주세요."라는 의미이다.
② 일반 수액 세트로 주입 시 분당 60방울(60gtt/min)은 60초에 60방울이다. 즉, 1초에 1방울이 떨어지도록 조절한다.
③ dosi-flow set나 infusion pump로 주입 시 mL/hr로 환산해야 하므로 gtt/min × 3 = mL/hr의 공식을 적용하여 60gtt/min × 3 = 180mL/hr. 즉, 시간당 180mL가 들어가도록 설정하여 주입한다. ※ cc/hr=mL/hr

PART 06

근육주사

01 근육주사의 특징 및 부위선정

02 근육주사의 방법 및 주의사항

01 | 근육주사의 특징 및 부위선정

1 근육주사의 특징

① 근육층은 피하조직에 비해 혈관의 분포가 더 많으므로 근육주사가 피하주사보다 흡수가 빠르다. 그러나 근육주사는 주사부의 선정에 주의가 요구된다.
② 신경과 혈관의 손상을 주지 않기 위하여 근육이 많이 분포하는 부위를 잘 선택해야 한다.
③ 근육주사는 피하조직을 통과하여 근육조직에 약물이 도달하도록 길고 굵은 주사바늘을 선택한다.
④ 근육주사는 자극적인 점성이 있는 약물에 대해 피하조직보다 덜 민감하기 때문에 근육이 많이 발달한 부위는 2~5mL 정도의 약물이 들어가도 불편감이 적다.

근육주사의 방법

One Point Lesson • 비경구투약의 종류

구분	내용
정맥주사(intravenous, IV)	정맥 내로 투여
근육주사(intramuscular, IM)	근육조직 속으로 투여
피하주사(subcutaneous, SC, SQ)	피부 바로 밑의 피하조직에 투여
피내주사(intradermal, ID)	표피 밑의 진피 속으로 투여
기타	복강 내, 심장근육 내, 척수, 경막 외, 골 내, 동맥 내 등

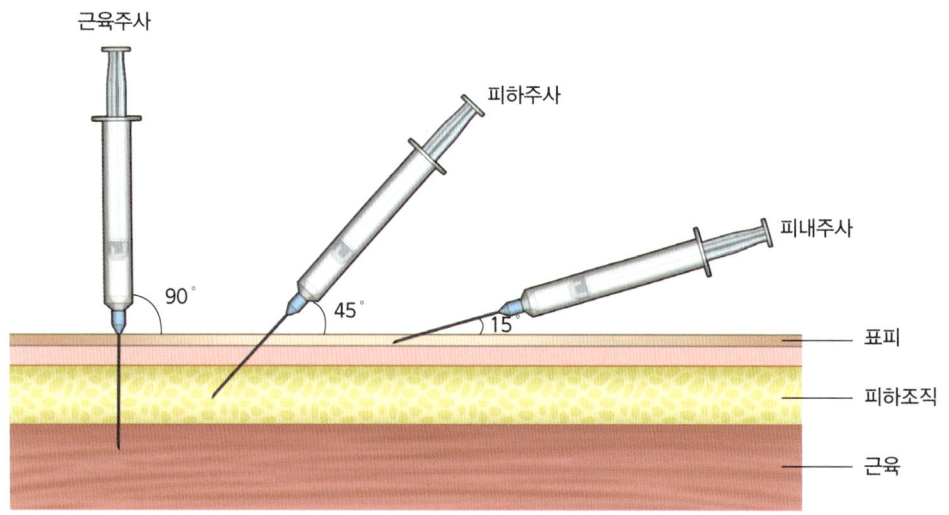

※ 약물의 흡수 속도(순서) : 정맥주사 → 근육주사 → 피하주사 → 경구

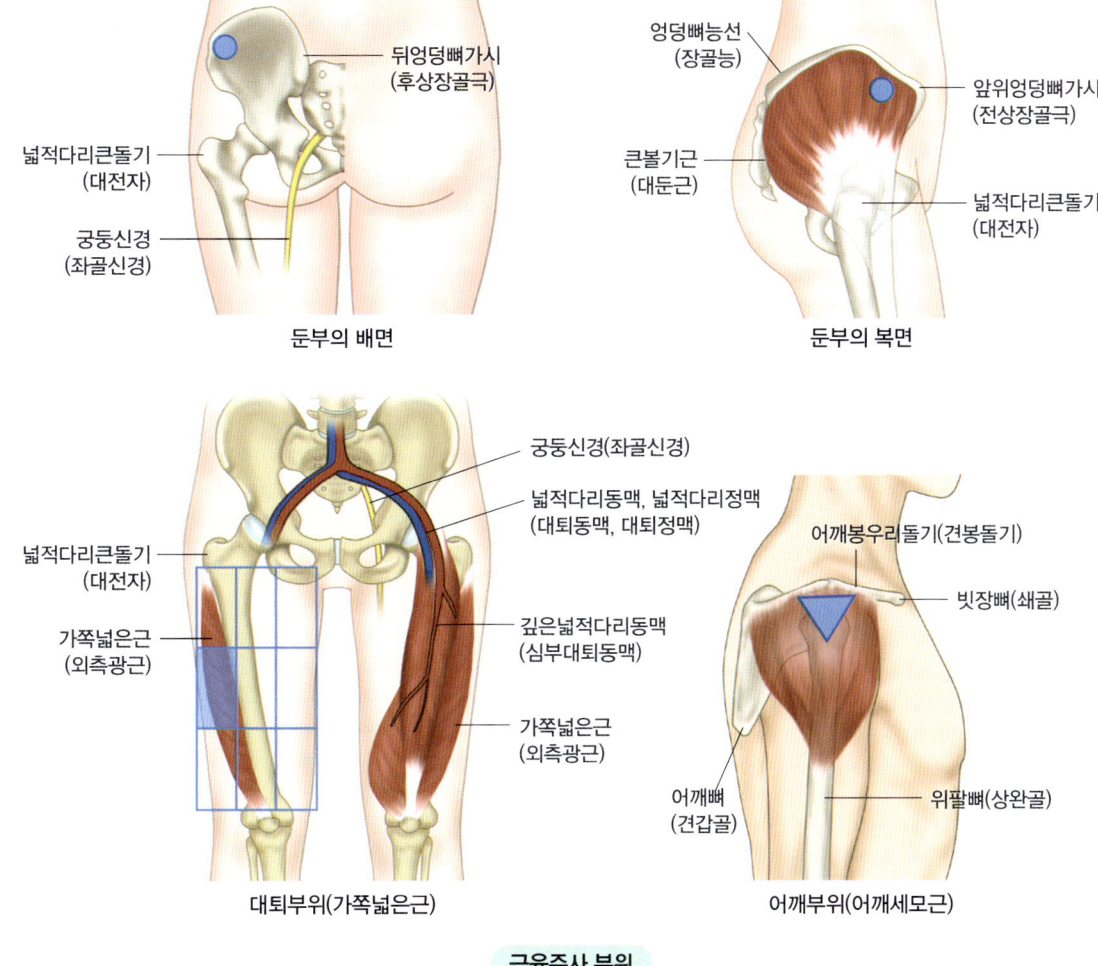

근육주사 부위

2 근육주사의 부위 선정

1 둔부의 복면(ventrogluteal) 주사부위 찾기

(1) **위치**: 둔부의 복면부위는 중간볼기근(중둔근, gluteus medius)이 깊게 위치하고 있고 궁둥신경(좌골신경)과 상전동맥 등 큰 혈관으로부터 멀리 떨어져 있어 성인의 근육주사 부위로 안전하다.

둔부의 복면 주사부위 찾기

(2) **방법**

① 대상자는 측위를 취하게 한다.
② 간호제공자는 주사부위 선택을 위해서 대상자의 둔부와 반대되는 손을 이용하도록 한다.
③ 간호제공자의 오른손은 왼쪽 엉덩이에 사용하고, 왼손은 오른쪽 엉덩이에 사용한다.
④ 간호제공자의 손바닥을 대상자의 넓적다리(큰돌기대전자) 위에 올려놓고 엄지를 대상자의 고샅부위(서혜부) 쪽으로 향하게 하고 나머지 손가락들은 대상자의 머리 쪽을 향하게 한다.

⑤ 검지를 앞위엉덩뼈가시(전상장골극) 쪽으로 향하고, 중지는 둔부를 향해 엉덩뼈능선(장골능선)을 따라 가능한 넓게 벌려 V자 모양을 만든다. 이때 검지와 중지, 엉덩뼈능선이 V자 모양의 삼각형이 형성되게 하고 이 삼각형의 중심부에 주사를 하게 된다.

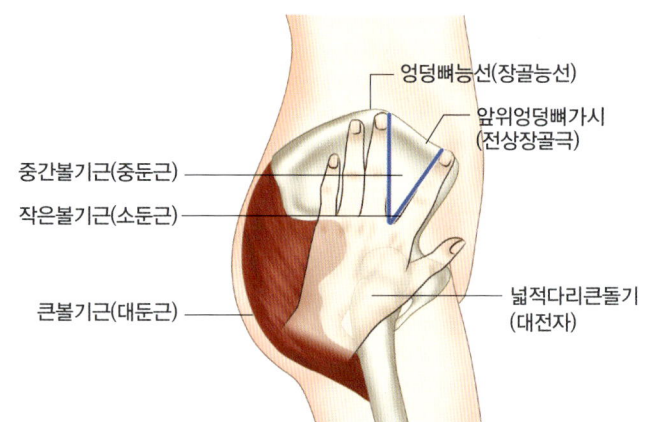

둔부 복면 주사부위 찾기

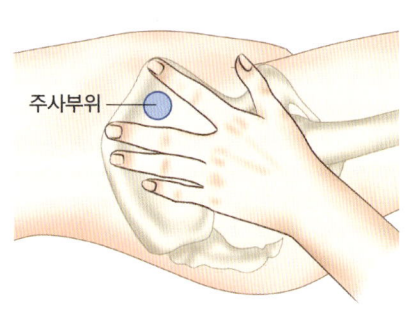 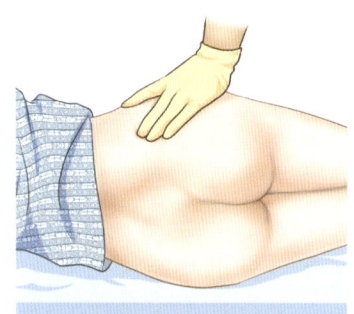 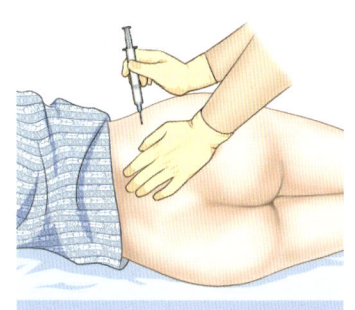

둔부 복면 근육주사

2 둔부의 배면(dorsogluteal) 주사부위 찾기

(1) **위치** : 둔부의 배면부위는 근육주사 부위로 많이 선택되는 부위이지만 궁둥신경(좌골신경)의 손상 가능성이 있어 둔부의 복면부위를 더욱 권장한다.

(2) **방법**

① 대상자는 복와위복위, 엎드려 누운 자세를 취하게 한다.
② 대상자의 뒤위엉덩뼈가시(후상장골극)와 넓적다리큰돌기(대전자)를 연결한 사선의 위쪽 바깥부위 혹은 엉덩뼈능선(장골능선)에서 5cm 아래, 또는 둔부를 4등분하여 상외측부위를 선택한다.

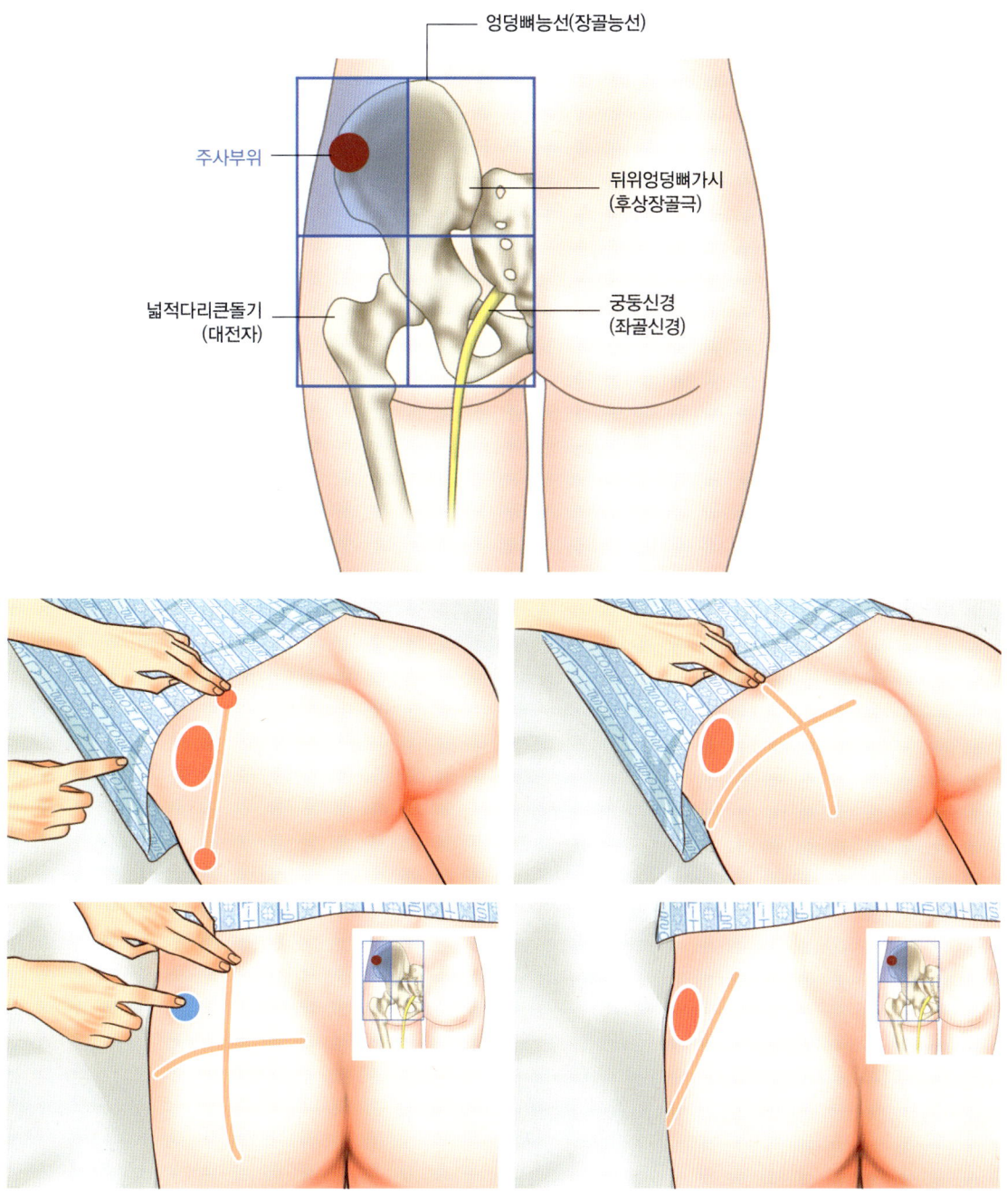

둔부 배면 주사부위 찾기

One Point Lesson • 서 있는 대상자의 둔부의 배면 주사부위 찾기

1. 대상자가 서 있을 때 대상자의 둔부와 반대쪽인 손(대상자의 둔부가 오른쪽이면 나의 손은 왼손으로)의 엄지를 앞위엉덩뼈가시(전상장골극)에 대고 검지를 90°로 맞추어 편다.
2. 검지의 중간지점의 윗부분에서 주사한다.
3. 윗옷이 흘러 내려오거나 허리벨트 등으로 주사부위 찾기에 어려움이 있다면 대상자에게 옷과 벨트 등을 주사부위를 피하여 잡아주도록 요청한다.

서 있는 대상자의 둔부 배면 주사부위 찾기

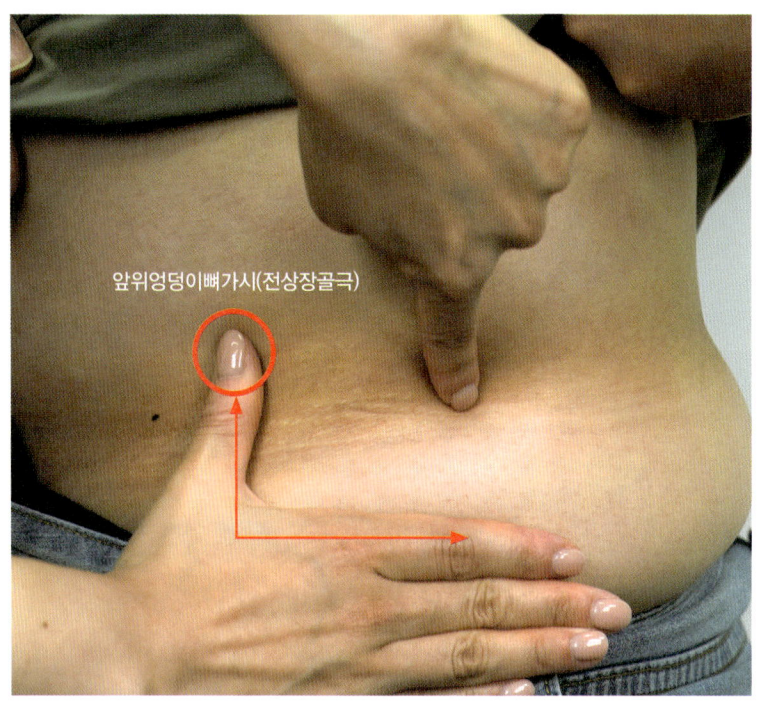

서 있는 대상자의 둔부 배면 주사부위 찾기

3 가쪽넓은근(vastus lateralis muscle, 외측광근) 주사부위 찾기

(1) 위치 : 가쪽넓은근은 대퇴 전면의 외측에 있으며, 근육이 두껍고 잘 발달되어 있다. 영아나 소아에게서 더욱 두껍게 발달되어 있어 영아의 예방접종이나 근육주사 시 흔히 선택되는 부위이다.

(2) 방법
① 대상자를 앙와위에서 무릎을 약간 구부리게 한다.
② 대퇴의 앞 중심선과 외측 중심선 사이에서 대전자로부터 10cm 아래와 무릎 위 10cm 사이이다.
③ 다른 방법으로는 대전자와 무릎 사이를 3등분하여 중간 부분을 선택한다.
④ 영아나 소아의 가쪽넓은근에 주사할 때에는 근육을 모아 주름이 지게 하여 놓는다.

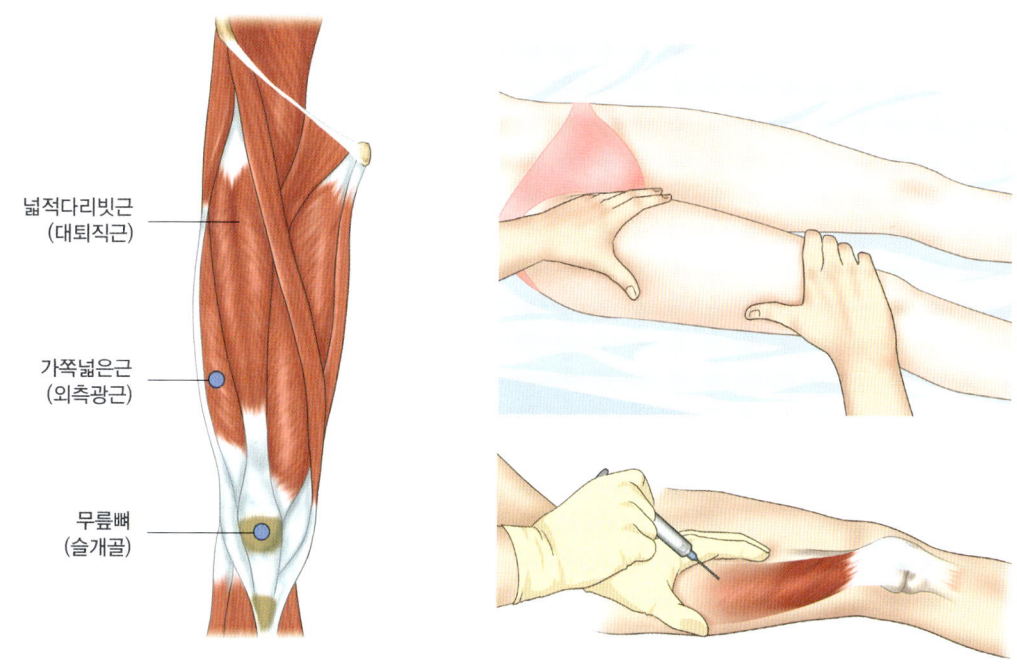

가쪽넓은근(외측광근) 주사부위 찾기

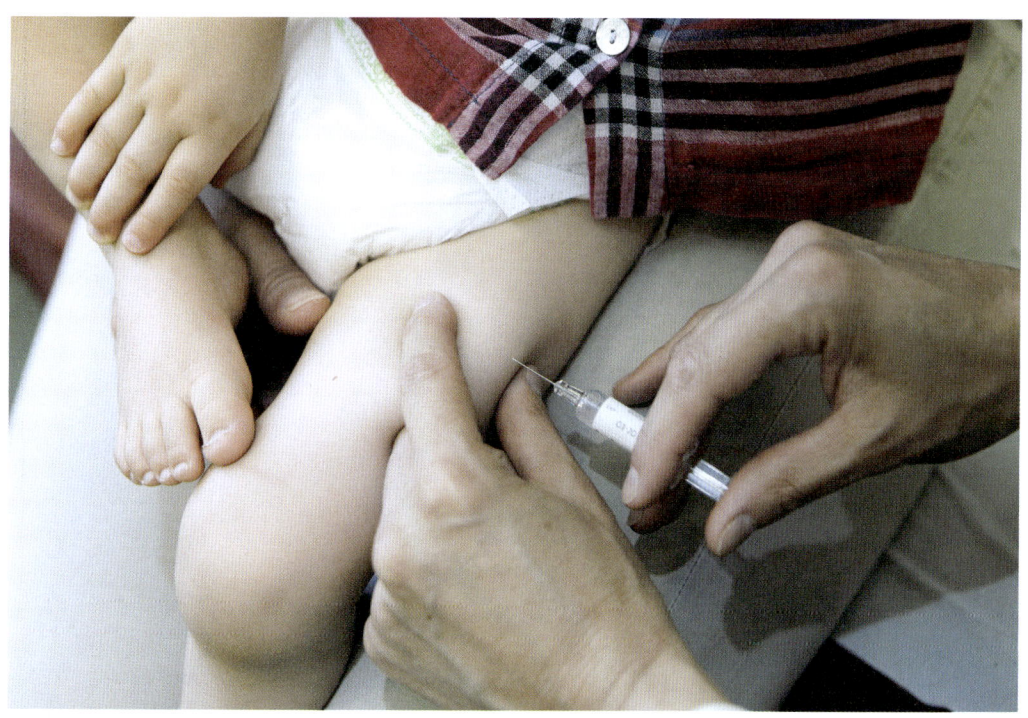

영아의 가쪽넓은근(외측광근, vastus lateralis muscle) 근육주사

4 어깨세모근(삼각근, deltoid) 주사부위 찾기

(1) 위치

① 어깨세모근은 상완부의 근육으로 접근하기 쉽다는 장점이 있으나 성인에서도 어깨세모근이 잘 발달하지 않은 경우가 많다.
② 위팔뼈(상완골)를 따라 겨드랑(액와)신경, 위팔(상완)신경, 자(척골)신경, 위팔(상완)동맥 등 신경과 혈관이 분포하여 잠재적인 손상과 합병증이 발생할 수 있다.
③ 소량의 약물을 예방접종하거나 다른 근육주사 부위를 적용할 수 없을 때 어깨세모근 부위를 근육주사 부위로 사용한다.

어깨세모근 주사부위 찾기

(2) 방법

① 대상자는 앉은 자세에서 주사하는 것이 좋다.
② 팔꿈치를 구부리고 몸통에 붙이게 한다.
③ 어깨봉우리돌기(견봉돌기) 하단과 겨드랑선(액와선) 사이에 만들어지는 역삼각형 부위에 주사하는데, 어깨봉우리돌기를 따라 새끼손가락을 놓고 엄지를 제외한 4개의 손가락을 가지런히 붙이고 엄지손가락을 벌려 역삼각형을 만들고 중앙부위를 주사부위로 선정한다.

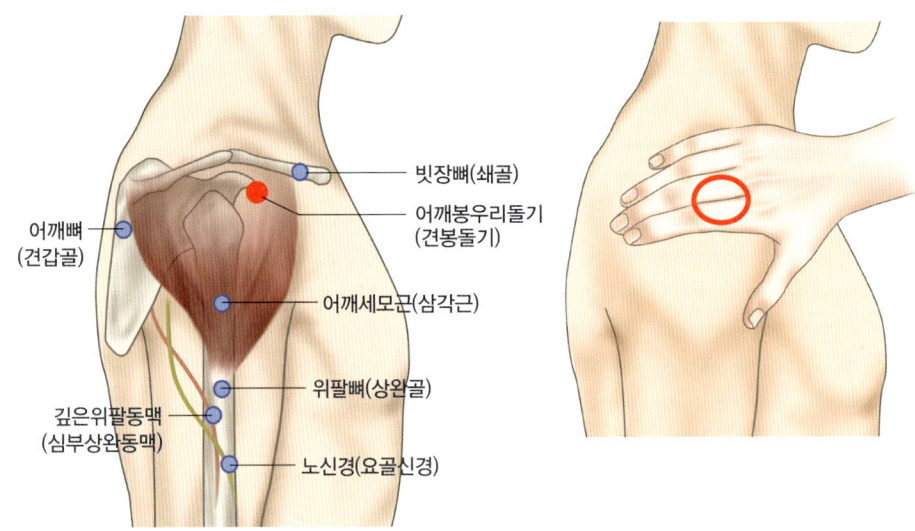

어깨세모근(삼각근) 주사부위 찾기

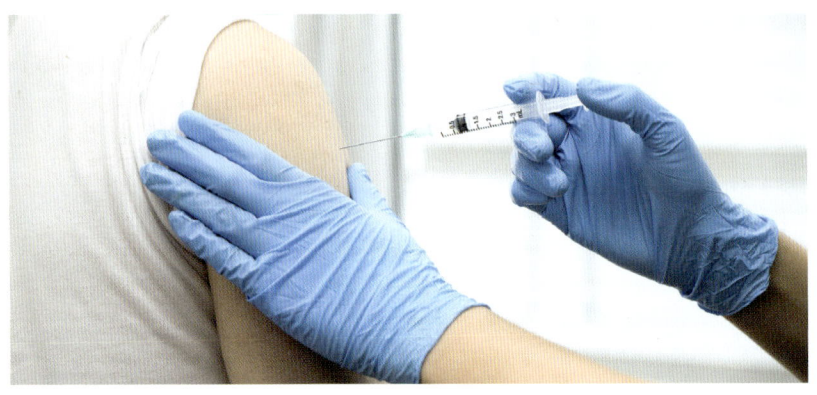

어깨세모근(삼각근) 근육주사

02 | 근육주사의 방법 및 주의사항

1 근육주사의 방법

1 준비물 : 투약카드(투약처방지), 소독솜, 준비된 약물, 트레이, 손상성폐기물 전용용기, 일반의료폐기물 전용용기, 투약기록지, 손소독제

2 수행절차

① 손위생을 실시한다.
② 투약처방(투약처방지)에 따라 대상자 등록번호, 대상자 이름, 약명, 용량, 투여경로, 시간(5Rights)을 비교하여 확인하고 정확한 약물을 주사기에 준비한다. 피하조직을 통과하여 근육으로 들어갈 때 피하조직의 자극이 심한 약물의 경우 주사바늘을 새로운 바늘로 교체한다.
③ 준비된 약물을 대상자에게 가지고 간다. 대상자의 이름을 개방형 질문을 통하여 확인하고 투약카드와 입원팔찌(이름, 등록번호)를 대조하여 확인한다.
④ 약물투여 전 약물투여의 목적과 유의사항, 부작용을 설명한다.
⑤ 주사부위를 선정한 후 대상자에게 편한 자세를 취하게 하고, 대상자의 프라이버시 유지를 위하여 커튼이나 스크린을 치도록 한다.
⑥ 손소독제로 손위생을 실시한다.
⑦ 선정한 주사부위를 소독솜으로 안에서 밖으로 원을 그리며 닦은 뒤 완전히 자연건조되도록 한다.
⑧ 주사바늘 뚜껑을 열고, 주사기 속 공기가 있다면 마지막으로 완전히 제거한다. 엄지와 검지로 주사부위의 피부를 팽팽하게 벌린다. 근육이 적은 경우 근육을 집어 올려 주름을 만들 수 있다.
⑨ 주사기는 엄지와 검지로 연필을 잡듯이 쥐고 주사기를 주사바늘과 피부를 90°로 유지한 뒤 선택한 주사부위 근육에 신속히 찌른다.
⑩ 피부를 잡았던 엄지와 검지로 주사기의 내관을 살짝 뒤로 당겨 보아 혈액이 나오지 않으면 내관을 당겼던 손으로 내관을 밀어서 약물을 천천히 주입한다.
⑪ 약물 주입이 끝나면 소독솜으로 주사부위를 누르면서 주사바늘을 빠르게 뺀다.
⑫ 사용한 주사바늘의 뚜껑을 씌우지 않은 상태로 손상성폐기물 전용용기에 버리고, 사용했던 소독솜과 주사기는 일반의료폐기물 전용용기에 버린다.
⑬ 물과 비누로 손위생을 실시한다.
⑭ 기록지에 대상자명, 약명, 용량, 투약경로, 투약시간, 서명 등 투약에 대한 내용을 기록한다.

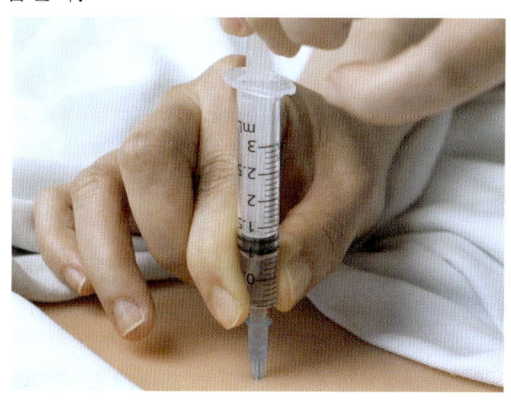

근육주사 시 내관을 당겨 리거지(regurge) 시행하기

One Point Lesson • 근육주사 시 궁금증

01 **근육주사 시 주사바늘 삽입 후 내관을 당겨 리거지(regurge)를 시행했을 때 혈액이 나오는 경우**
  1. 주사기를 즉시 제거한다.
  2. 새로 처방을 받아 새 약물로 준비하여 다른 부위에 주사한다.

02 **근육의 크기에 따른 약물 용량**
  1cc의 약물의 경우 상대적으로 작은 근육인 삼각근 주사가 가능하지만, 1cc 이상인 경우 큰 근육인 중둔근(둔부)에 주사한다.

03 **근육이 적은 마른 대상자나 삼각근에 주사할 때**
  1. 짧은 바늘을 사용하여 약물을 주입한다. 근육을 살짝 잡아 올려 찔러 넣을 수 있다.
  2. 긴 바늘로 주사해야 하는 경우 주사바늘의 2/3 정도만 삽입하여 주입한다.

04 **근육주사 후 바늘 삽입부위에서 혈액이 나오는 경우**
  1. 바늘이 제거되면서 모세혈관에 바늘이 스친 경우이다.
  2. 리거지(내관을 당길 때)를 할 때 혈액이 역류되지 않았다면 큰 문제는 없다.
  3. 주사 후 바늘을 제거할 때 바늘을 안정적으로 잡아 흔들리지 않도록 한다.

05 **근육주사 시 속도**
  1. 주사바늘을 찌를 때는 빠르게 삽입하고 약물 주입은 천천히 한다.
  2. 바늘을 뽑을 때는 신속하게 제거한다.

2 근육주사 주의사항

① 찰과상, 신경 골조직 손상, 화농괴사 부위, 압통, 혈액응고장애 대상자에게 근육주사는 금기이다.
② 같은 부위에 반복적인 주사는 심한 불편감을 유발한다.
③ 대상자를 이완시킨 후 딱딱해진 부위가 없는지 근육을 촉진하여 사정한다.
④ 약물의 처방 용량이 크다면 큰 근육을 선택하여 주사한다.
⑤ 근육과 대상자의 특성에 알맞은 굵기와 길이의 주사바늘을 사용한다.

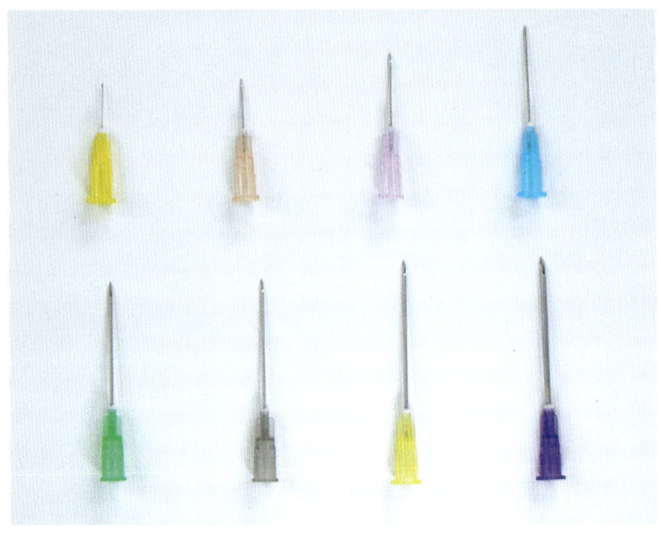

주사바늘

[알맞은 굵기와 길이의 주사바늘]

근육/대상자의 특성	바늘 굵기 (Gauge)	바늘 길이
일반 대상자	20~23G	2.5~5cm
삼각근	23~25G	2.5cm
중둔근 (둔부 배면/복면)	20~23G	2.5~5cm
비만/큰 근육	20~23G	3.8~5cm
마른 대상자	23~25G	2~2.5cm
점성도(끈적거리는)가 높은 약물	20G	2.5~5cm

One Point Lesson • Z-track 기법

Z-track 기법은 약물을 근육조직 속에 가둬두어 피하조직으로 들어오지 못하도록 하여 대상자의 불편감과 피하조직 손상을 감소시키는 방법이다.

1. 주사 전 새로운 바늘로 교체하여 주사바늘 외부에 약물이 남아있지 않게 한다.
2. 주사기를 잡지 않은 손의 측면으로 주사부위의 근육을 덮고 있는 피부와 피하조직을 2~3cm 정도 옆으로 밀면서 잡아당긴다.
3. 주사부위를 소독솜을 닦은 뒤 근육 깊숙이 바늘을 삽입하고 내관을 당겨 혈액이 흡인되지 않는지 확인한 뒤 주입한다.
4. 주사바늘을 뺀 뒤 피부를 당겼던 손을 떼어서 피부를 이완시킨다.
5. 피부가 정상위치로 돌아오면서 약물이 주입된 조직과 위쪽 조직의 Z자 경로가 만들어져 약물이 흘러나오지 않게 된다.
6. 마사지를 하면 약물이 피하조직 내로 누출될 수 있어 마사지하지 않는다.

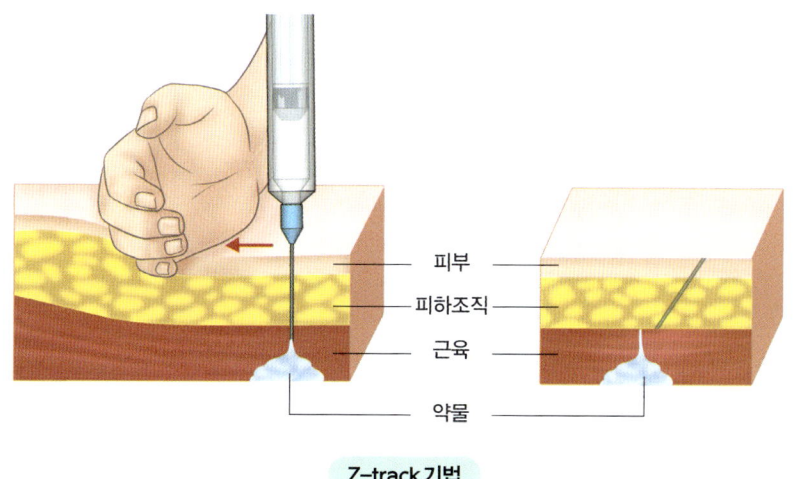

Z-track 기법

PART 07

피하주사

01 피하주사의 특징 및 부위 선정

02 피하주사의 방법 및 주의사항

01 | 피하주사의 특징 및 부위 선정

1 피하주사의 특징

① 진피 아래의 소성결합조직 속으로 약물을 주입하는 것이다.
② 피하조직은 근육만큼 혈액공급이 풍부하지 않아 약물의 흡수속도는 근육주사보다 다소 느리다.
③ 인슐린, 헤파린, 백신(예방접종주사) 등의 투여에 적용한다.

피하주사의 방법

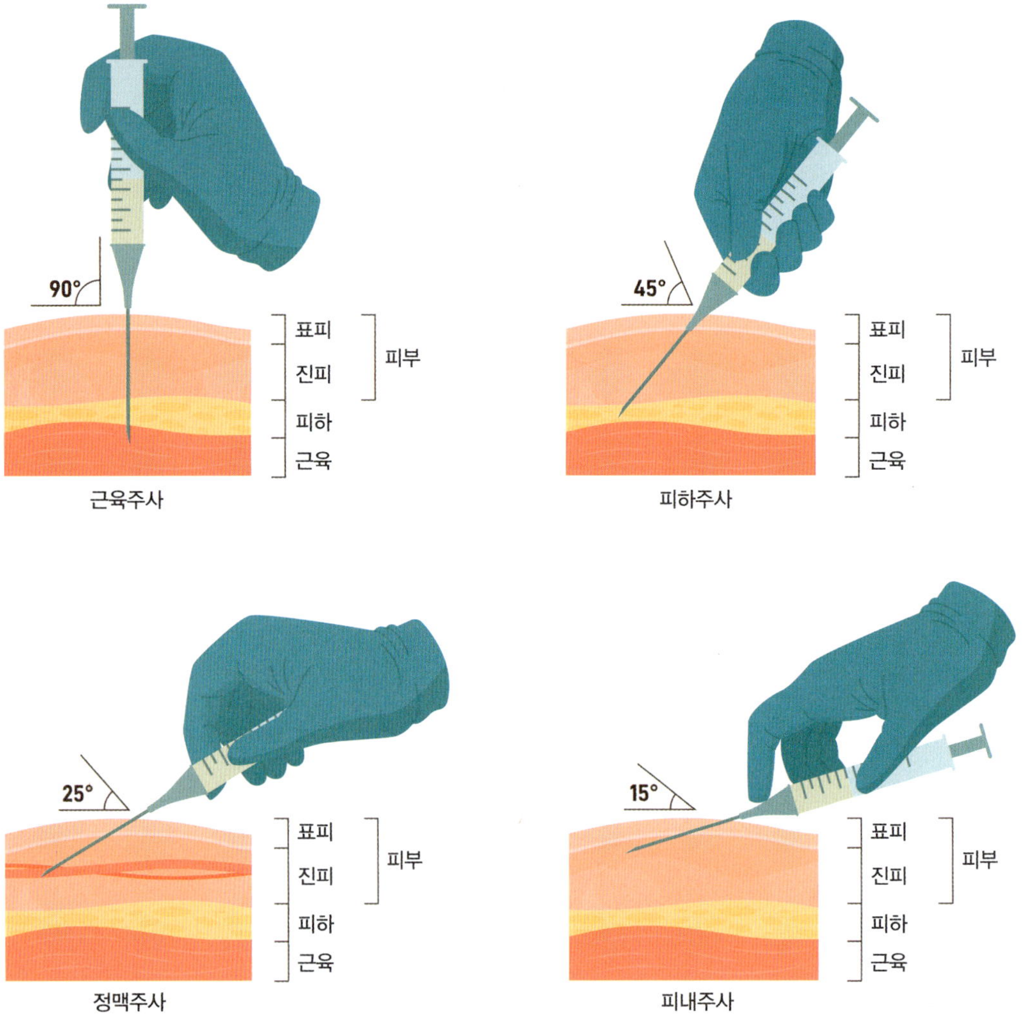

주사경로별 각도

2 피하주사의 부위 선정

상완의 외측면, 견갑골 아래, 하복부, 둔부의 복면 또는 배면의 위쪽, 대퇴의 전면

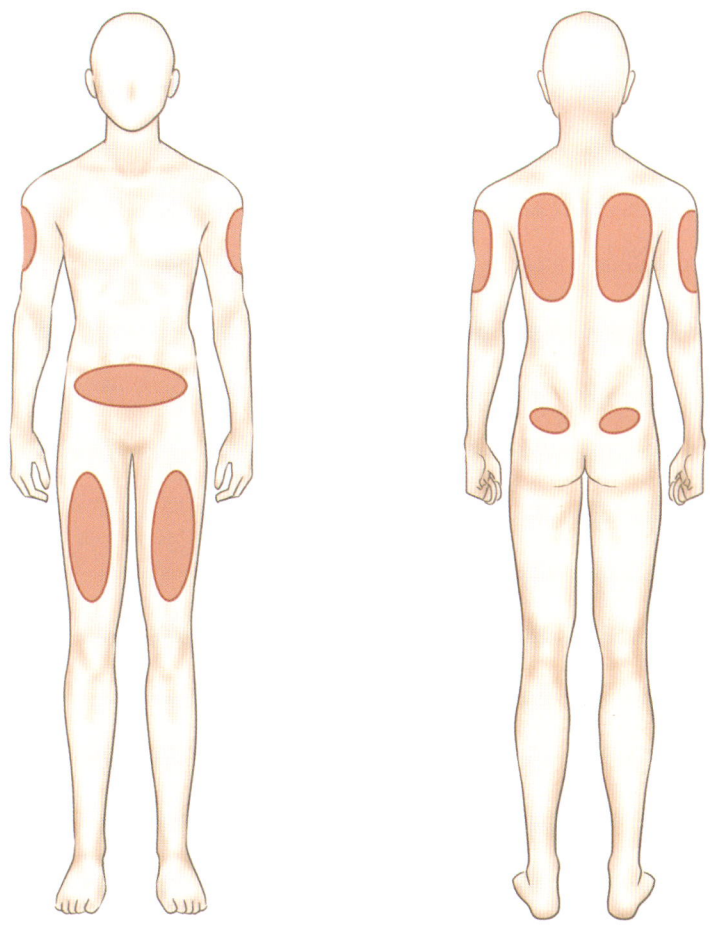

피하주사 부위

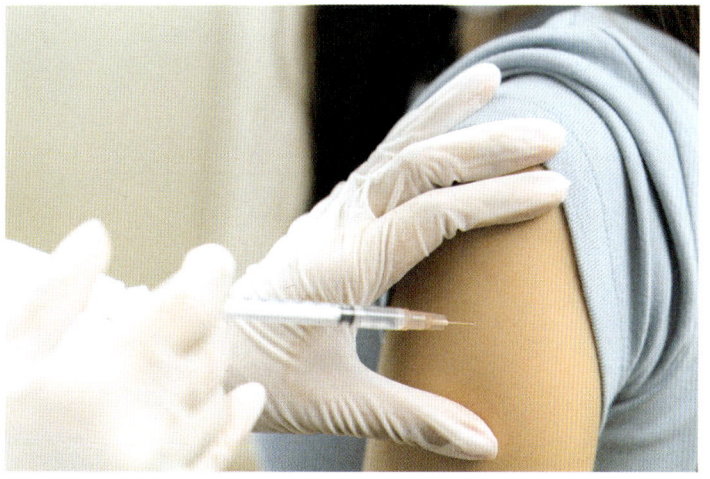

피하주사

02 | 피하주사의 방법 및 주의사항

1 피하주사의 방법

1 피하주사 준비물
투약처방지, 소독솜, 준비된 약물, 트레이, 손상성폐기물 전용용기, 일반의료폐기물 전용용기, 투약기록지, 손소독제

2 피하주사 수행절차

① 손위생을 실시한다.
② 투약처방(투약처방지)에 따라 대상자 등록번호, 대상자 이름, 약명, 용량, 투여경로, 시간(5Rights)을 비교하여 확인하고 정확한 약물을 주사기에 준비한다.
③ 준비된 약물을 대상자에게 가지고 간다. 대상자의 이름을 개방형 질문을 통하여 확인하고 투약처방지와 입원팔찌(이름, 등록번호)를 대조하여 확인한다.
④ 약물투여 전 약물투여의 목적과 유의사항, 부작용을 설명한다.
⑤ 주사부위를 선정한 후 대상자에게 편한 자세를 취하게 하고, 대상자의 프라이버시 유지를 위하여 커튼이나 스크린을 치도록 한다.
⑥ 손소독제로 손위생을 실시한다.
⑦ 선정한 주사부위를 소독솜으로 안에서 밖으로 원을 그리며 닦은 뒤 완전히 자연건조되도록 한다.
⑧ 주사바늘 뚜껑을 열고, 주사기 속 공기가 있다면 마지막으로 완전히 제거한 뒤 주사부위 주위의 피부를 팽팽하게 잡고, 주사바늘을 45~90°로 정확하게 삽입하여 약물을 주입한다.
⑨ 주입이 완료되면 소독솜으로 주사부위를 누르며 신속하게 바늘을 제거한다. 일반적으로 피하주사약은 주사부위를 문지르지 않도록 하여 약물의 흡수가 서서히 일어나게 한다. 하지만 일부 예방접종약은 문지르도록 하여 약물의 흡수를 촉진시키므로 각 약물의 용법과 지침을 참고하도록 한다.
⑩ 사용한 주사바늘의 뚜껑을 씌우지 않은 상태로 손상성폐기물 전용용기에 버리고, 사용했던 소독솜과 주사기는 일반의료폐기물 전용용기에 버린다.
⑪ 물과 비누로 손위생을 실시한다.
⑫ 기록지에 대상자명, 약명, 용량, 투약경로, 투약시간, 서명 등 피하주사에 대한 내용을 기록한다.

One Point Lesson • 인슐린과 헤파린 피하주사 시 주의사항

01 인슐린 주사 시 주의사항

1. 인슐린 주사 시에는 피하주사가 가능한 부위를 순서대로 돌려가며 주사한다. 이것은 피하조직 내 남아있는 약물은 경결을 형성하게 되고, 이 경결은 섬유화되어 단단해지고 통증을 유발하기 때문이다. 이러한 피하지방의 위축과 섬유화를 막기 위하여 주사부위를 돌아가며 주사한다.
2. 인슐린요법 대상자는 '주사부위 기록지'를 이용하여 효율적으로 주사부위를 이동하여 투약할 수 있다.
3. 인슐린 흡수율은 복부, 상완부, 대퇴부 순이고, 복부는 흡수율이 높고 혈당 상태의 변동을 줄이기 때문에 복부에 가장 많이 주사하게 된다.
4. 가루형 인슐린을 혼합할 때는 바이알을 손바닥에 놓고 부드럽게 굴려 약물이 잘 섞이도록 한다. 약물용기를 세게 흔들면 거품이 생겨 약물이 잘 섞이지 않게 되고 공기 제거가 어렵다.

02 헤파린 주사 시 주의사항

1. 근육이 많이 분포하지 않는 복부에 주사한다.
2. 주사기 위쪽에 0.1cc 공기를 포함시켜 약물 주입 후 공기까지 주입하여 약물이 새어나가는 것을 방지한다(공기주머니 기법, air lock).
3. 25~26G 바늘로 90°로 삽입한다.
4. 헤파린은 항응고제로 출혈이나 멍을 발생시킬 수 있어 주사 후 내관을 당겨보지 않는다.
5. 바늘을 빼고 주사 부위를 문지르지 않도록 한다. 헤파린 주사 후 문지르는 행위는 혈종을 형성하고 조직손상을 유발한다.

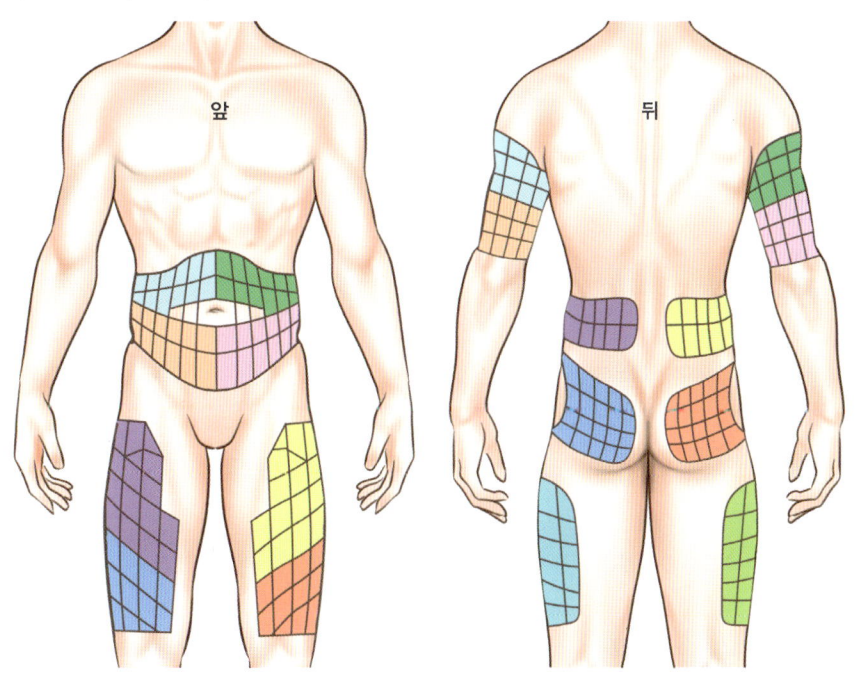

인슐린 주사 부위

2 피하주사 주의사항

① 피부병변이나 뼈 돌출부위, 근육과 신경이 지나가는 부위는 피한다.
② 대상자 몸무게는 피하조직의 두께를 반영할 수 있다. 그러므로 대상자의 몸무게를 고려한다.
③ 주사바늘의 길이와 삽입각도를 선택한다.
④ 긴 바늘(25mm)은 45°의 각도로 주입하거나, 짧은 바늘(13mm)은 90°로 하여 주입한다. 대상자가 비만인 경우 조직을 팽팽하게 잡아당기고 지방층을 충분히 통과할 수 있는 길이의 바늘을 사용하여 주입한다.
⑤ 피하조직은 자극적인 용액이나 많은 용량의 약에 민감하다. 피하주사를 할 때에는 수용성의 소량의 용액 0.5~1mL의 약물만을 주입한다.

3 피하주사 시 바늘의 길이에 따른 삽입 각도

① 피하주사는 바늘의 길이에 따라 삽입의 각도가 달라진다.
② 긴 바늘의 경우 45°의 각도, 짧은 바늘의 경우 90°의 각도로 삽입한다.

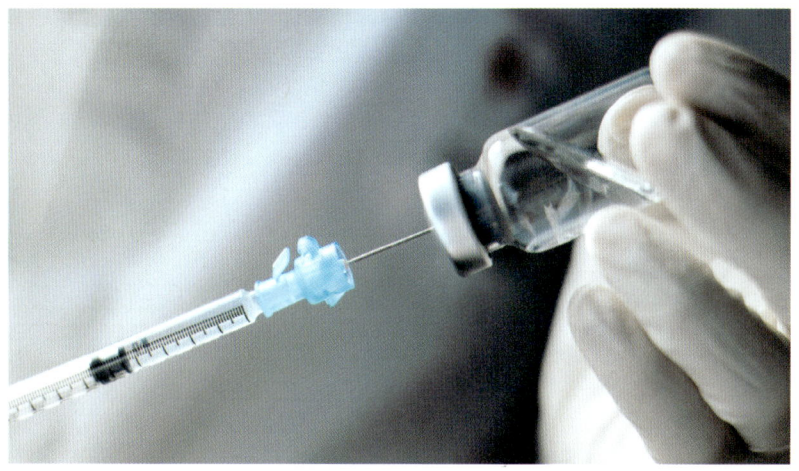

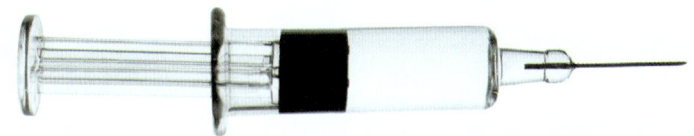

피하주사

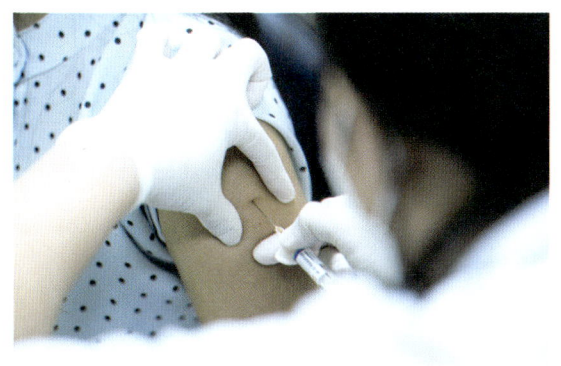
피하주사(긴 바늘 45° 각도 삽입)

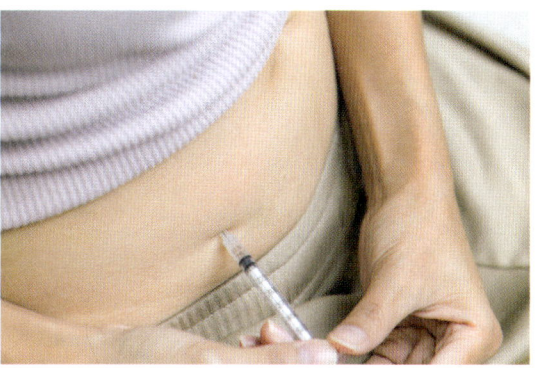
피하 자가주사(짧은 바늘 90° 각도 삽입)

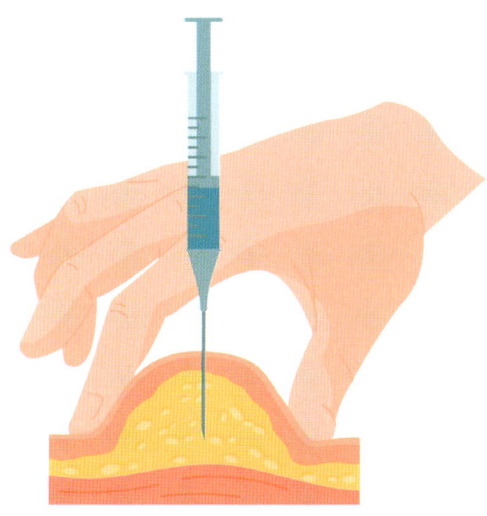
바른 방법

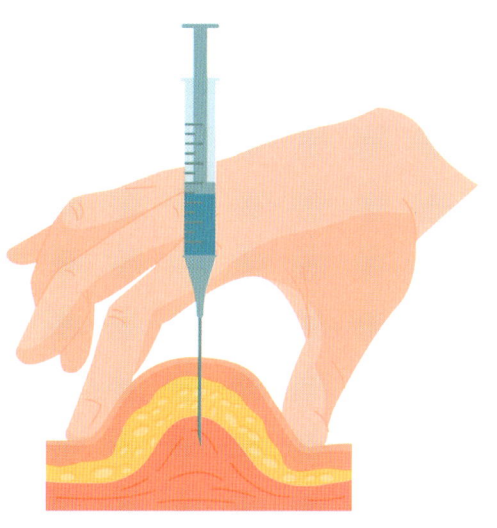
잘못된 방법

※ 피하조직의 깊이를 충분하게 하여 집어 올린다.

피부 집어 올리기(pinch-up)

PART 08

피내주사

01 피내주사의 특징 및 부위 선정

02 피내주사의 방법 및 주의사항

01 | 피내주사의 특징 및 부위 선정

1. 피내주사의 특징
① 피내주사(진피내주사)는 투베르쿨린 반응이나 알레르기 반응 등을 알아보기 위한 피부 반응(skin test) 검사 시에 적용한다.
② 알레르기를 일으킬 수 있는 약물이 혈류로 바로 주입될 경우 심한 과민성 반응을 일으킬 수 있어 주입 전 진피 내 소량을 주입하여 피부반응을 확인한 뒤 투약을 진행한다.
③ 피내주사 부위는 병변이 없으며, 비교적 착색이나 털이 없는 곳을 선정한다.

2. 피내주사의 부위 선정 : 아래팔(전완) 안쪽, 등 상부

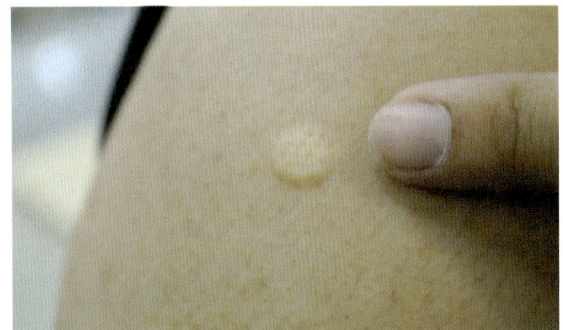 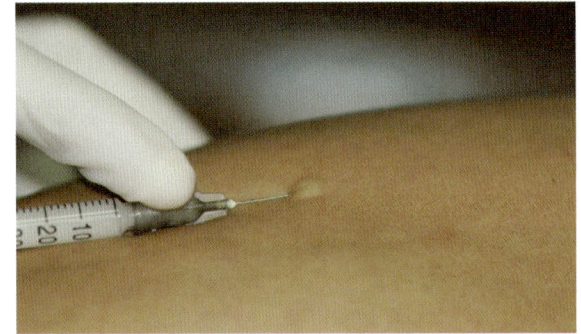

피내주사

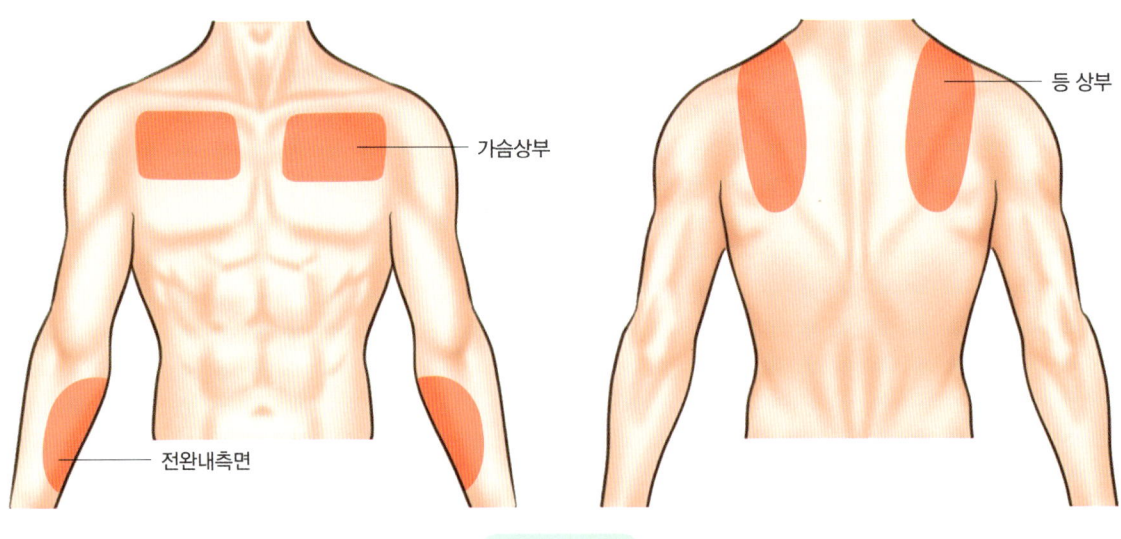

피내주사 부위

02 | 피내주사의 방법 및 주의사항

1 피내주사의 방법

1 피내주사의 준비물 : 투약처방지, 소독솜, 투베르쿨린 주사기 혹은 작은 피내주사용 주사기, 준비된 약물, 트레이, 손상성 폐기물 전용용기, 일반의료폐기물 전용용기, 투약기록지, 손소독제

2 피내주사 수행절차

① 손위생을 실시한다.
② 투약처방(투약카드)에 따라 대상자 등록번호, 대상자 이름, 약명, 용량, 투여경로, 시간(5Rights)을 비교하여 확인하고 정확한 약물을 주사기에 준비한다.
※ **항생제 피부반응검사(after skin test, AST)를 하는 경우** : 기관의 지침에 따라 약물을 용해하여 1mL 피내주사용 주사기에 희석한 용액을 준비한다.
③ 준비된 약물을 대상자에게 가지고 간다. 대상자의 이름을 개방형 질문을 통하여 확인하고 투약처방지와 입원팔찌이름, 등록번호를 대조하여 확인한다.
④ 약물투여 전 약물투여의 목적과 유의사항, 부작용을 설명한다.
⑤ 주사부위를 선정한 후 대상자에게 편한 자세를 취하게 하고, 대상자의 프라이버시 유지를 위하여 커튼이나 스크린을 치도록 한다.
⑥ 손소독제로 손위생을 실시한다.
⑦ 주사 놓을 부위는 가능한 면적이 넓은 곳을 선택한다. 선정한 주사부위를 소독솜으로 안에서 밖으로 원을 그리며 닦은 뒤 완전히 자연건조되도록 한다.
⑧ 주사바늘 뚜껑을 열고, 주사기 속 공기가 있다면 마지막으로 완전히 제거한다.
⑨ 소독솜으로 소독한 부위 아래쪽 2~3cm 떨어진 곳에서 피부를 잡아 당겨 주사부위를 팽팽하게 만든다.
⑩ 주사바늘의 사면이 위로 오도록 하여 피부와 10~15°의 각도를 유지하면서 피내에 삽입한다.
⑪ 모기가 문 것 같은 작은 물집이 되도록 직경이 5~6mm 정도의 수포가 생길 때까지 약물을 서서히 주입한다.
⑫ 주사바늘을 뺀 뒤 수포에서 약간의 용액이 흘러나온 경우 소독솜으로 가볍게 닦아낸다. 주사부위를 절대 마사지하지 않도록 한다. 문지르게 되면 약물이 피하조직으로 흡수되어 검사결과를 알 수 없게 된다.
⑬ 주사한 부위를 경결을 따라 볼펜으로 동그랗게 표시한 뒤 약물명, 투여시간을 적는다.
⑭ 사용한 주사바늘의 뚜껑을 씌우지 않은 상태로 손상성폐기물 전용용기에 버리고, 사용했던 소독솜과 주사기는 일반의료폐기물 전용용기에 버린다.

⑮ 물과 비누로 손위생을 실시한다.

⑯ 15분 후에 주사부위를 관찰하여 약물에 대한 반응을 확인한다. 투베르쿨린 반응 검사 시에는 48~72시간 후에 확인한다.

⑰ 기록지에 대상자명, 약명, 용량, 투약경로, 투약시간, 서명 등 피내주사에 대한 내용을 기록한다.

2 피내주사 주의사항

① 바늘의 사면이 위로 가게 하여 약물을 주사했을 때 작은 물집이 피부표면에 만들어지게 한다.

② 약물이 피하조직으로 잘못 주입되었다면 주사바늘을 뺀 후 약물이 지속적으로 새어나온다. 이런 경우 피부반응검사의 결과가 정확하지 않다.

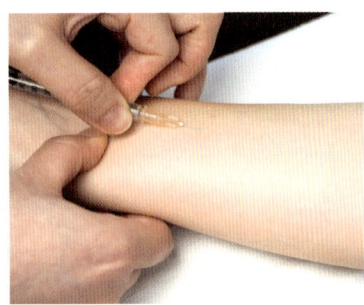 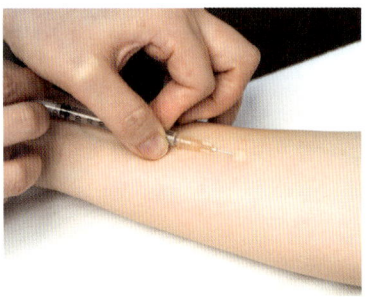 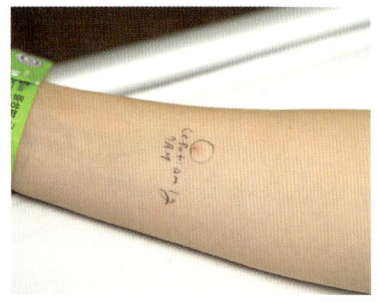

피내주사

PART 09

채혈

01 채혈의 목적

02 검체 튜브(tube)별 검사 항목

03 채혈을 위한 준비물

04 채혈부위 선정

05 채혈방법

06 채혈 시 주의사항

01 | 채혈의 목적

1 채혈의 목적

① 가장 기본적인 혈액검사는 전혈구검사(CBC)이다.
② 혈색소, 적혈구용적률(헤마토크리트), 적혈구·백혈구 개수, 적혈구 지수, 백혈구 감별검사 등을 포함하는 전혈구검사를 통하여 혈액질환이나 응고능력, 감염성 질환을 진단하는 데 유용하다.
③ 그 밖의 검사들

> - 전해질과 산·염기 불균형을 선별하는 혈청전해질 검사
> - 감염을 일으킨 세균을 감별하기 위한 혈액배양검사
> - 동맥혈 내 산소와 이산화탄소의 농도를 파악하는 동맥혈가스분압검사
> - 심장효소와 호르몬, 콜레스테롤, 당화혈색소 등 혈액 내 물질을 검사하고 간기능을 파악할 수 있는 혈액화학검사
> - 신생아의 선천성 대사 상태에 대한 선별검사인 선천성 대사이상 검사
> - 혈액 내 포도당을 측정하는 혈당검사 등

One Point Lesson • 검체 tube에 혈액 담는 순서

	구분	내용		구분	내용
1	혈액배양용기	혈액배양검사 (호기성, 혐기성 균검사)	5	heparin tube	amino acid, organic acid, 염색체 검사
2	sodium citrate tube	혈액응고검사	6	EDTA tube	전혈구검사(CBC), ESR 등
3	plain tube	생화학, 혈청학, 혈액은행 검사, 면역혈액학 검사	7	NaF tube	glucose, lactic acid 검사
4	serum separating tube	일반화학 검사	8	–	–

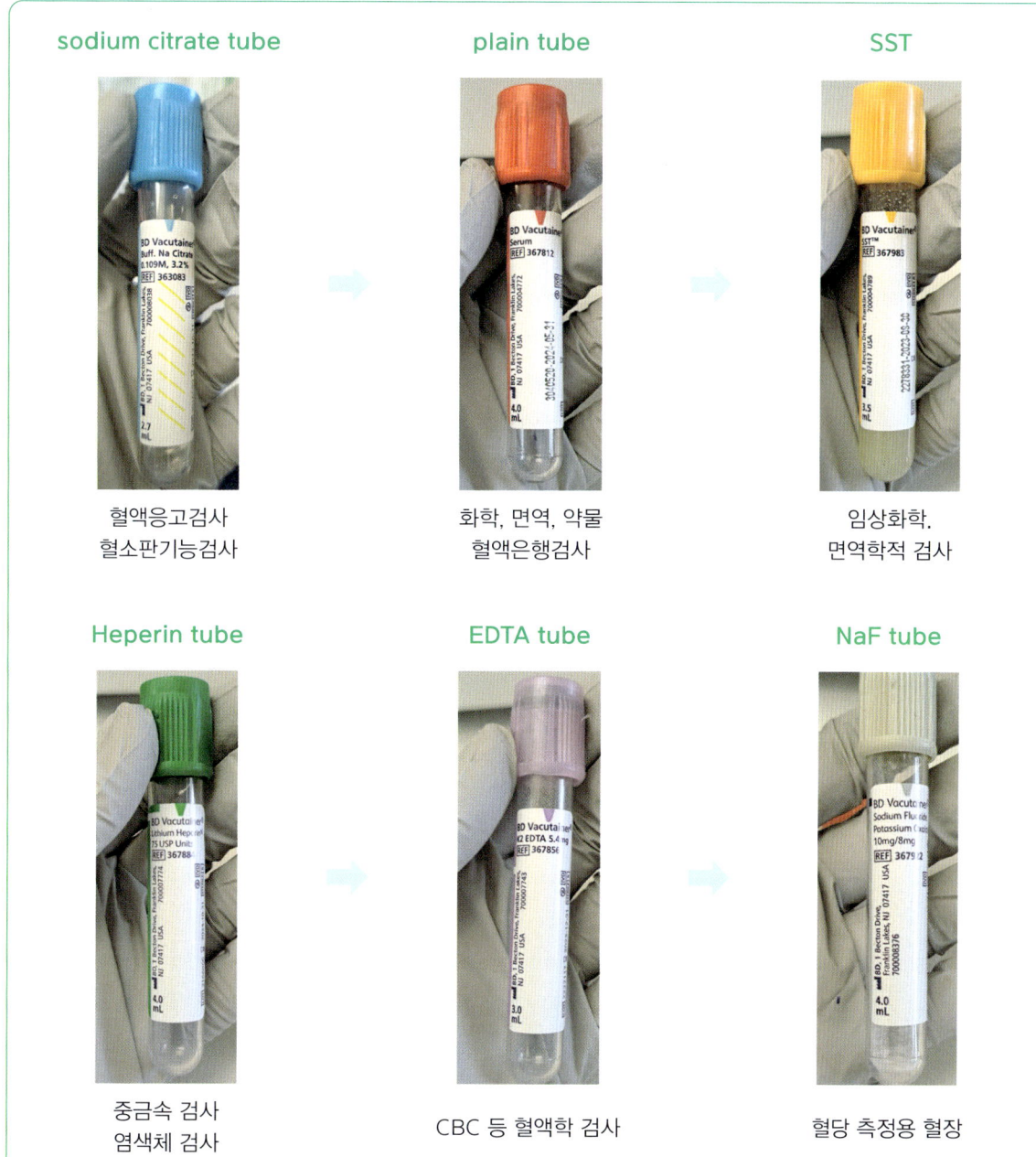

검체 TUBE에 혈액을 담는 순서

02 | 검체 튜브(tube)별 검사 항목

1 혈액배양용기(blood culture media)

구분	내용
검사항목	• 호기성(aerobic), 혐기성(anaerobic)
필요혈액량	• 각 배양병 당 5~10mL 이상
특징	• 감염의 원인균을 찾기 위한 검사 • 혈류감염의 정확한 진단과 유효한 항생제를 찾기 위한 검사
주의사항	• 포비딘(베타딘)을 사용하여 피부소독을 한 뒤 무균적으로 채취한 혈액을 검사한다 (세균오염 주의). • 세균오염을 방지하기 위하여 채혈 즉시 용기에 담는다. 여러 검사 중 가장 먼저 담도록 한다. • 혐기성 용기 → 호기성 용기 순서로 담는다. • 항생제 투여 전 발열이 최고조일 때 채혈하는 것이 가장 정확한 검사결과를 얻을 수 있다 • 혈액 배양검사 결과는 5~7일 소요된다.

2 sodium citrate tube : Blue bottle이라고 부르기도 한다.

구분	내용
검사항목	• 혈액응고검사(PT, aPTT, Fibrinogen, FDP, D-dimer)
필요혈액량	• 4.5mL, 2.7mL, 1.8mL
특징	• 출혈성 질환 및 혈전증 등 응고장애의 감별을 위한 검사 • 와파린·헤파린 치료의 경과 관찰을 위한 검사
주의사항	• 검체용기의 항응고제(sodium citrate)와 혈액이 잘 섞이도록 한다. • 검체량이 부족하면 검사가 불가하므로 검체용기의 지시선에 맞추어 필요혈액량을 채혈한다.

3 plain tube

구분	내용
검사항목	• 혈액은행 검사(ABO, Rh type, antibody screening, cross matching), HBsAg/Ab, 일반, 특수 화학검사
필요혈액량	• 5~6mL
특징	• 수혈 전 필요한 검사로 ABO, Rh type, antibody screening, cross matching의 검사결과를 반드시 확인한 후 수혈을 시작한다.

4 serum separating tube(SST) : LFT bottle이라고 부르기도 한다.

구분	내용
검사항목	• 일반/응급 화학검사, 전해질(K,Na,Cl), 신기능(BUN,Cr), LFT(AST(SGOT), ALT(SGPT)), TFT, CRP(정량)
필요혈액량	• 5mL
특징	• 전해질 수치를 검사한다. • 간기능, 신기능을 검사한다. • 호르몬 수치(TFT)를 검사한다.
주의사항	• 검체용기를 부드럽게 위아래로 움직여 혼합한 뒤 30분~1시간 정도 세워두어 응고촉진제에 의해 응고가 형성되도록 한다. 이후 원심분리기에 의한 성분 분리 후 검사가 이루어지도록 한다. • serum separating tube(SST)의 혈청분리젤 보호를 위해 차광보관한다.

5 heparin tube

구분	내용
검사항목	• 이식(transplantation) 시 면역항체검사, 염색체검사, amino acid, organic acid, lactic acid, cardiac marker(CK, CK-MB, myoglobin, Troponin T)
필요혈액량	• 3mL
특징	• 검체용기에 헤파린 코팅처리가 되어 있다. • 응고방지가 중요한 검사에서 유용하다
주의사항	• 항응고제(헤파린)와 잘 혼합되도록 6~8회 이상 위아래로 부드럽게 움직여준다.

6 EDTA tube(ethylene diamine tetraacetic acid) : EDTA bottle 혹은 CBC bottle이라고 부르기도 한다.

구분	내용
검사항목	• CBC(RBC, Hct, WBC, plt, Hb), ESR, ammonia, HbA1c, 단백면역검사
필요혈액량	• 3mL
특징	• EDTA(혈액응고방지제)가 채취한 혈액 내 칼슘과 결합하여 응고를 방지한다.
주의사항	• 검체량이 부족하면 검사가 불가하므로 검체용기의 지시선에 맞추어 필요혈액량을 채혈한다. • 채혈 후 용혈되는 경우가 많으므로 부드럽게 혼합하도록 한다.

7 NaF tube

구분	내용
검사항목	• glucose, lactic acid
필요혈액량	• 3mL
특징	• 포도당검사(glucose), 당부하검사(OGTT)에 적용한다. • 젖산(lactic acid)·피루브산(pyruvic acid) 검사에 적용한다
주의사항	• 용혈에 민감하므로 부드럽게 8회 이상 혼합한다.

One Point Lesson ▶ 검체용기 종류

검체용기 사진	검체용기명	필요혈액량	해당검사
	혈액배양용기 blood culture media	각 5mL	호기성, 혐기성 균검사

검체용기 사진	검체용기명	필요혈액량	해당검사
	sodium citrate tube	4.5mL 2.7mL 1.8mL	혈액응고검사 PT/aPTT
	plain tube	5mL	혈액은행검사 ABO, Rh typing / X-matching, 체액검사
	SST serum separating tube	5mL	일반화학검사
	EDTA tube	3mL	전혈구검사 CBC 및 ESR

03 | 채혈을 위한 준비물

1 채혈을 위한 준비물 개요

지혈대, 소독솜, 멸균솜, 일회용 장갑, 주사기와 주사바늘(22G 이상), 검사별 검체용기, 대상자의 인적사항 및 검체정보가 적힌 바코드 출력물, 일회용 밴드, 진공채혈관(필요시)

2 채혈의 종류

1 주사기(Syringe)를 이용한 채혈

① 가장 일반적으로 채혈을 하는 방법이다. 필요혈액량을 담을 수 있는 크기의 주사기를 선택하여 준비한다.
② 일반적으로 필요혈액량보다 큰 용량의 주사기를 선택한다. 예를 들어 3mL의 혈액 채취가 필요한 경우 5mL 주사기를 준비하여 채취한다.
③ 주사기를 이용하여 채혈할 때 바늘이 혈관 천자를 성공하면 주사기 입구에 혈액이 역류되는 것을 확인할 수 있다.
④ 이때 즉시 주사기와 바늘의 위치를 그대로 고정한 채 내관만 천천히 당겨 채혈하는 것이 중요하다.
⑤ 주사기의 바늘이 혈관을 천자한 순간, 필요한 혈액량을 뽑을 때까지 주사기 전체를 움직이지 않는 것이 중요하다.
⑥ 따라서 채혈 전 주사기의 내관을 앞뒤로 여러 번 당겼다가 밀어넣는 것을 반복하여 내관을 미리 부드럽게 하는 것이 좋다.

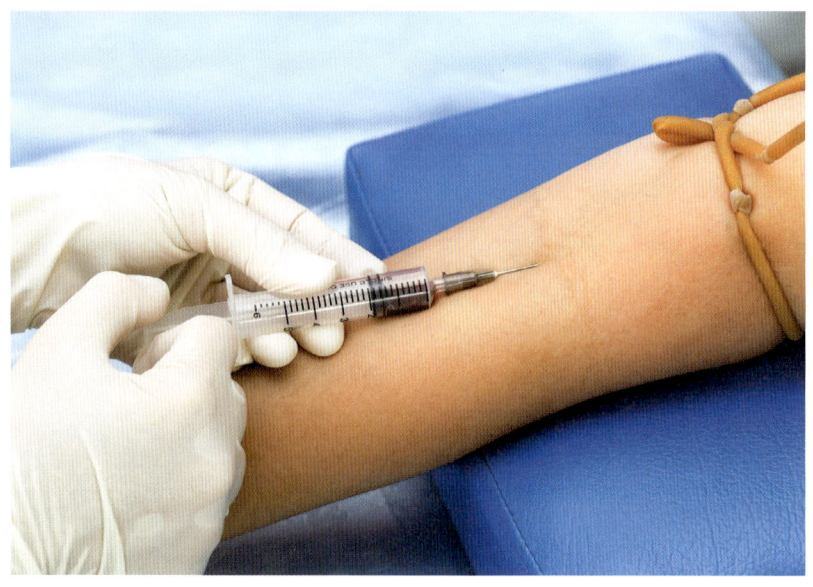

주사기를 이용한 채혈

2 나비바늘(scalp needle)을 이용한 채혈

① 나비바늘(scalp needle)은 소아의 두피혈관을 천자할 때 사용하여 scalp needle(스칼프니들)이라 부르며 나비의 날개 모양을 한 손잡이가 붙어있어 나비바늘이라고도 부른다.
② 바늘의 뒤에는 수액 세트나 주사기(syringe)를 연결할 수 있는 튜브로 이어져 있다.
③ 일반적으로 혈관이 매우 얇아 말초정맥 접근이 어려운 신생아나 영유아의 정맥천자(채혈) 및 정맥주사를 위해 사용한다.
④ 또한 단기적인 수액주입을 위해 나비바늘의 튜브와 수액 세트를 연결하여 사용하기도 한다.
⑤ 나비바늘(scalp needle)을 이용하여 채혈할 때 바늘이 혈관천자를 성공하면 앞쪽 튜브에 혈액이 역류되는 것을 확인할 수 있다.
⑥ 혈관을 천자한 바늘이 해당 위치에서 움직이지 않도록 날개를 안정적으로 잡도록 한다.
⑦ 연결한 주사기의 내관을 천천히 당겨 필요한 혈액량을 채취한다.

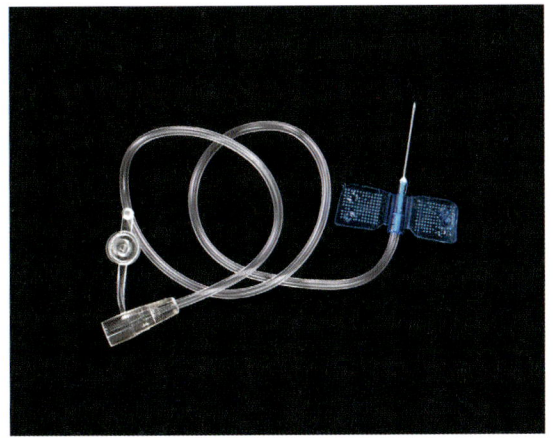

나비바늘(scalp needle)

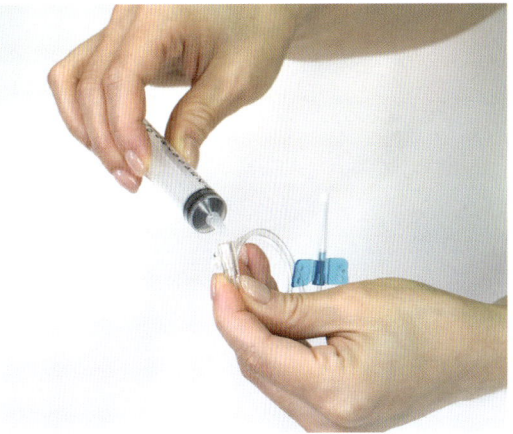

나비바늘(scalp needle)과 주사기 연결하기

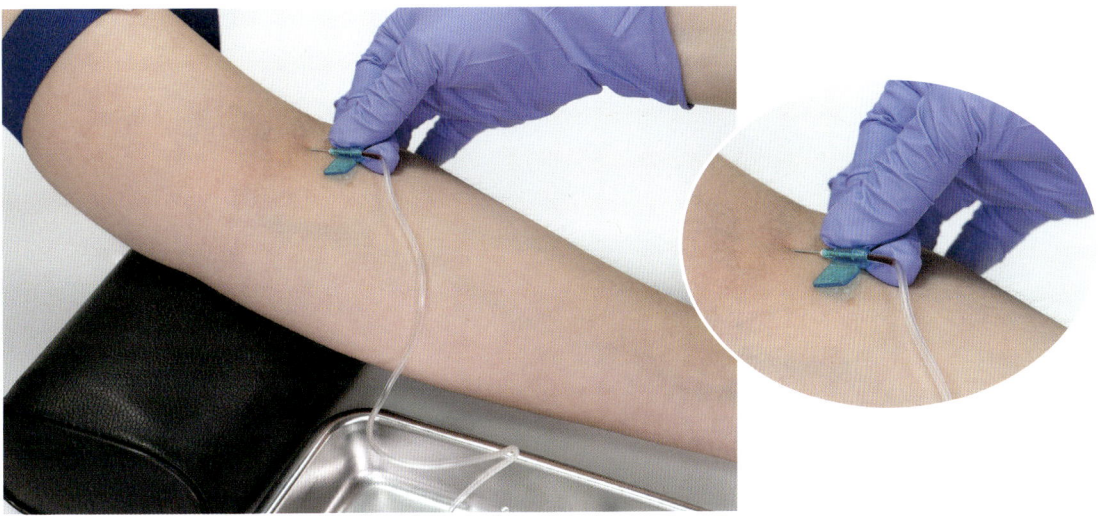

나비바늘(scalp needle)을 이용한 채혈 시 튜브에 혈액역류 확인

One Point Lesson ▶ 나비바늘(scalp needle)을 이용한 채혈 준비

1. 나비바늘(scalp needle)을 개봉하여 튜브의 끝인 연결부위를 오염시키지 않게 잡은 뒤 주사기의 입구와 연결한다.
2. 주사기의 내관을 부드럽게 하기 위하여 앞뒤로 여러 번 당겼다가 밀어넣기를 반복해둔다.
3. 나비바늘(scalp needle)의 사면을 위로 가도록 잡는다.
4. 바늘이 안정적으로 삽입될 수 있도록 나비바늘(scalp needle)의 양쪽 날개(손잡이)를 한번에 접어 잡거나 한쪽 날개만을 잡을 수 있다. 시행자가 편안하게 유지할 수 있는 방법으로 시행한다.

3 진공채혈관(vacutainer)을 이용한 채혈

① 진공채혈관(vacutainer)은 채혈의 양이 많은 경우에 사용한다.
② 한 번의 바늘 천자 후 여러 개의 검체용기(튜브)를 교체하면서 많은 양의 혈액을 채취할 수 있다.
③ 또한 바늘과 홀더로 구성되어 검체튜브를 뒤로 꽂아 넣었을 때 진공을 유지하도록 설계되어 있다. 이러한 진공설계는 정확한 양의 혈액을 채취하도록 하고 오염을 방지하는 역할을 한다.
④ 진공채혈관은 여러 검체용기를 꽂았다가 빼는 행위가 많다. 이때 천자된 바늘이 함께 움직이지 않도록 고정하는 것이 중요하다.
⑤ 검체용기를 뒤에서 꽂는 힘이나 빼는 힘에 영향을 받아 바늘의 위치가 혈관 외로 벗어나게 되면 원하는 혈액량을 채혈할 수 없게 된다.

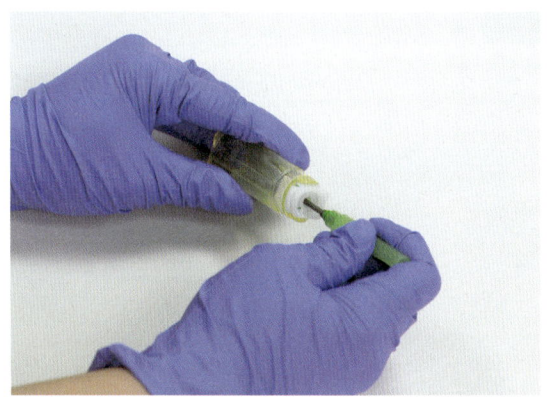
진공채혈 홀더(holder)와 채혈바늘 결합하기

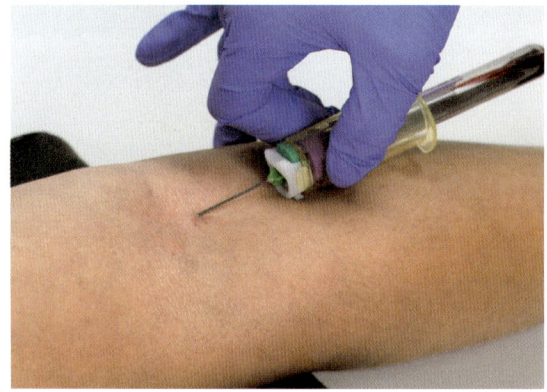
진공채혈관(vacutainer)을 이용한 채혈

04 | 채혈부위 선정

1 채혈부위

1 주요 천자부위

구분	내용
주정중피정맥 (중간팔오금정맥, median cubital vein)	• 여러 혈관이 합류하는 굵은 혈관으로 채혈에 적합하다. • 위팔(상완)혈관에서 가장 피부와 가깝게 위치해 있고 고정이 잘 되어 있다. • 혈관의 크기가 굵고 혈관벽이 두꺼워 채혈부위로 가장 많이 선택된다.
요측피정맥 (노쪽피부정맥, cephalic vein)	• 정맥혈 채취 시 주정중피정맥 다음으로 많이 선택되는 혈관이다. • 대상자에 따라 주정중피정맥보다 더욱 피부 표면과 가깝게 위치하는 경우가 있어 바늘 접근이 쉽다.
척측피정맥 (자쪽피부정맥, basilic vein)	• 혈관이 대체로 굵어 종종 선택되지만 동맥과 신경의 위치와 근접하기 때문에 주의가 필요하다.

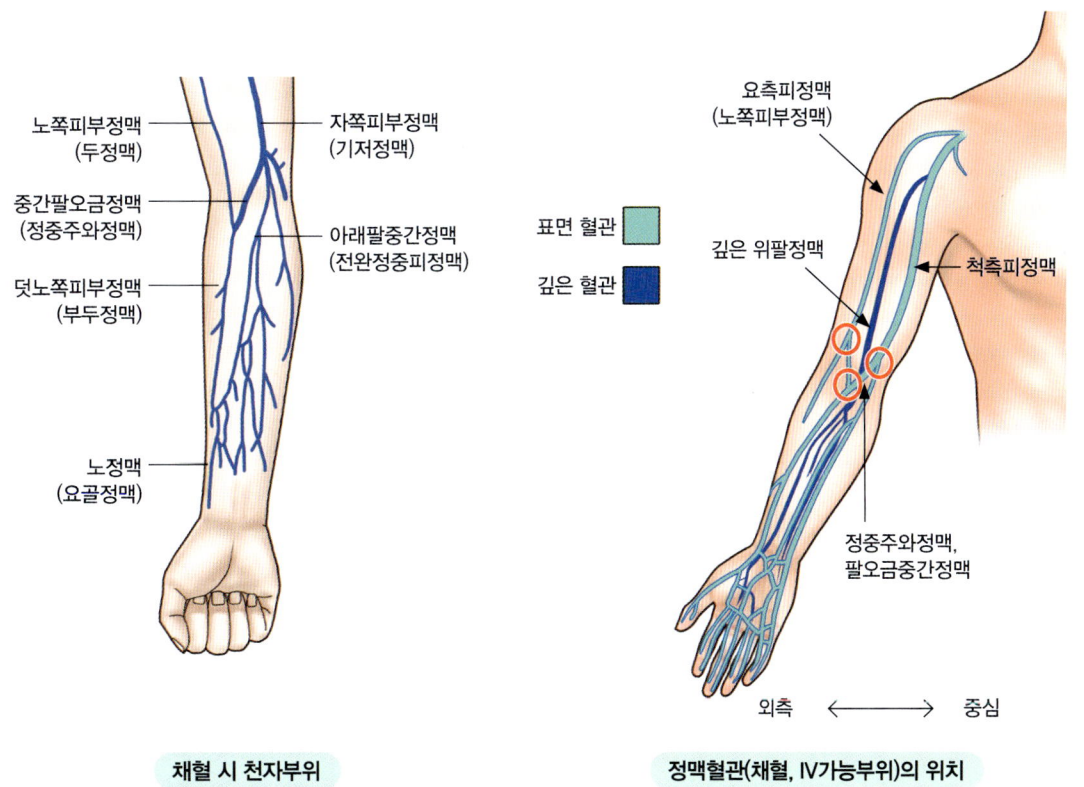

채혈 시 천자부위   정맥혈관(채혈, IV가능부위)의 위치

2 채혈에 부적합한 부위

① 혈액투석 대상자의 동정맥루(동정맥샛길, arteriovenous fistula, AVF)가 있는 상지
② 유방절제술, 액와림프절절제술(겨드랑림프절절제, axillary lymphadenectomy)을 한 상지
③ 수액제제 및 혈액(수혈)을 주입받고 있는 상지 : 해당 상지에서 부득이하게 채혈해야 하는 상황이라면 수액주입을 중지하고 일정 시간이 지난 뒤 생리식염수로 충분히 관류한다. 이후 혈액을 흡인하여 조금 버린 뒤 채혈할 수 있다.
④ 채혈을 삼가야 하는 혈관 부위

- 멍과 혈종이 있는 혈관
- 발적, 부종이 있는 혈관
- 작고 얇은 혈관
- 상처가 생긴 혈관
- 통증이 있는 부위

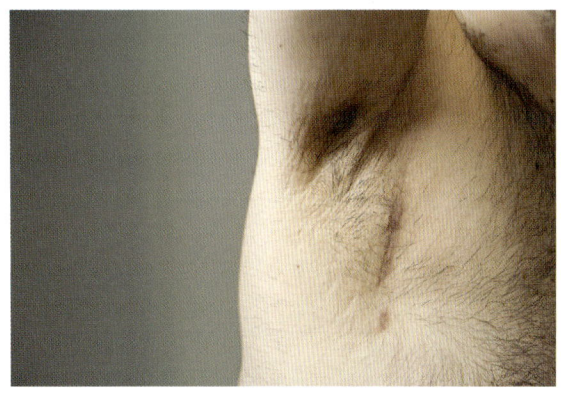

액와림프절절제술(겨드랑림프절절제, axillary lymphadenectomy)을 한 상지

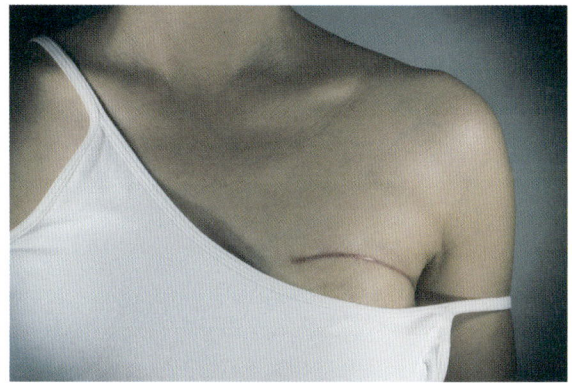

유방절제술을 한 상지

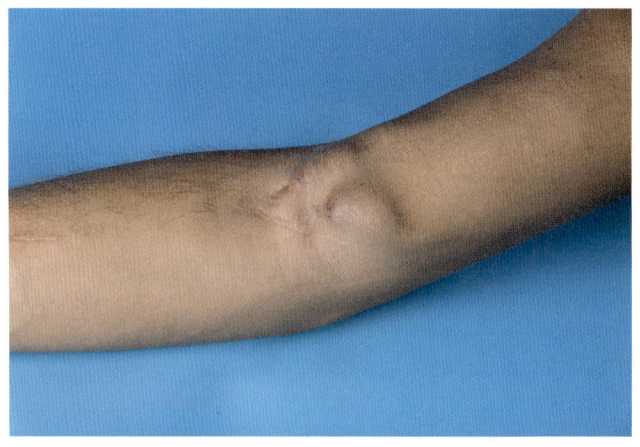

동정맥루(동정맥샛길, arteriovenous fistula, AVF)가 있는 상지

05 | 채혈방법

1 채혈준비

① 손위생을 실시하고 물품을 준비한다.
② 대상자의 이름과 등록번호 또는 생년월일을 개방형으로 질문하여 확인한 뒤 입원팔찌와 처방지, 검체라벨을 대조하여 이름과 등록번호 등을 확인한다.
③ 대상자에게 검사의 목적과 절차를 설명한다.
④ 적당한 위치를 선택하여 혈관을 촉지한다. 일반적으로 채혈에 사용되는 정맥은 주정중피정맥(중간팔오금정맥, median cubital vein), 요측피정맥[(덧)노쪽피부정맥, (accessory) cephalic vein], 척측피정맥(자쪽피부정맥, basilic vein)에서 채혈한다.
⑤ 정맥을 팽창시키기 위해 지혈대(tourniquet)를 천자부위 10~15cm 위에 묶고 혈관을 울혈시킨다.
⑥ 과도하게 혈류를 차단하여 요골맥박이 소실되어서는 안 된다.
⑦ 대상자에게 주먹을 쥐었다 폈다 하게 하여 혈관이 조금 더 팽창되도록 하고 심장위치보다 팔을 낮게 하도록 한다.
⑧ 일회용 장갑을 착용하고 천자부위를 소독솜을 소독한다. 지름이 약 5cm 정도가 되도록 중심에서 바깥쪽으로 원을 그리며 약 1분간 닦아내도록 한다.

2 천자방법

1 주사기(syringe)를 이용한 채혈하기

① 천자부위 약간 아래를 주사기를 잡지 않은 손의 손가락으로 살짝 누르며 당긴다.
② 주사바늘의 사면이 위로 향하게 하여 피부면과 15~30°가 되도록 한 후, 바늘을 혈류의 방향으로 밀어 넣는다.
③ 주사바늘의 각도를 더욱 낮추어 진입하다가 주사기 입구에 혈액이 고이면 그대로 바늘을 안정적으로 고정한다.

천자방법 ①
주사기

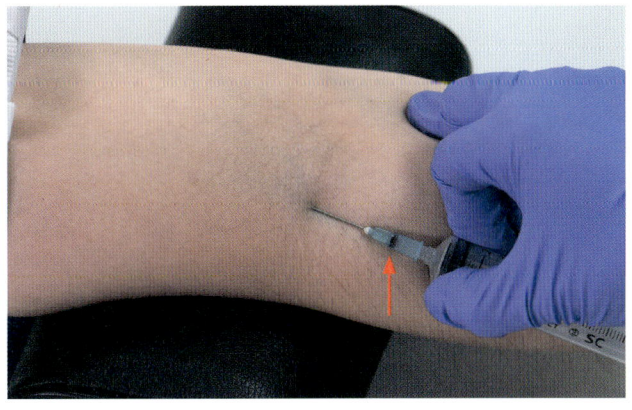

주사기 입구에 혈액이 고이는 순간 바늘의 위치를 고정하여 혈액을 채취

④ 주사기의 내관(밀대)을 잡아당겨 필요한 혈액량을 천천히 빼낸다.

※ **채혈 전** : 채혈 전 주사기의 내관(밀대)을 앞뒤로 여러 번 당겼다가 밀어넣는 것을 반복하여 내관(밀대)을 미리 부드럽게 하는 것이 좋다.

⑤ 지혈대를 풀고 멸균솜(소독솜)을 이용하여 천자부위를 누르고 주사바늘을 제거한다.
⑥ 주사기에 수집된 혈액을 검체별 적절한 용기에 담는다. 이때 항응고제가 들어있는 검체용기인지 확인하고 용기의 안쪽 벽면에 흘러 내려가도록 기울여 용기에 담는다.
⑦ 항응고제가 충분히 섞이도록 천천히 흔들어 혈액이 응고되지 않도록 한다.
⑧ 장갑을 벗고 손위생을 시행하고 기록지에 기록한다.

One Point Lesson • 채혈 시 바늘의 올바른 위치

바늘이 혈관의 윗벽만을 천자한 상태로 고정되어 옆·아랫벽을 함께 천자하지 않아야 필요한 혈액량을 충분히 채취할 수 있다.

01 바늘이 혈관의 윗벽만을 천자한 상태로 올바른 바늘의 삽입 상태

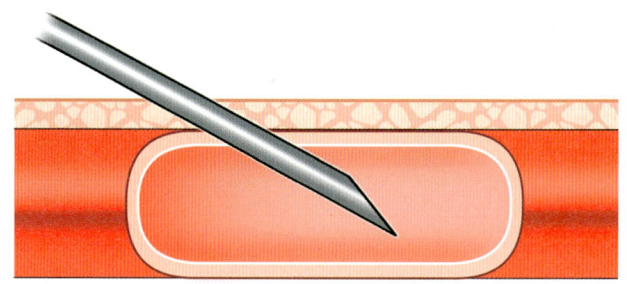

02 바늘의 사면이 혈관의 아랫벽에 닿아 혈액을 채취할 수 없는 상태

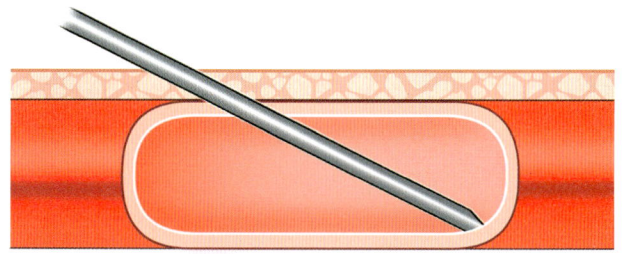

03 바늘의 사면이 혈관의 윗벽에 닿아 혈액을 채취할 수 없는 상태

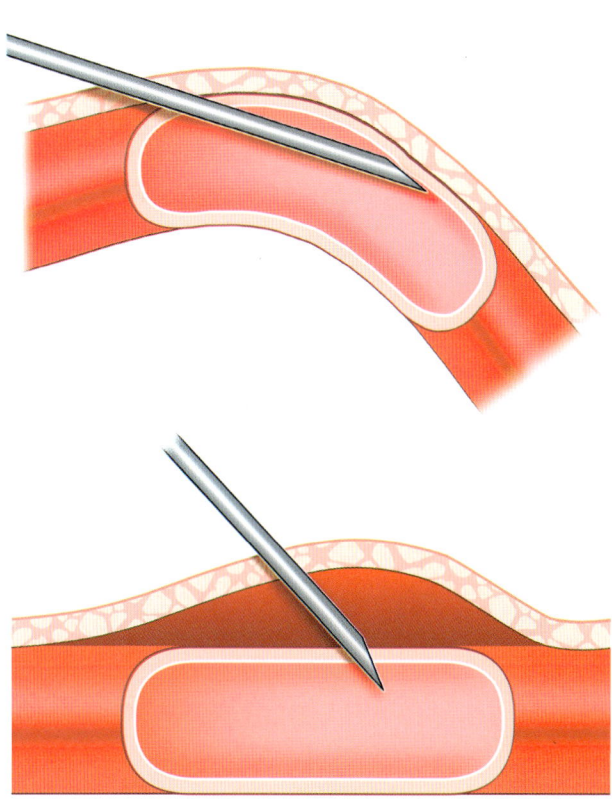

04 바늘의 사면이 혈관벽에 부분적으로 걸쳐진 상태로 필요혈액량을 채혈할 수 없고 혈관 외로 혈액이 유출된 상태

05 바늘이 정맥혈관의 윗벽과 아랫벽 모두 관통하여 필요혈액량을 채혈할 수 없고 혈종이 발생한 상태

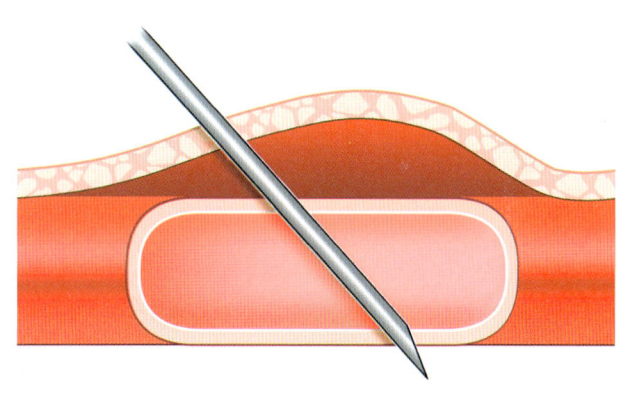

06 너무 강한 압력으로 주사기 흡인을 하여 정맥혈관 협착으로 인해 필요혈액량을 채취할 수 없는 상태

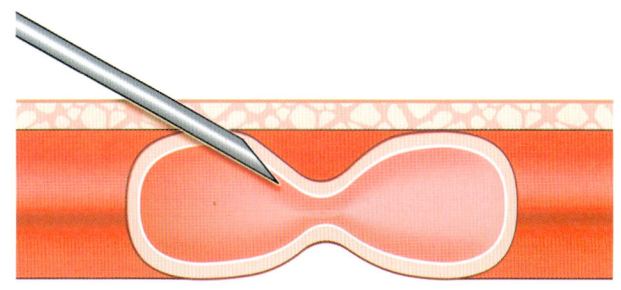

2 나비바늘(scalp needle)을 이용한 채혈

① 나비바늘(scalp needle)을 개봉하여 튜브의 끝인 연결부위를 오염시키지 않게 잡은 뒤 주사기의 입구와 연결한다.
② 주사기의 내관을 부드럽게 하기 위하여 앞뒤로 여러 번 당겼다가 밀어 넣기를 반복해둔다.
③ 나비바늘(scalp needle)의 사면을 위로 가도록 잡고 피부면과 15~30°가 되도록 한 후, 바늘을 혈류의 방향으로 밀어 넣는다.
④ 바늘이 혈관천자를 성공하면 앞쪽 튜브에 혈액이 역류되는 것을 확인할 수 있다.
⑤ 혈관을 천자한 바늘이 해당 위치에서 움직이지 않도록 날개를 안정적으로 잡도록 한다.
⑥ 연결한 주사기의 내관을 천천히 당겨 필요한 혈액량을 채취한다.
⑦ 지혈대를 풀고 멸균솜(소독솜)을 이용하여 천자부위를 누르고 주사바늘을 제거한다.

천자방법 ②
나비바늘

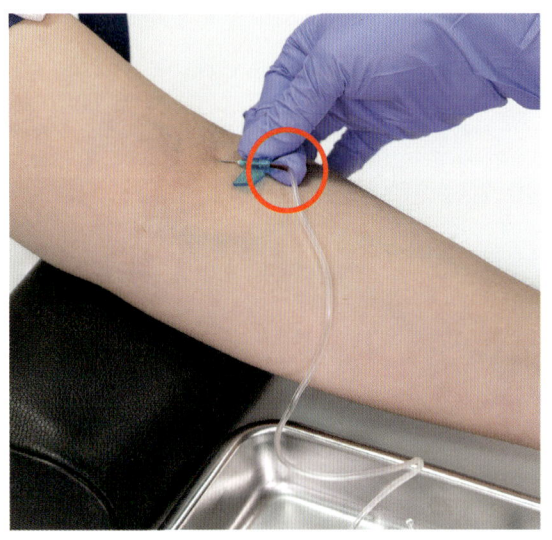

바늘혈관천자를 성공하면 앞쪽 튜브에
혈액이 역류되는 것을 확인할 수 있음

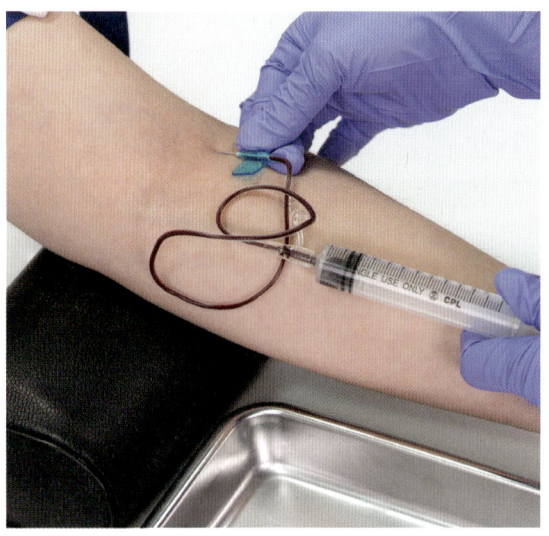

혈액이 역류되는 지점에서 바늘을 고정하고
연결된 주사기의 내관(밀대)을 당겨 채혈함

3 진공채혈관(vacutainer)을 이용한 채혈

① 진공채혈관용 바늘을 개봉한다. 바늘 커버의 라벨이 있는 부분을 돌려 개봉하면 고무로 싸여진 연결부위가 나온다.
② 고무 연결부위와 진공채혈관 홀더(holder)의 나사를 맞추어 돌려 고정한다.

천자방법 ③
진공채혈관

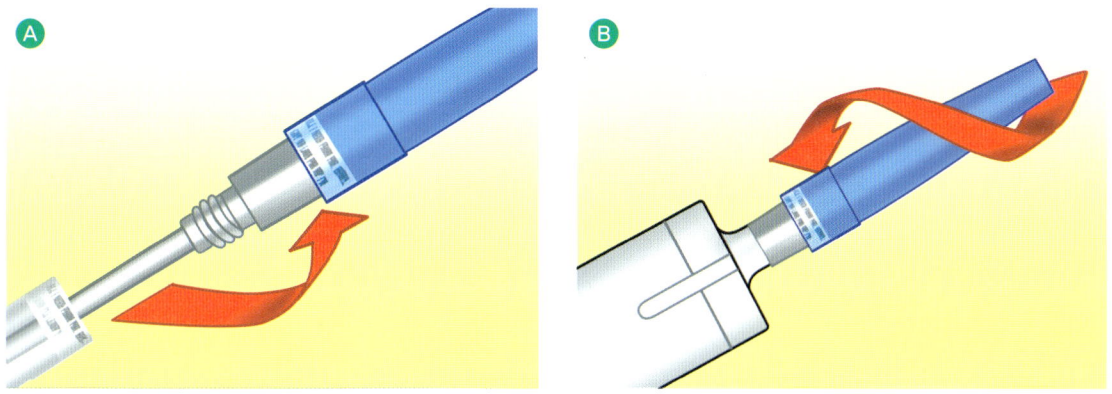

진공채혈관 채혈용 바늘의 연결부위와 홀더(holder)의 조립 방법

③ 채혈용 바늘의 뚜껑을 열어 바늘을 노출시킨 뒤 사면을 위로 가게 하여 피부면과 15~30°가 되도록 한 후, 바늘을 혈류의 방향으로 밀어 넣는다.

④ 검사목적에 맞는 진공채혈관(검체튜브)을 홀더의 안쪽으로 밀어넣는다. 이때 혈관에 고정한 바늘이 움직이지 않도록 하는 것이 중요하다.

⑤ 진공채혈관의 음압에 의하여 혈액유입이 완료되면 진공채혈관(검체튜브)을 안정적으로 잡아 빼낸다.

⑥ 추가 검사가 있다면 여러 진공채혈관(검체튜브)을 같은 방법으로 고무 연결부위에 밀어 넣고 뺀다.

⑦ 검사가 완료되면 지혈대를 풀고 멸균솜(소독솜)을 이용하여 천자부위를 누르고 주사바늘을 제거한다.

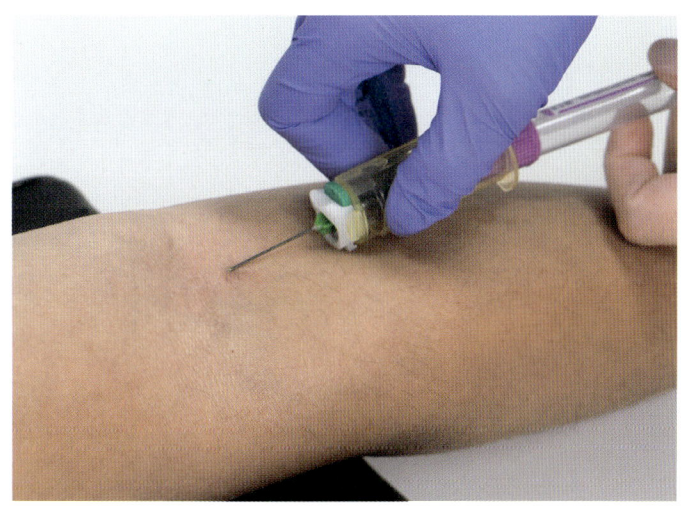

진공채혈관 넣는 모습

※ **진공채혈관** : 진공채혈관을 넣고 뺄 때 주사바늘의 위치가 바뀌지 않도록 고정하는 것이 중요하다.

⑧ ❶번과 같이 홀더(holder) 안으로 진공채혈관이 적절하게 삽입되도록 밀어 넣어야 한다.

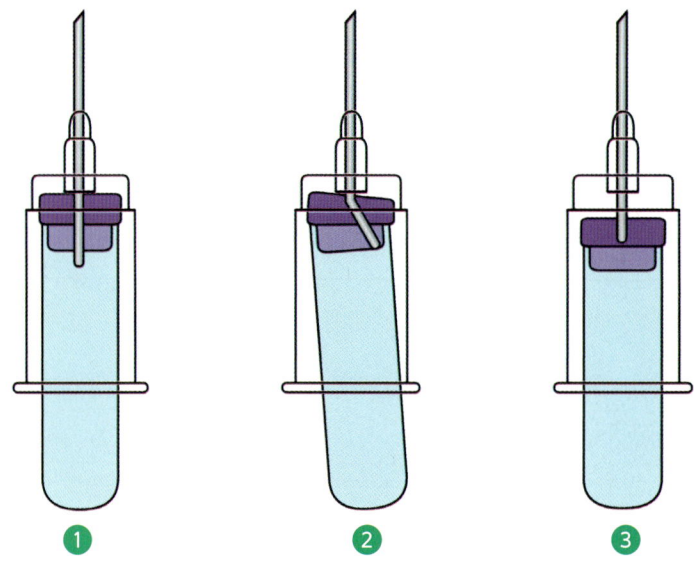

홀더 안으로 진공채혈관 바르게 삽입하기

⑨ 채혈한 검체의 시약이 적절하게 혼합되도록 위아래로 8번 이상 부드럽게 움직여 섞는다.

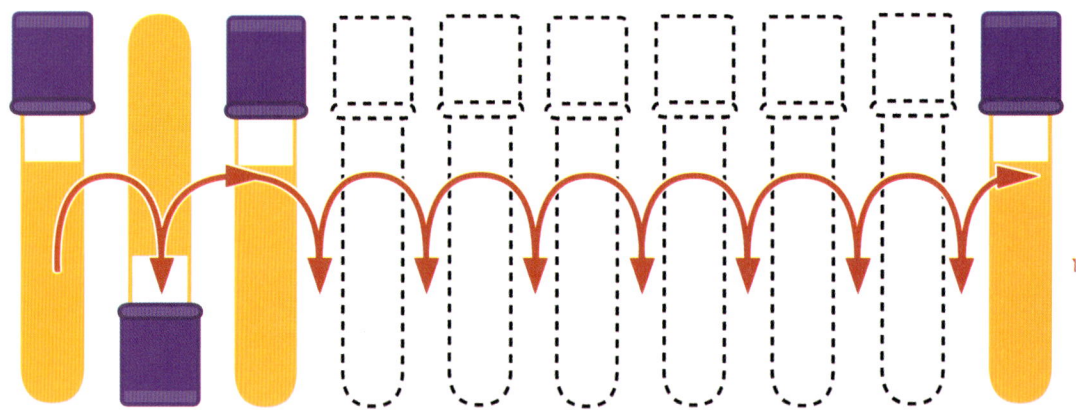

채혈한 검체 시약 혼합되도록 움직이기

06 | 채혈 시 주의사항

1 채혈할 때 주의사항

① 지혈대를 묶을 때 동맥이 차단되지 않도록 과도하게 묶지 않아야 한다. 혈액공급이 차단되면 통증과 조직괴사를 초래할 수 있다.
② 지혈대의 끝이 천자부위 쪽을 향하지 않도록 하여 천자를 방해하거나 천자부위가 오염되지 않도록 한다.
③ 혈액과 체액의 노출을 예방하기 위하여 장갑을 착용해야 하며, 필요시 보안경, 안면보호대 등의 보호장구를 착용할 수 있다.
④ 혈액검체를 용기에 담는 시간이 지체되어 응고로 인한 검사결과 오류가 발생하지 않도록 한다. 혈청의 분리가 필요한 것은 지체없이 검사실로 이동하도록 한다.
⑤ 혈액검체를 용기에 담을 때 항응고제가 들어있는 검체용기인지 확인하고 용기의 안쪽 벽면에 흘러 내려가도록 기울여 용기에 담는다. 항응고제가 충분히 섞이도록 천천히 흔들어 혈액이 응고되지 않도록 한다.
⑥ 주사기의 내관을 강하게 눌러 혈액을 검체용기에 밀어넣지 않도록 한다. 강한 압력으로 인하여 혈구가 용혈될 수 있기 때문이다. 검체용기 내부의 음압에 의하여 자연스럽게 혈액이 용기에 들어가도록 힘을 주지 않고 내관을 천천히 밀도록 한다.
⑦ 검사의 종류에 따라 금식 여부를 확인한다.
⑧ 각 검사의 목적에 맞는 혈액량과 검체용기를 적용하도록 한다.

> **One Point Lesson • 동맥혈가스 분석검사(ABGA)**

01 목적
1. 대상자의 동맥혈의 산소분압, 이산화탄소분압, 산소포화도 등을 검사하여 산소화 정도를 파악하기 위하여 이용된다.
2. pH 결과를 통하여 대상자의 호흡성·대사성 산염기 불균형을 사정한다.

02 채혈 방법
1. 준비물 : 소독솜, 멸균솜, 일회용 장갑, 헤파린을 통과시킨 주사기와 마개, 대상자의 인적사항 및 검체종류가 적힌 바코드 출력물, 일회용 밴드, 거즈, 탄력붕대
2. 방법

① 물과 비누로 손위생을 시행한다.
② 환자를 개방형 질문으로 확인한 뒤 입원팔찌와 처방지, 검체라벨을 대조하여 대상자이름, 등록번호를 확인한다.

③ 대상자에게 검사의 목적과 절차를 설명한다.
④ 노동맥(요골동맥) 천자를 하기 전 알렌(allen)검사를 실시한다.
⑤ 일회용 위생장갑을 착용한다.
⑥ 소독솜으로 천자부위를 소독한다. 지름 약 5cm 정도가 되도록 중심에서 바깥쪽으로 원을 그리며 약 1분간 닦아낸다.
⑦ 왼손으로 동맥의 박동을 촉진하면서 천자할 동맥의 위치와 깊이를 파악한다. 주로 노동맥에서 시행하고 필요시 넓적다리동맥(대퇴동맥)에서 시행할 수 있다.
⑧ 오른손으로 헤파린을 통과시킨 주사기를 잡고 90° 각도로 천자한다.
⑨ 0.5~3mL가량 동맥혈을 채혈하고 마개로 즉시 막는다.
⑩ 얼음이 담긴 이동용기에 검체용기를 담아 신속하게 검사실로 보낸다.
⑪ 동맥천자한 곳을 5분간 멸균솜으로 누른 후 압박드레싱을 해준다.
⑫ 장갑을 벗고 손위생을 실시하고 기록지에 기록한다.

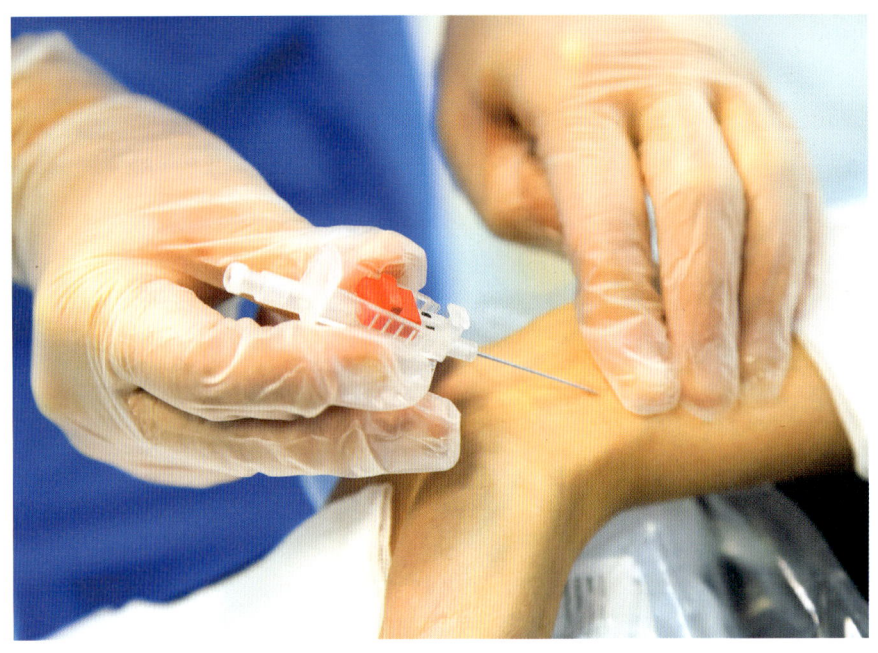

동맥 채혈

2 채혈하는 방법 – 중심정맥관을 이용하여 채혈하기

① 중심정맥관의 주입포트에 수액주입이 되고 있다면 수액주입을 중단한다.
② 생리식염수(10~20mL)를 주입하여 관류한다.
③ 소량의 혈액(10mL)을 흡인하여 버린다.
④ 새 주사기로 혈액을 채취하여 진공채혈관(검체튜브)에 넣는다.
⑤ 생리식염수(10~20mL)를 주입하여 관류한 뒤 수액의 처방속도를 맞추어 주입을 재개한다.

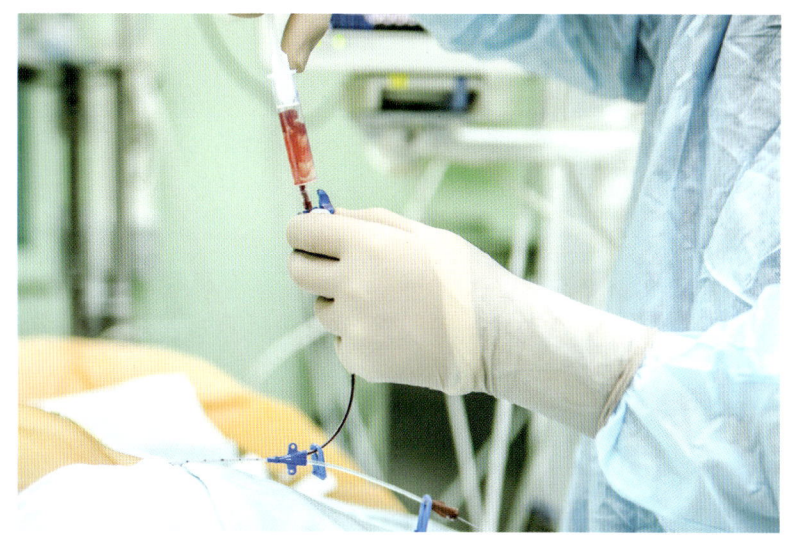

중심정맥관을 이용하여 채혈하기

> **One Point Lesson** • 혈당측정검사(BST)

01 목적 : 혈액 내 포도당 수치를 측정하고 당뇨병을 조기진단하며, 당뇨병을 감시하고 혈당조절에 도움을 받기 위함이다.

02 채혈방법

[준비물] 혈당측정기, 채혈기, 채혈침, 소독솜, 혈당검사지, 검사지 보관통, 혈당기록지, 손소독제, 쟁반트레이, 손상성폐기물 전용용기, 일반의료폐기물 전용용기, 기록지, 장갑(필요시)

[방법]
1. 손위생을 시행한다.
2. 대상자를 개방형 질문을 통하여 환자팔찌, 처방지, 검사라벨 등으로 대조하여 대상자(이름, 등록번호)를 확인한다.
3. 준비한 물품을 가지고 대상자에게 가서 검사 목적과 절차에 대해 설명한다.
4. 대상자의 손을 따뜻하게 하고 손가락 끝을 부드럽게 촉진한다.
5. 채혈기에 채혈침을 끼워 대상자의 피부상태를 고려하여 삽입 깊이를 조절한다.
6. 혈당측정기의 전원을 켜고 혈당검사지를 삽입한다.
7. 장갑을 착용하고 천자할 부위를 소독솜으로 닦고 말린다. 채혈기를 손가락 끝부분의 측면에 놓고 순간적으로 천자되도록 버튼을 누른다.
8. 천자부위의 혈액을 자연스럽게 흘러나오게 하여 혈당검사지에 묻힌다.
9. 천자부위는 소독솜으로 눌러주고 혈당측정기의 모니터에 나타나는 수치를 확인한다.
10. 사용한 물품을 정리하고 채혈침을 손상성의료폐기물 용기에 버리고, 사용한 소독솜과 검사지는 일반의료폐기물 용기에 버린다.

11. 장갑을 벗고 손위생을 시행한다.
12. 혈당기록지에 혈당측정치를 기록한다.

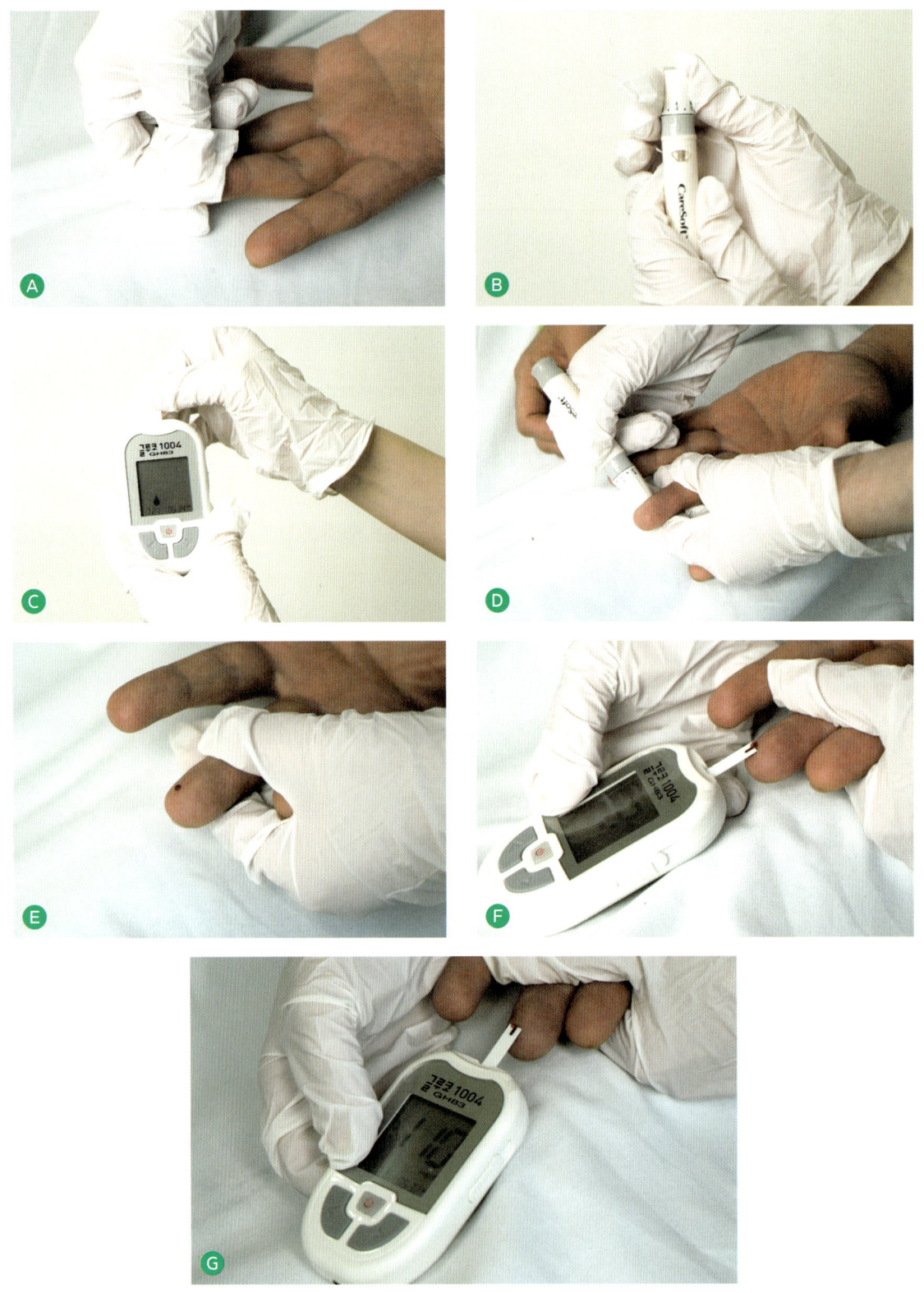

혈당측정검사

03 주의사항

1. 혈당측정기와 혈당검사지의 코드번호가 일치되어야 사용할 수 있다.
2. 뼈 돌출면이나 뼈에 천자하지 않도록 하고 통증이 덜하고 혈액량이 많은 손가락 끝의 측면을 선택하도록 한다.
3. 알코올이 완전히 마른 후 천자하도록 한다. 이는 알코올이 혈액과 섞여 정확한 검사결과를 얻을 수 없기 때문이다.
4. 천자부위를 짜거나 과도하게 압박하지 않도록 한다. 이는 세포간질액이 빠져나와 정확한 검사결과를 얻을 수 없기 때문이다.
5. 손이 차가운 경우에는 모세혈관 수축으로 인하여 채혈이 어려울 수 있으므로 1분간 손을 잡아주거나 따뜻한 찜질을 통하여 혈액순환을 활발하게 한 뒤 측정한다.

간호 실무 준비를 위한 실습 동영상 리스트

구분	항목	페이지
1	앰플에서 주사약물 준비	20
2	바이알에서 주사약물 준비	21
3	주사기 내의 공기 제거 방법	23
4	수액 준비하기(수액 세팅하기)	37
5	손가락 정맥 카테터 삽입 시 주의사항	48
6	중수정맥에 정맥주사 삽입 성공하는 팁	50
7	요측피정맥에 정맥주사 삽입 성공하는 팁	53
8	주정중피정맥에 정맥주사 삽입 성공하는 팁	56
9	발목내측 복재정맥 정맥주사 삽입 성공하는 팁	59
10	고무 지혈대 묶기	73
11	원터치 지혈대(토니켓) 묶기	74
12	바늘의 사면 빨리 찾는 법	82
13	바늘과 카테터 튜브 부드럽게 만들어 놓기	83
14	사선으로 올라가는 혈관의 바늘 삽입	84
15	말초정맥관 삽입과정 정리	91
16	헤파린 캡 설치와 약물 주입	100
17	근육주사의 방법	144
18	둔부의 복면 주사부위 찾기	145
19	서 있는 대상자의 둔부 배면 주사부위 찾기	148
20	어깨세모근 주사부위 찾기	150
21	피하주사의 방법	156
22	피내주사의 방법	165
23	천자방법 ① 주사기	179
24	천자방법 ② 나비바늘	182
25	천자방법 ③ 진공채혈관	182

참고문헌 ❶

- 전미양 외 편역「기본간호학Ⅰ,Ⅱ 제8판」수문사 (2022)
- 손정태 외「기본간호학Ⅰ,Ⅱ 제10판」현문사 (2021)
- 이동숙 외 편역「기본간호학 제9판」메디컬사이언스 (2018)
- 손정태 외「기본간호학Ⅰ,Ⅱ」현문사 (2006)
- 전시자 외「성인간호학상·하 제4판」현문사 (2005)
- 양선희 외 공저「핵심 기본간호수기 제3판」현문사 (2020)
- 송경애 외 공저「기본간호 중재와 술기」수문사 (2020)
- 송영신 외 공저「EBP 기본간호실무」수문사 (2021)
- 전미양 외 공저「기본간호학 실습」수문사 (2020)
- 송미순 외 편저「진단적 검사와 간호」현문사 (2002)
- 「간호교육인증평가 핵심기본간호술 평가항목 프로토콜 4.1판」(2017)

- 「근거기반 임상간호실무지침 말초정맥 주입요법 개정판(Evidence-Based Nursing Practice Guideline : Peripheral Venous Infusion Therapy)」2024년 10월 2023년도 병원간호사회 용역 연구보고서
- 「근거기반임상간호실무지침 중심정맥주입요법 개정판 (Evidence-Based Nursing Practice Guidelines: Central Venous Infusion Therapy)」2021년도 병원간호사회 용역 연구보고서
- 「근거기반 임상간호실무지침 말초정맥 주입요법」(2017 개정) 병원간호사회
- 「근거기간 임상간호실무지침 중심정맥 주입요법」(2023 개정) 병원간호사회
- Laurie A. Sparks, PhD, Jennifer Setlik, MD, Janet Luhman, MD, Parental Holding and Positioning to Decrease IV Distress in Young Children : A Randomized Controlled Trial.
- 구미옥, 조명숙, 조용애, 은영, 정재심, 정인숙 등 (2010).「국내 근거기반 임상간호실무지침의 주제 선정 및 우선순위」병원간호사회 2010년도 용역연구보고서
- 구미옥, 조명숙, 조용애, 은영, 정재심, 정인숙 등 (2012).「근거기반 임상간호실무지침의 수용개작 및 간호분야 실무지침의 수용개작 방법론 표준화. 병원간호사회 용역연구 보고서」
- 구미옥, 조용애, 은영, 정인숙, 장희경, 김현림, 등 (2017). 정맥주입요법 간호실무지침 개정. 병원간호사회 용역연구 보고서

참고문헌 ❷

- 김수영, 김남순, 신승수, 지선미, 이수정, 김상희, 등 (2011). 임상진료지침 수용개작 매뉴얼(ver 2.0). 서울 : 한국보건의료연구원.김수영, 최미영, 신승수, 지선미, 박지정, 유지혜, 등 (2015). 임상진료지침 실무를 위한 핸드북. 한국보건의료연구원.보건복지부 국립장기조직혈액관리원, 대한수혈 학회 (2022). 제5판 수혈가이드라인 (2022년 부분개정).
- 보건복지부, 환자안전보고학습시스템, 의료기관평가인증원 (2021). 주사감염예방안전가이드라인. 의료기관평가인증원 중앙환자안전센터
- 은영, 구미옥, 조용애, 김신미, 정재심, 권정순 등 (2014) 국내 상급종합병원과 종합병원에서의 정맥 주입간호실무지침에 대한 태도와 확산정도. 근거와 간호, 2(1), 5-12.
- 은영, 구미옥, 조용애, 정재심, 권정순, 유정숙 등(2015). 국내 상급종합병원과 종합병원 간호사의 정맥주입간호실무지침의 확산정도. 근거와 간호, 3(1), 4-17.

메모

메모

메모

저자 장민주

- 현, 시흥간호학원 원장
- 대학병원 마취회복실 근무(경력 10년)
- 신규 및 경력간호사 프리셉터쉽
- 여성인력개발센터 직업훈련 고숙련과정 주사실무특강 다수 출강
- 간호학원 주사실무특강 강의
- 미국간호사(NCLEX-RN) 면허 취득

간호실무 핵심 가이드 주사&채혈

지은이 장민주
펴낸이 정규도
펴낸곳 (주)다락원

초판 1쇄 발행 2025년 8월 25일

기획 권혁주, 김태광
편집 이후춘, 윤성미, 박소영
디자인 최예원, 황미연
일러스트 오정경

다락원 경기도 파주시 문발로 211
내용문의: (02)736-2031 내선 291~296
구입문의: (02)736-2031 내선 250~252
Fax: (02)732-2037
출판등록 1977년 9월 16일 제406-2008-000007호

Copyright© 2025, 장민주

저자 및 출판사의 허락 없이 이 책의 일부 또는 전부를 무단 복제·전재·발췌할 수 없습니다. 구입 후 철회는 회사 내규에 부합하는 경우에 가능하므로 구입문의처에 문의하시기 바랍니다. 분실·파손 등에 따른 소비자 피해에 대해서는 공정거래위원회에서 고시한 소비자 분쟁 해결 기준에 따라 보상 가능합니다. 잘못된 책은 바꿔 드립니다.

ISBN 978-89-277-7470-9 93510